從中西文化看身體之謎

身體的語言

The Expressiveness of the Body
and the Divergence
of
Greek and Chinese Medicine

栗山茂久 著
陳信宏 譯

目次

推薦語

榮獲美國醫學史學會年度最佳著作 William H. Welch Medal

入選《科學》（*Science*）雜誌十大經典科學史著作

感官文化史與醫學人文領域的經典之作

- 《身體的語言》是真正能讓身體發出訊息的著作，不僅是人以客觀的角度在解析身體，更是身體向擁有身體的人在傾訴。作者栗山茂久博士對非他自己所屬的兩個人類重要的古文明──古中國與希臘，完成了既鳥瞰又入微的探索，他告訴我們的似乎不限於「身體」而已。

　　──杜正勝，中央研究院院士

- 這是一部優雅且令人驚豔的作品……栗山茂久呈現了東方與西方如何觸摸出截然不同的身體世界。

　　──W.F. Bynum，倫敦大學教授

● 栗山茂久的寫作精緻而深刻，是文化史與醫學人文領域的傑作。他讓我們理解文化如何形塑我們對身體與自我的感知。

—— Elisabeth Hsu，牛津大學醫療人類學家，《EASTM》期刊

● 這不僅是一本關於醫學的書，它還讓我們看見文化如何影響人類知覺與自我理解的最深處。

—— Keith Wailoo，美國醫學史學會會長

● 栗山茂久提供了一種令人耳目一新的方式，來理解世界上不同的「身體生活」經驗。

—— Geoffrey Lloyd，劍橋大學榮譽教授

● 栗山茂久是當代最具創見的醫學史家之一，本書開創了感官知識史與醫學人文的新路徑。

—— Arthur Kleinman，哈佛大學醫學人類學榮譽教授

導讀：身體感的歷史

李建民

閱讀《身體的語言》是一種甜蜜的體驗。

栗山茂久的文采極盡絢爛。這不禁讓人想起栗山君工作的地方——京都精巧的錦絲製作與友禪染法。你彷彿遠眺東福寺的通天橋，與作者趺坐共讚滿山滿谷的楓紅。或如夜裡一起品賞平安神宮的紅垂枝櫻，心中盡是滿滿的幸福。栗山君文字風情，亦如與讀者在時雨亭喝一杯抹茶，聽他淡淡的說：「爲什麼研究身體的歷史？嗯——歷史所述說的故事也許可以讓你我檢視已有的認知與感受的習慣，想像過去不同的存在方式。藉由觸摸、觀察身體的歷史，以全新的方式來擁抱、體驗現在的世界。」

身體的歷史是人在這個世界生活方式的歷史。身體不只是研究者探索的客體。每個人都有身體，它也是人感知主觀的載體。但歷來的身體史是指「身體觀」的歷史研究。身體觀的歷史的主要研究途徑有二：第一、經由文獻討論醫學觀念的形成與變遷，例如氣、陰陽五行、心與氣等課題。這些研究可以是思想史或社會史的取徑。第二、從圖像入手，藉由身體相關的圖解來分析醫學傳統對身體觀看的方式。例如對古典醫學望診相法的研究來了解醫學論述及其文化脈絡。

簡單的說，身體觀的歷史是將「身體」作爲一個客觀的考察對象。但我們研究身體感受或體驗的歷史則不同。借用栗山茂久的話，對於身體的看法不但仰賴思考方式（ways of thinking），同時，也仰賴各種感官作用。舉例來說，杜登（Barbara Duden）以十八世紀德國醫病關係爲個案，指出當時檔案所記載的症候與感受的詞彙群來自患者自身的體驗，而非醫學的專業論述。杜登以爲，所謂客觀知識的產生不可能從人類感知過程抽離。另外，從日本 Katakori、德國 Kreislauf 與法國 Crise de foie 等地方病的歷史研究來看，主體經驗與醫學論述之間有一層很密切的關係。也就是說，身體觀與身體感兩者有一種互賴關係。正如栗山茂久所說，我們研究古代人對身體的觀念時，不但是在研究他們的思想結構，也是在研究他們的感官認知。

《身體的語言》一書的關鍵字是 style。譯者陳信宏將 style 翻譯爲「方式」、「狀態」。古中國與古希臘的差異，不但是理論上的，也源自他們對身體感受的方式不同。栗山茂久在書中所提問的：「感知方式包含有些什麼？」（What goes into perceptual style？）這是身體史研究的核心。栗山所謂的 style 就如同不同世代人們說話的口氣與表情。

身體感歷史的研究取向與在地／土著的生理學（local biology）或感覺人類學（anthropology of sense）也可以相互呼應。所謂「地方性」的生理學強調，醫學或身體的知識影響個人的主觀體驗，反過來說，身體的感知也會形塑醫學的知識。亦卽，個人的身心經驗與文化象徵系統之間有相互滲透的關係。而感覺人類學則以爲，不同文化對主要的感官知覺有不同的注重而呈現差異。例如，中國與希臘古典醫學中默會的感知（觸覺、視覺、氣感等）是各自如何被養成、開發？除此之外，研究者也應該同情的了解所研究文化的感官偏好，親自參與各社會的成員主觀體驗所建構的感知世界。

栗山茂久卽指出，古中國與古希臘醫學的歧異，不可能以理智的規劃或成套的觀念加以概括。這兩者的不同，並不可能以整體／二元論、有機／化約論的對照模式予以說明。

因此，在《身體的語言》一書中，闡析了古代中、希兩大文化的身體的「表現性」（expressiveness），他們不同的文化感官以及各自探求人類存在眞相的豐饒之旅。

古希臘與古中國的醫生最後都以手腕爲診斷的部位。兩個文化的醫生把手放在類似的地方，卻感受到不同的訊息。古希臘測量脈搏與古中國的「切脈」差別在哪裡？在希波克拉底的著作，將脈搏（sphygmos）與悸動（palmos）、顫抖（tromos）、痙攣（spasmos）等詞連用。到了希羅菲勒斯確定了脈搏存在於動脈與心臟之中，而悸動、痙攣、顫抖則表現於肌肉與神經。

同時，解剖學也確立了醫者手指觸感的方式，也就是動脈的擴張與收縮可觸知的事實。至於中國的切脈所診測的不只是希臘醫生所說「sphygmos」單一的對象，而是許多生命徵象。不同的脈位與不同的臟器連繫，而心臟只不過是十二個脈位之一。中國醫生的觸診不重視動脈垂直起落所產生的節奏，而感受血氣與皮膚平行的流動。

相同的姿勢所得到的感受竟然是天壤之別。在語言的表達能力方面，西方的脈搏論述一直有追求明確的呼聲，而中國歷來脈學所使用的術語並未遭受到質疑與爭論，而是不斷的以明喻或隱喻加以重新定義。

《身體的語言》第二部是討論「觀察的方式」。希臘醫學對肌肉身體的著迷，與解剖學思考大自然目的導向的設計是密切有關的。醫生觀察解剖的身體，一如他們聆聽脈象的方式類似，都是把肉體當作不可知意志的可知表現。的確，肌肉認知的誕生和一種特殊的「人觀」密不可分。也就是肌肉的運動展示了能夠以意志控制的自我。解剖者讚嘆的是造物主在人體所設計有目的的分節（articulation）。心臟與動脈是非自主的收縮，而肌肉、神經受到有意識的選擇所控制。這種生命的雙重性：亦即，自主性動作與自然運作的分別。

相較古希臘醫者探究人體器官被創造的目的，中國古代的醫家則思索色澤中深沉的意蘊。醫者觀察臉部表現所反映的內在感受與意向，探索體內變化所流露的皮膚色澤。栗山特別注意到，在醫典中望色的比喻以植物生長的意象居核心位置。這個特色也與希臘醫學成爲有趣的對比：古希臘的解剖學以動物爲中心，而古代中國人則觀察到人類與植物的相似性。

《身體的語言》第三部重新探討兩種與人類生命存在最密切之物「血液」、「風」（呼吸）。中、希醫學皆將血液視爲生命的來源。但他們對於「放血」療法卻有極不同的態度。中國在東漢時期已不提倡放血療法，但西方一直到十九世紀中葉仍然普遍流行著放血。這個差異顯示什麼意義？

古希臘醫學放血的管道「phlebes」是一種與解剖無關的模糊血管的概念。解剖的興起使局部放血術受到懷疑。然而這種技術之所以會從不太重要的療法變得重要，主要源自希臘人對血液過剩的恐懼。相對希臘醫學恐懼囤積，中國醫學則恐懼流失。栗山認爲「虛」的病理是中國醫學最核心的概念。希臘醫學留心過剩血液的出現，並施予預防性的放血。中國養生之術則憂心生命能量的消散，提防元氣的耗竭。這是兩者強烈的對比。

另一個強烈的對比是中、希醫學對「風」的看法。《內經》認爲百病之長。中國古典醫學的發展，一方面是建立大宇宙、小宇宙相互呼應的數術模式，另一方面又強調身體是獨立於風之外。古代醫生強調八風四時的規律、可預測性，「虛風」則打破人們的期待。從漢代到清代，中國的醫籍裡「風」持續性的扮演人類疾病的主要來源。而古希臘醫學的「pneuma」

雖然可以用來指稱風或氣息，但希波克拉底之後的醫者漸漸賦予它不同的意涵。pneuma 主要是指體內氣息、內在力量或靈魂。簡單的說，「風」有內在化的發展傾向。蓋侖認爲醫學必須奠基於解剖學而非變化莫測的風。

以上便是《身體的語言》全書的要旨。

傅雷說：「理想的譯文彷彿是原作者的中文寫作。」《身體的語言》由陳信宏先生精心翻譯，栗山教授逐章校訂，讀者可以盡情的經由中文的譯本流連古代醫學世界的身體想像與感官認知。

栗山茂久的人比他的作品更有意思。他長於語文，可以使用流利的中文、法文、英文討論生澀的學術論題。他博學多聞，閒聊中隨性徵引湯瑪斯（Dylan Thomas）的詩或霍普（Edward Hopper）的畫。他不滿意學院的寫作格式，費心尋求足以與古人精神合轍押韻的辭藻。

我曾與栗山君共遊奈良的曲碕隘巷，聽他訴說京都斷壁零璣的典故。捧讀《身體的語言》是與好友在異鄉重逢深夜的對談。

李建民，國立臺灣大學歷史學博士，現任職於中央研究院歷史語言研究所。著有《死生之域——周秦漢脈學之源流》、《生命史學——從醫療看中國歷史》、《旅行者的史學——中國醫學史的旅行》、《華佗隱藏的手術——外科的中國醫學史》等書。

前言

不同敘述中的眞相之間差異之大，有時令人不得不對眞相這個概念本身感到懷疑。芥川龍之介這則令人難忘的傳奇故事中有兩點是確定的：一個女人遭到一個強盜侵犯，她的丈夫則遭到殺害，屍體躺臥在樹林裡。

被捕的強盜供稱殺了那位丈夫，但表示受到女人的慫恿。他原本不想殺人——但女人卻堅持要他這麼做。她不能也不願世界上存在兩名目睹她恥辱的目擊者。她說：你自殺或是殺了我丈夫。因此強盜沒有選擇餘地。

然而，女人卻供稱是自己殺了丈夫——並且是在丈夫的命令之下。他靜默地坐著，身體受到綑綁，內心蒙受恥辱，他的眼睛表明了他的鄙夷與厭惡。「殺了我吧。」他的眼神如此說道。於是她了解到由於恥辱太深，因此他們兩人都得死。但她卻在刺殺丈夫之後昏了過去，而未能自我了斷。

死者則透過靈媒說出供詞。「我是自殺的。」他悲痛的聲音喊道。無能爲力地看著自己的妻子遭強姦並因而產生情欲，實在太恐怖了。她催促著強盜：「殺了我丈夫。然後帶我走，哪裡都好。」妻子竟然說出這種話，對丈夫來說，尋死反倒是容易的選擇了。

眞相究竟如何？丈夫是被妻子所殺？還是強盜？還是自殺的？難道死者也會說謊嗎？芥川龍之介並未告訴我們哪個版本可信——也有可能全部皆不可信。

醫學的歷史發展中也有個類似的謎團。我們一般認爲人體結構及功能在世界各地都是相同的，是全球一致的眞相。不過一旦回顧歷史，我們對於眞相的看法便會開始動搖。如同強盜、女人，以及死者的供詞，不同醫學傳統對於身體的敍述通常有如在描述彼此相異、並且幾乎毫不相關的世界。

比較圖一，摘錄自滑壽的《十四經發揮》（一三四一），以及圖二，摘錄自維薩里（Vesalius）的《人體結構七卷》（*Fabrica*，一五四三）。將兩者並陳比對，可發現兩者都有所闕漏。在滑壽所繪的圖中，並沒有維薩里所畫出的肌理細節；而事實上，中國醫家也沒有能夠指稱「肌肉」的術語。對於肌肉的重視是西方特有的。另一方面，針灸所使用的脈與穴則是西方解剖學所完全忽略的。因此，歐洲人在十七及十八世紀開始研究中國的醫學時，即認爲這種對於身體的敍述是「古怪」而「荒謬」的，有如想像國度的傳說故事。

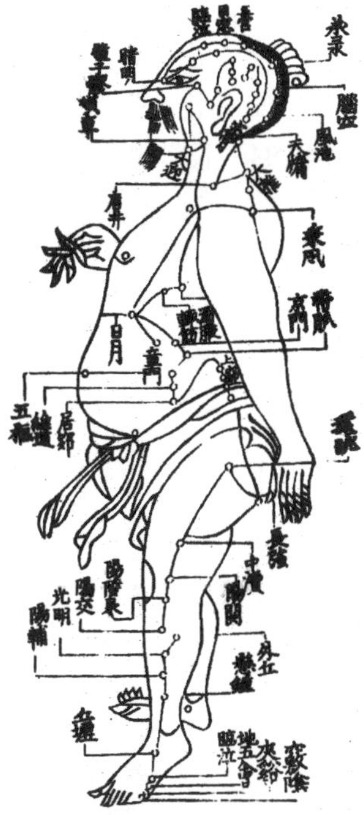

圖一：滑壽，《十四經發揮》，1341 年，藤川文庫館藏，京都大學圖書館。

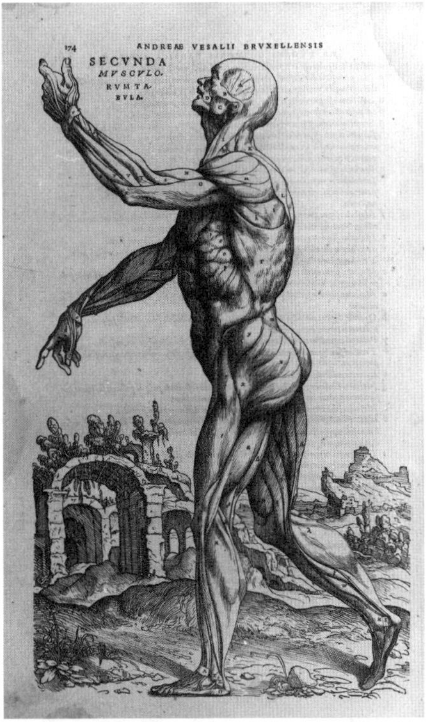

圖二：維薩里，《人體結構七卷》，1543 年，惠康研究所。

身體是如此基本而且與我們切身相關，爲何我們對其理解會有如此大的差異？對於樹林中的凶殺案，我們也許無法確知誰在說謊，也可能無從找出說謊者背後的動機；但我們至少知道其中的影響力量是什麼。我們從經驗中得知，強烈的情緒起伏會影響我們所告訴別人的故事——以及我們告訴自己的故事。我們在三方的供詞中都可發現各種情緒的混雜：罪惡感、虛榮心、恐懼、憤怒，以及自鄙。

然而，滑壽與維薩里兩者之間的差異則似乎需要有其他的解釋。與其歸咎於失控的情緒，我們此時應當廣泛地討論不同的思考方式，或是更爲迂迴地討論不同的觀點：一場事件的目擊者之所以有不同的說詞，並非由於欺瞞或判斷力不足，而是因爲立場不同。

然而，醫學史又與「立場」何關呢？我們若說棒球場上一壘與本壘的裁判對球賽的觀點不同，我們所指的是他們肉身所在的方位。他們彼此可看到對方所看不到的面向，因爲他們相距九十呎遠，並且面對球場的角度不同。這種空間的方位不同顯然不是我們所指的滑壽與維薩里彼此觀點不同之處。

那麼我們究竟是指什麼呢？在醫學想像的世界裡，什麼樣的距離區隔了不同的「地區」？我們應如何標定對於身體的不同觀點？這些問題便是我寫作本書的動機。

中、西方的醫學史皆包含了幾千年來依循複雜的模式而演進的許多不同觀念與作法。因此，我們不能夠把圖一與圖二、或是任何其他圖片以偏概全地用來代表西方或中國對於身體的看法。這兩種傳統都不能夠簡化爲單一觀點。

然而，重視肌肉或是穴道的兩種不同觀點對於中、西方醫學傳統的影響——以及文化差異——則是無可否認的。講述西方對於身體結構與機能的觀念，不可能不提到肌肉以及肌肉活動；而對中國醫學的概論若是未提到脈與穴就稱不上完整。而且，中國人對於肌肉的熟悉，也只是二十世紀以來西方思想廣為傳播之後才有的事。直至今日，西方人稱為「肌肉痠痛」、「肌肉緊繃」，或是「肌肉扭傷」的情況，中國人仍然以不同的方式看待。同樣的，脈與穴對大部分西方人來說，即使近來頗為風行，卻仍是個謎。維薩里與滑壽之著作裡的差別至今依然存在。

這兩種觀點的起源遠早於上述兩幅圖畫。古希臘時代的醫生蓋侖（Galen，一二九～二〇〇）在他的著作中已有完善的肌肉理論；而在東漢末期（二五～二二〇）出現的典籍《黃帝內經》以及《難經》之中，有關針灸的基本要點也已確立。這也就是本書以古代醫學為主要探討對象的原因。中、西方醫學理論往後的許多修正與改革雖然各自轉變了對身體的看法，圖一與圖二所顯示出來的差異卻最晚在第二、三世紀早已成形。

另一方面而言，我們若更加往前追溯，檢驗更早期的文獻，如《希波克拉底文集》（*Hippocratic corpus*）以及馬王堆帛書，則會發現彼此間的差異並非那麼明顯。此時的希臘醫生所談的多為肉與腱，而非肌肉；中國則尚未出現針灸療法。這大概是我們需要檢驗古代歷史最能令人信服的理由了：這種檢驗能夠使我們重新認知到圖一與圖二所代表的，並非古今不變的恆常看法，而是歷史演進的結果。

本書的主題之一就是：對於身體的看法不但仰賴於「思考方式」，同時也仰賴於各種感官的作用。圖一與圖二的相異處不僅在於理論上，也在於認知上；這種相異永遠不可能以理智的規劃或成套的觀念加以認定，更不可能以整體論之類的貧瘠公式——如整體論與二元論、有機論與化約論等——來予以概括。

因此，第一部細述了對身體的觸摸如何在古希臘與中國醫學中成為了解身體的重要方法。第一章主要討論兩種傳統中所演變出來之極為不同的觸摸（haptic，源自希臘語 haptō，意指「我摸」）方式；第二章則探討醫生如何以手指感知身體的表達，以及他們對於語言之表達力的看法。

第二部的主題為觀看的方式，探討對於身體作為可見意義所載具的各種不同觀點。第三章尋溯導致肌肉中心的特殊觀點，第四章則探究中國醫學中「望」的本質。

研究過我們如何從外在認知身體之後，接著便必須思考我們如何從內在主觀地感受身體。這就是本書第二個主題：不同的觸摸與觀看身體的方式，如何與不同的「作為」身體的方式產生關連。第三部則是藉由重新檢視兩種與生命最爲密切相關之物——也就是血（第五章）以及氣（第六章）——的歷史演變，而使我們從中國與歐洲的不同經驗，得到極具意義且出乎意料之外的洞悉。

華萊里（Paul Valéry）指出，「身體」這個詞通常用來指稱許多種不同的東西：

首先，這是一種我們在任何時刻都擁有的特殊物品，不過我們對它的了解——與世界上所有其他無常的東西一樣——卻可能有極大變化，並且可能受到錯覺的影響。我們每個人都稱這件物品為「我的身體」；但我們自己本身——也就是說我們在自己身體裡面——並沒有給它任何名稱。我們對別人提到它的時候，好像它是個歸屬於我們的東西；然而對我們自己而言，它卻不完全是個東西；而且我們歸屬於它的成分要大於它歸屬於我們……。[1]

本書認爲，一幅身體觀念的歷史演進圖必須遊走在歸屬與擁有、身體與自我之間的灰色地帶。由於身體是個基本且與我們有密切相關的眞實存在，因此它不僅難以理解，並且衍生出極端不同的觀點。對於身體的眞相之探究，與對人的眞相之探究是密不可分的。

第一部

觸摸的方式

一、領會生命的語言

為何我的心靈對於罪惡不能夠像身體對於疾病一樣，具有焦慮、預感、變化、抗體，以及懷疑？為何我的心靈不會在受到罪惡誘惑時而有脈搏跳動……我身染罪惡而臥病在床，並且埋藏腐臭於罪行當中，然而我對於自己的疾病卻沒有預感、沒有脈搏、沒有知覺。

——多恩（John Donne），《初期狀況的祈禱》（*Devotions upon Emergent Occasions*）

關於人的眞相是難以得知的。

有許多事人們不願意說，而他們所說的又有許多不是眞的。也有許多事是人們無法說的，因爲連他們自己也不知道，因爲有許多眞相是無法經由內省而得知的。多恩感嘆我們對於自己的心靈狀態一無所知。若將心思轉向內在，則我們會發現就連身體也是難以理解的。

我們生病時，可能對於病因、病狀，以及嚴重程度都一無所知。我們甚至可能已經患病卻毫不知情。

不過，多恩暗示身體的不適與心靈的疾病有所不同。我們對於後者毫無概念，無法測知；可謂全然無知。相較之下，前者則「在我們患病之前便使我們產生對於疾病的猜測及憂慮」——雖然只是模糊的預感，雖然「我們並不確定自己生病了」。更甚者，我們具有解決疑問的方法。一隻手可以藉由測知「另外一隻手的脈搏……而了解我們的健康情形」[1]。透過脈搏，我們對於身體的了解遠超過對於沒有脈搏的心靈的了解。

動脈的活動一度受到極大的重視。假如多恩所沉思的是脈搏所未能告訴他的事，則大部分的人注重的是其所透露出的訊息。安提阿王子（Prince Antiochus）日漸憔悴衰弱的原因本令眾人猜想不透，結果又是他的脈搏透露了原委。每次他美麗的後母一出現，王子的脈搏便悸動不已。於是一位聰明的醫生由此得知是他受到了愛情以及不可告人之欲求的折磨[2]。一個懂得脈搏訊息的人，能夠藉由脈搏得知一個人所不願或不能說的事。

尤其是不能說的事。人之所以對脈搏如此好奇，是因爲人對自己非常好奇，因爲人對自己有許多不了解卻又亟欲了解的事物——例如爲何會生病、生病後究竟會康復或死去——也因爲人相信脈搏能夠解答自己的疑問。

西元前二世紀，中國最早的病例史顯示病患去找淳于意時，並非含糊地求他幫忙，而是明確地請求他爲他們把脈。這位偉大的醫生於是遵照所求。在每個病例中，他一到病患住所，便馬上爲他把脈，然後開立藥方，並向病患說明：「我之所以知道你患了這種病是因爲你的脈搏……」[3]整個過程有如一套儀式，而他所扮演的角色則是脈搏解讀者。

在往後的兩千年之中，把脈仍是內科醫生的主要診療方式。曹雪芹（一七六三歿）在這一幕中所描繪的病患家屬內心所懷抱的希望與猜疑，兩者因而交織出了豐富的意涵。

於是賈蓉同了進去。到了內室，見了秦氏，向賈蓉問道：「這就是尊夫人了？」賈蓉道：「正是。請先生坐下，讓我把賤內的病症說一說，再看脈，如何？」那先生道：「依小弟意下，竟先看脈，再請教病源為是。我初造尊府，本也不知道什麼；但我們馮大爺務必叫小弟過來看看，小弟所以不得不來。如今看了脈息，看小弟說得是不是，再將這些日子的病勢講一講，大家斟酌一個方兒，可用不可用；那時大爺再定奪就是了。」賈蓉道：「先生實在高明，如今恨相見之晚。就請先生看一看脈息，可治不可治，得以使家父母放心。」[4]

兩千多年來，中國、歐洲，以及世界其他地區的人們都對脈搏懷有極大的興趣。原則上，中國的醫生以四種方式來斷定病患的狀況——望、聞、問、切。不過，在行醫時主要採行的是切脈。看他們留下的記載便可知道：沒有關於「聞」的專論；沒有關於「問」的論文；卻有超過一百五十篇關於觸覺徵象的著作[5]。

在西方醫學中也有相同的情形。古希臘的醫生蓋侖著有七篇詳盡探討脈搏的論文，在他的作品全集中占了約一千頁。十六世紀時，薩克森尼亞（Hercules Saxonia）宣稱：「不論現在或未來，脈搏都是醫學中最重要的部分。」[6]拉什（Benjamin Rush）認爲，假如只有懂得幾何學的人才能進入柏拉圖的哲學殿堂，則醫學殿堂的大門應刻上：「不懂脈搏之人不准進入。」[7]即使到了一八七八年，一位美國醫生依然聲稱脈搏測量是「內科醫生最有效的診療方式」。他認爲自己的話反映了其同業「全體一致的心聲」[8]。

當然，現代醫學的情況已經不同了。過去對於脈搏的分析已被打入古代傳說的冷宮之中。因此我們必須記住：脈搏的跳動與生命之間是有關連的。沒有人能夠否認這一點。

脈搏還在跳動的人必定還活著，而脈搏沒在跳動的人則必定是死了。我們可以觸摸自己的手腕而測知，在我們吃早餐、追趕公車、站在雨中發抖等各種情況下，脈搏有些什麼明顯且獨特的變化。脈搏的跳動與生命之間的關連並非僅是古代或遙遠國度人們的信仰，而是一種即使在今時今日也依然主宰著我們生命的原理。

脈搏爲何會有變化？它能夠有多少種形式的變化？洛可（Julius Rucco）一度將脈搏描述爲自然與醫生溝通的方式——也就是生命的語言[9]。不過，其文法與詞彙是什麼？醫生說他們知道。兩千年來，醫生調和病患與其身體的權威仰賴於他們對此神祕語言所可能擁有的理解能力。

然而，中國與歐洲的內科醫生所掌握的語言卻完全不同。

十七世紀時，來到中國的西方旅行者訝異於當地治療師的驚人能力，尤其是他們對脈搏的敏銳觸感。其診斷之精確幾近不可思議。貝克（Thomas Baker）從傳教士的報告中得出結論，認爲中國醫生顯然具有「高度的脈搏測量技術，非精通其術者無法想像」[10]。狄德羅（Diderot）的《百科全書》（*Encyclopédie*）裡有一篇文章指出：「所有旅行者的記載皆顯示這個國度的醫生具有神奇的脈搏測量技術。」[11]針刺或艾灸等醫術也都引人好奇；但直到十九世紀，一般人在談論到中國醫學時，最先想到的仍是「脈搏測量技術」。

不過，這種技術從一開始就一直是個謎。波因（Michael Boym，一六一二～一六五九）所翻譯的《脈訣》（在中國廣為流傳的切診專書）拉丁文譯本開始在歐洲流傳時，其讀者完全無法了解。沃頓（William Wotton）已評論道：「帶回此書的傳教士擔心歐洲人會認為此書荒謬無稽；他的疑慮顯然是有根據的。」[12]在他看來，中國人的醫學信念不但錯誤荒謬，而且根本就是無稽之談。《百科全書》裡那篇文章的作者也認為，中國的醫學論述是「一團無可解析的混亂」[13]。甚至是早期對中國醫學最積極的支持者傅羅耶（John Floyer）也不得不承認，中國醫學對於脈搏的論述有時「極為難懂」，而且是「荒誕不經的」。

然而，傅羅耶仍然認為中國人的「荒謬想法」是「經過調整而且能夠適應現實情況」[14]；他並且加以「證實……中國人已發現脈搏測量的真正技術」。畢竟，中國人得出了結果[15]。傅羅耶的說法概括了歐洲人長久以來評估中國人把脈技巧的兩面拉鋸。奧札納姆（Charles Ozanam）在他探討脈搏生理學的權威性著作之中（一八八六）嘲諷中國的脈學，譴稱該等理論中「寓言性的想法蓋過了真相」。但他亦指出：「我們本應完全揚棄該等學說，然而極具公信力的目擊報告卻指稱，中國人能夠藉由脈搏之術非常成功地診斷並治療某些極為難纏的疾病。」[16]

因此，這種看來非常熟悉、並顯然具有神奇效果的醫術，其理論看來卻非常怪異而且錯誤。旅行者看到當地醫生把手指置於病患手腕上，便馬上認定那是測量脈搏的動作。以眼睛所見爲判斷，切脈無疑就是脈搏測量。

中國的文獻則證實眼睛所見並不正確。《脈訣》中的論述完全不同於歐洲人所知的任何一種脈搏診斷法。[17]

爲何動作相同，所得到的認知卻全然不同呢？三名盲人探求大象的形狀時，其中一人說大象狀似一條細細長長的繩子，另一人說大象有如肥短的柱子，第三個人則說大象是巨大的一團。三人之所以認知都不同，是因爲第一個人抓住了大象的尾巴，第二個人抱住了象腿，第三個人摸到的則是大象的肚子。但他們自己都毫不知情。每個人都只認爲自己是對的，並對其他人的謬見感到不解。三個人對於同一隻大象都有眞實的知識，但每個人所理解的卻又完全不同。

歐洲與中國的醫生對於脈搏測量的認知也是相同的情形。雖然表面上看來一樣，而且兩者所檢驗的都是「相同的」部位，不過歐洲的脈搏診斷與中國的切脈所持的觀點卻有如抓住象尾與撫摸象肚般地不同。我在之前提到中國醫生測量「脈搏」；「pulse」一詞是英文當中最近似於中文裡「脈」的概念的字了。不過該詞仍只是近似，並非完全相同，而找出其意義範圍則迫使我們重新思考我們對於身體當中視爲理所當然的東西。

就如同脈搏。這麼樣的一個概念。

脈搏的誕生

我們對於古代希臘醫學的了解主要來自於兩個來源。第一個來源是咸認爲希波克拉底於西元前四五〇年至三五〇年間所著的一系列論文；第二個來源則是蓋侖爲數衆多的著作。[18]後者含有對於脈搏廣泛而詳盡的討論，深究其導因與功能、其變化以及在預斷中的用處。不過，往前再回溯約五百年，我們在《希波克拉底文集》中卻看不到半點與脈搏測量相關的討論。希波克拉底學派的內科醫生似乎根本不認得「脈搏」的概念。測量脈搏並非必然的、先天的本能。

脈搏測量是如何出現的？在西方人對於身體的了解當中，脈搏是極爲基本的一部分，以至於我們常不假思索地認其爲原始卽存在的概念。我們問道：「中國的醫生如何分析脈搏？」似乎脈搏是種舉世相同而且不變的自然現象，只是不同民族對其有不同的觀點——有點像是賈斯特羅（Joseph Jastrow）的「兔鴨圖」（圖三），有些人看到兔子，有些人則看到鴨子。沒錯，希波克拉底學派的醫生這群細心的觀察者「忽略」了脈搏。不過我們直覺認定其爲觀察上的疏失，一種對於早已存在之事物的異常忽略。

而這正是相互對照能夠啟發我們的地方。

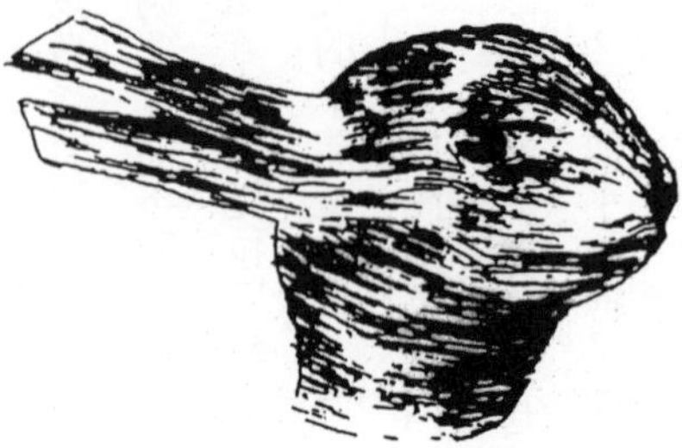

圖三：賈斯特羅的「兔鴨圖」。摘自諾瑪．V．謝德曼，《普通心理學實驗》，1939年，芝加哥大學出版社。

我們把手指放在手腕上會感覺到什麼樣的運動？我們會說是動脈的跳動。還有可能是什麼？中國的醫生以相同的動作，卻得知了更爲複雜的眞相（圖四）。輕輕放在右手腕「寸」位的手指可診斷出大腸的情況，而相鄰的手指則測得胃的情況。若稍加用力，則這兩隻手指又可個別探知肺與脾的健康情形。因此，醫生的每根手指都可區分出「浮」與「沉」的不同。於是在食指、中指與無名指的按壓之下，共有六種脈位，而兩個手腕合起來則有十二種。

難怪傅羅耶與沃頓無法理解。手腕上的十二種脈位與脈搏是不同的概念。但那若不是脈搏，又是什麼呢？我們一問這個問題，便不禁開始懷疑我們一向視爲理所當然的事物：脈搏是什麼？它是如何出現的？

一般認爲是以弗所（Ephesus，里底亞古城和小亞西

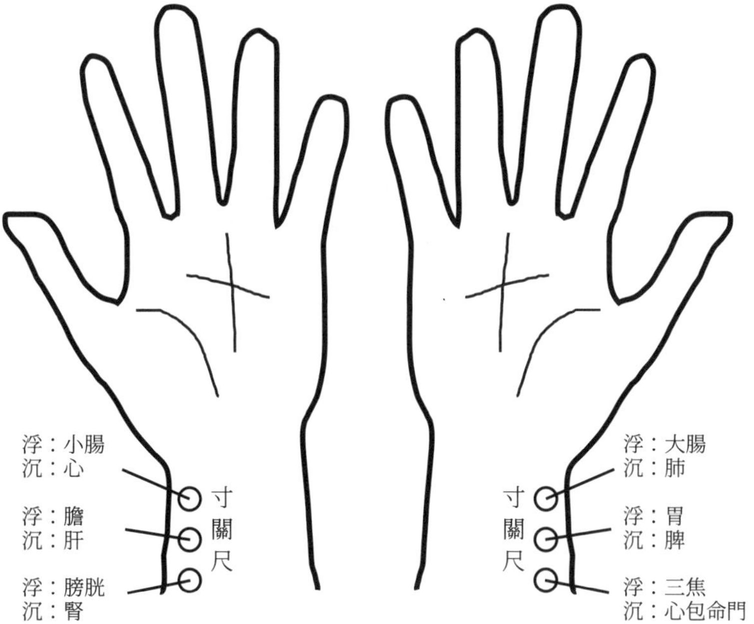

圖四：切診脈位。

亞西岸的希臘重要城邦）的魯弗斯（Rufus）所著的《脈搏概論》（*Synopsis on Pulses*）在開頭有一道關於希臘脈搏研究之起源的有趣線索：「學習脈搏之術必須小心，否則將無法施予適當的治療。據說最早對此一主題予以著述的艾吉彌俄斯（Aegimius）並未將文章標題取爲〈論脈搏〉（Peri sphygmōn），而是〈論悸動〉（Peri palmōn）。他顯然不知道脈搏與悸動有所不同，我們以下將加以闡明。」[19] 魯弗斯於是指出了脈搏論最早的著述者。不幸的是，除了名字以外，我們對艾吉彌俄斯一無所知。[20] 但另一方面而言，艾吉彌俄斯的論文標題則頗具意義。

該標題令人不解。爲何探討脈搏的作品會取名爲「論悸動」？蓋倫也認爲這個標題很奇怪，而指出艾吉彌俄斯此一不合傳統的作法是個錯誤。艾吉彌俄斯不顧標準醫學用語與一般語彙而稱之爲「悸動」，後來帕撒格拉斯（Praxagoras）與希羅菲勒斯（Herophilus）則改以較爲適宜的「脈搏」稱之。魯弗斯則認爲這是一種知識上的欠缺。艾吉彌俄斯只是還未曾認識脈搏與悸動的區別。他的文章標題反映出早期對於身體較爲原始的了解當中的混淆。無論如何，魯弗斯與蓋倫都認爲「論悸動」是個會造成誤導的標題。也就是說，早在現存最早的關於脈搏的著作出現之時，一些關鍵字彙的意義已經改變了。

事實上，艾吉彌俄斯並非唯一「觀念混淆」的人。希波克拉底的作品將「sphygmos」這個魯弗斯與蓋倫用來指稱脈搏的詞，與「palmos」（悸動）、「tromos」（顫抖）、「spasmos」（痙攣）等詞連用[21]。「sphygmos」所指稱的是一種不太受重視的小病徵。整部作品中極少提及它[22]。「sphyzein」這個動詞所指的不是我們稱爲「搏動」的動脈規律運動，而是有時伴隨發燒及發炎而來的抽搐[23]。因此，《骨折》（*Fractures*）探討一種「悸動與發炎」的傷害，《論外傷》（*Wounds*）則描述「傷口如何導致發炎，並且接著產生顫抖與悸動」[24]。更加奇特的是，《流行病學第二冊》（*Epidemics 2*）認爲病患雙手的「搏動」是種顯著的表徵——似乎手腕上的脈搏跳動也是種病狀[25]。因此，「sphygmos」最初並未令人聯想到是一種自人出生以來便不停跳動的脈搏[26]。希波克拉底學派所知道的身體並沒有自然的搏動[27]。

回頭想想，這倒也不是那麼奇怪的事。在日常生活中，大部分人也幾乎不曾注意過脈搏。只有在特殊狀況下，例如因疼痛或承受壓力下所產生的悸動，此時脈搏的跳動才會引起我們注意。是歷史帶給我們的習慣——脈搏測量的悠久傳統——令我們覺得對脈搏的興趣是出自本能且不證自明。

兩個文字上的細節暗示了在前脈搏論時期與後脈搏論時期觀念上的差異。首先是「sphygmoi」一詞，意指許多的脈搏。希波克拉底作品中的部分段落，在應該使用單數詞的時候用了這個複數詞。《女性疾病》（*Diseases of Women*）談到「在手的觸摸下，許多脈搏微微顫抖著，並愈來愈微弱」；《流行病學第四冊》（*Epidemics 4*）則指出「木工佐勒斯的許多脈搏微弱地顫動著」[28]。注意：微弱地顫動著的，不是木工的「單一脈搏」，而是他的「許多脈搏」。「sphygmoi」指的是多重的悸動與搏動；單一脈搏的概念還未出現。相較之下，在較晚期的古希臘醫學中，「sphygmoi」一詞則用來指稱脈搏的多種形式。蓋侖的文章標題：〈論脈搏間的差異〉（On Differences between Pulses）指的是各種不同的脈搏徵象，例如其大、小、快、慢。蓋侖在個別診斷時，所提到的總是單一的脈搏，而非許多脈搏。

希波克拉底的用語當中第二項特徵是「脈搏」（sphygmos）與「悸動」（palmos）兩者之間的緊密關連。對希波克拉底同時代的人來說，艾吉彌俄斯的「論悸動」這個標題並不奇怪。希波克拉底的文章中也常將脈搏與悸動相提並論，並且兩者難以區分。血管（phlebes）會「搏動」也會「悸動」，有時甚至兩者兼具[29]。而「sphygmos」也不僅血管才有。頭部、季肋部、子宮也都一樣會搏動[30]。

簡言之，「palmos」與「sphygmos」這兩個詞指稱了血管與身體其他部位的不正常運動，而且兩者之間的差別通常並不明確[31]。不過我們現在對於帕撒格拉斯的觀點有了新證詞。他是一位非常知名的醫生，與希波克拉底的時代相差不遠[32]。根據魯弗斯與蓋侖所言，帕撒格拉斯認爲悸動只是非常強烈的搏動。他並且主張顫抖（tromos）只是強烈的悸動，而痙攣（spasmos）則是強烈的顫抖[33]。因此，搏動、悸動、顫抖、痙攣之間是互相連續的。

後來則出現了一種奠基於此種運動的占卜術。奧古斯丁（Augustine）等基督教作家所強力抨擊的迷信之一——悸動占卜術（palmomantics）——將身體的抽動、抖動、抽搐賦予占卜的意義。右太陽穴跳動表示將獲得權位，並會對奴隸加以凌虐；右邊眉毛抽動表示會生一場小病；兩個眉毛中間抽動代表運氣不佳——不過對奴隸而言則代表好運；右眼上眼瞼抽動代表健康與成功。不過這僅是旁門左道；梅蘭普斯（Melampus）的《論悸動》（*On Palpitations*）是此種迷信僅存的文獻[34]。在梅蘭普斯的時代，另一種更具發展性的身體詮釋體系已然出現——也就是脈搏學。這門科學將單一的一種運動與其他各種運動區隔開來。

脈搏與悸動有何不同？蓋侖指出，希臘脈搏學創始者希羅菲勒斯在其著作中卽以這個問題作爲開頭。魯弗斯的《脈搏概論》一書也在定義過脈搏之後卽直接跳至其與悸動、痙攣、顫抖之間的差別[35]。對希臘早期探討脈搏的學者而言，「sphygmos」與「palmos」的區隔代表邁向此一新科學的第一步，也是具有決定性的一步。

此一區隔的基礎在於解剖學所帶來之對於身體的新觀點。解剖學促使「sphygmos」從一種模糊、偶發的異象成爲生命的表徵。最早有大量證據留存下來之有系統的解剖學，是亞里斯多德對於動物的解剖；而我們也在亞里斯多德的作品中首次見到「sphygmos」作爲常態生理現象的徵象。亞里斯多德在〈論呼吸〉(On Respiration)一文中指出：「所有的血管都會抽動(sphyzousin)，並且彼此之間同時抽動，因爲它們皆與心臟相連。」[36]他並且將心臟的跳動與悸動分別開來[37]。必須注意的是，他並沒有提到脈搏在醫學上的用處；而他也還未將動脈與靜脈區分開來。他所謂的「sphygmos」還不是希羅菲勒斯與蓋侖所謂的脈搏，不過，他的探討已預示了脈搏概念的誕生與觀察解剖後的結構之間有所關連。

解剖學使人能夠想像脈搏的存在。以魯弗斯的說法爲例：「脈搏是心臟與動脈的舒張與收縮。」[38]——這個在我們看似不證自明的定義，希波克拉底學派的醫生卻甚至沒有適當的言詞能夠加以描述。在〈聖病〉(On the Sacred Disease) 與〈論人類本質〉(On the Nature of the Human Being) 這類論文中所討論的靜脈 (phlebes) 系統中見不到動脈／靜脈這種二分法[39]。而且「phlebes」在人體內的分布，與解剖學上的血管也並不完全相符。事實上，在以上所提到的這類論文中，「phlebes」甚至也不完全以心臟爲起點及終點。頗具意義的一點是，受尊稱爲脈搏研究之父的人同時也是人體解剖的先鋒。我所說的正是希羅菲勒斯[40]。

將希羅菲勒斯的觀點與其師帕撒格拉斯的觀點相比，饒富啟發效果。帕撒格拉斯顯然也對解剖及脈搏頗感興趣，甚至可能還邁出了區別動脈與靜脈的第一步[41]。不過，據說他認爲神經是小動脈的末梢延伸。他認爲神經與動脈都載運元氣，而且都是心臟藉以控制肌肉運動的管道[42]。大概就是這套系統構成了他認爲脈搏、悸動、顫抖、痙攣之間是互相連續的觀點——他相信脈搏與悸動之差別僅在於強度，而非本質之不同。因此「隨著脈搏運動速度之加快，便轉變成了悸動，接著則成爲顫抖」[43]。

蓋侖指出，希羅菲勒斯「在他探討脈搏的著作中，從一開始卽對他老師的理論加以反駁」[44]。這便是爲什麼他能夠被稱爲脈搏學的創始者。希羅菲勒斯確立了「脈搏僅存在於動脈與心臟之中，而悸動、痙攣、顫抖則出現在肌肉與神經上」[45]。明示了動脈與神經之區別以及脈搏僅屬於動脈所有的是希羅菲勒斯，而非帕撒格拉斯。一旦脈搏、悸動、抽搐、顫抖都以其相對的結構受到分析，其在於觸感上的相似性便不會再令人混淆了。脈搏不再是抽搐的一種，而動脈也不是神經的一種。

解剖學藉由區分血管與神經、動脈與靜脈，而促成了脈搏論的形成。但還不只如此。在更細微的方面，解剖學並且奠定了脈搏論的研究方法。這點絕無任何的誇大。解剖學為手指觸知的方式及對象奠立了基礎。

眼睛所見的心臟與動脈，如何與手指的觸感產生關連呢？古希臘脈搏論的基本假設之一就是，不論脈搏、悸動、顫抖、痙攣在觸感上多麼相似，其基本結構絕對是不同的。希羅菲勒斯發現悸動、顫抖、抽搐皆屬於體內神經的部分。另一方面而言，脈搏則僅出現在動脈與心臟之中。更進一步而言，脈搏「與生物同生死，而其他那些運動則非如此；脈搏無論動脈是滿的或是空的時候都存在，而其他那些運動則非如此；脈搏不但隨時不由自主地在跳動，而且是自然存在的。但我們對於其他那些運動則能夠加以選擇……」[46]。

巴可斯（Bacchius）也以相似的方式將脈搏定義為「所有動脈中同時存在的舒張與收縮」[47]；希拉克萊德斯（Heraclides）則認為脈搏是「動脈中由普遍存在的自然及精神力量所造成的擴張

與收縮」[48]；亞里士多塞諾斯（Aristoxenus）則明確地將其描述爲「一種心臟與動脈所特有的運動」[49]。從一開始，脈搏的概念就與搏動的動脈之形象密不可分。

雖然密不可分，但兩者可不相同：動脈是種可見的組織，脈搏則是種運動。更何況，這種運動通常非肉眼可見；脈搏必須加以「感受」。這個情況便導致了脈搏研究當中最令人難解的問題，也就是在解剖之下所見的動脈如何與手指的感觸建立關連。

我們所謂的脈搏究竟是什麼？遠古時代大部分的定義，如赫格特（Hēgētōr）、巴可斯、希拉克萊德斯等人所下的定義，均需要學者在心目中自行想像那種運動：他們提到動脈的擴張與收縮、舒張與內縮。這是主流的見解。雖然有關於脈搏的成因與功能的論述在希羅菲勒斯之後的兩千年間變化甚大，想像管狀的動脈仍然一直是西方脈搏分析的基礎。

不過，在遠古時代卽早已有人表達疑慮了。實證主義的醫師尤其堅持解剖學上給予脈搏的定義與手指實際上的觸感有所差別。實證主義者指出，我們的手指所感覺到的僅是受到碰擊的感受。我們並沒有眞的感到動脈的擴張與收縮。舒張與收縮僅是我們所「推論」出來的結果[50]。就實證經驗而言，脈搏只不過是一連串的跳動與間歇。

實證主義者也並非唯一指出觸感知識有所局限的人。舉例而言，希羅菲勒斯的追隨者亞歷山大（Alexander）卽倡導一種兩部分的定義：客觀來說，就其基本的本質而言，脈搏是

「心臟與動脈自發的舒張與收縮」；主觀而言，就實際的檢驗來說，脈摶僅是「由動脈全然自發的運動所造成的撞擊觸感，以及每次撞擊之間的間歇」[51]。亞歷山大的弟子狄摩西尼（Demosthenes）在他三篇探討脈摶的論文中提出了相同的雙層體系，而據稱這些論文均頗受重視[52]。

這類的論辯可協助我們了解蓋侖錯綜複雜的敘述：

我們在皮膚的某些部位可發現某種運動，不只是藉由按壓皮膚，有時用眼睛也看得出來。而且在所有健康的人身上許多部位都可發現這種運動——其中一個部位是在手腕。（在這類部位）我們能夠清楚察覺皮膚底下有東西敲擊著我們；有時它在跳動之後會移開而後間歇，有時則在開始（跳動）之後即馬上間歇，接著又開始跳動，然後再次移開並歇止。這個過程在我們體內各處進行著，自我們出生之日起即開始，至我們死去之時方休。一般人稱為脈摶的便是這種東西[53]。

這段文字明白顯示了實證主義提出之質疑所產生的影響。文中根本沒有提到動脈，更別說其舒張與收縮了。蓋侖一開始卽肯定脈摶偶爾的可見性。他暗示道，脈摶並非推測出來的，而是可直接察覺的。在其他文章中，他堅持己見地指出在清瘦但具有大脈搏的人身上，即使是動脈的收縮也能夠以肉眼觀察到[54]。

不過，視覺上的證據僅是蓋侖對脈搏之辯護的一部分而已。他的主要論點在於指出舒張與收縮都是可觸知的事實。他聲稱我們眞正能夠感覺到的，不只有實證主義者所承認的純粹跳動與間歇。我們手指能夠直接追蹤動脈趨近脈搏以及遠離脈搏的運動；不僅如此，手指甚至能夠察覺這些反向運動交替時的間歇。在確認解剖學上的知識之餘，並不需要拋棄觸摸的經驗：兩者最終是一致的。

眞的嗎？動脈的收縮眞的能夠觸知嗎？多方意見極爲紛雜。希羅菲勒斯視收縮爲脈搏的一部分，若將此與他對經驗作爲知識基礎的強調結合在一起，則會讓許多人認爲他的理解是實證性的。當然，他大部分的追隨者對收縮的認知都是如此。其他人則不太確定。阿爾吉尼斯（Archigenes）肯定收縮能夠感覺得到，阿加瑟那斯（Agathinus）則持相反意見[55]。受到元氣論觀念影響的《醫學定義》（*Medical Definitions*）以收縮推測性的本質否定了舒張的直接經驗[56]。

蓋侖則決定自行判斷。長期以來，他雖然極力試圖要使自己的觸覺更加敏銳，但是卻發現要感知動脈的收縮是不可能的。他不只一次想要放棄。後來有一天，他突然頓悟了[57]。他了解到：收縮畢竟是能夠藉由觸覺感知的。不過他也坦承：「這最終的知識似乎花了我一生的時間。」58

你只要自己試著去察覺跳動與間歇之外的運動，試著去追蹤動脈的脹縮，就能了解蓋倫下了多少苦工。你眞的感覺到收縮了嗎？還是只是以爲自己感覺到了？如何才能夠確定呢？那種運動是如此快速。你若不是事先知道，可能永遠也不會感覺到。但這種預期心理是不是也影響了實際的經驗？

一代接一代的醫生如此努力著的歷史給人夢幻般的感覺。他們每個人都花上幾年幾月的時間專注於手指下那有如眨眼般迅速的細微運動，每個人都極力想從推測與幻想中理出眞實的觀點。不過，許多人都相信，要眞正了解脈搏，再沒有別的方法了。根據希羅菲勒斯的說法，以下幾種要素組成了脈搏所傳達的訊息：大小、快慢、強度、節奏、秩序與混亂、規律與不規律。除了強度之外，其他要素均需要就動脈的擴張與收縮，在空間與時間上做精確的測量。

在蓋侖的分析中，大小是由長度、寬度及高度組成的。由這三者的任一者來看，動脈的擴張可能會是過度（長、寬、高），或是不足（短、窄、低），或是介於其間。快慢則以動脈血管壁所移動的距離與運動所需的時間加以比較衡量。做這種測量表示必須將稍縱卽逝的片刻分割成最短暫的時點。蓋侖指出脈搏共含有四個部分：舒張、在舒張之後但在收縮之前的間歇、收縮，以及在收縮之後但在舒張之前的間歇[59]。因此研究者必須將運動所持續的時間與間歇所持續的時間區分開來。

頻率取決於間歇的長短。間歇愈短，搏動就愈頻繁。蓋侖既然假設了兩種間歇，於是便得到了兩種頻率：一種受到「外部間歇」（介於舒張之後與收縮之前）的影響，另一種則由「內部間歇」（介於收縮之後與舒張之前）決定。節奏就是收縮與舒張之時間長度的比例。舒張、收縮，以及兩種間歇的相對時間長度，都並不均衡也不規律。

因此，測量脈搏所需要測量的變化是易於想像但不易感知的。我們很容易便能想像擴張與收縮中的血管壁，並且在心目中輕易地以幾何學的方式切割其大小、快慢、頻率、節奏[60]。以觸感察知這一切則困難得多。不過這卻是醫生的任務。

只注意到跳動與間歇的人會錯過脈搏的許多悄悄話，而只會聽到不清不楚的喃喃低語聲。脈搏的語言就是由舒張與收縮組合成的語言。解剖學不只找出脈搏的根基在心臟與動脈，而且確立了醫生訓練自己的手指去感知的對象及方法。

今天我們已幾乎不可能擺脫此一傳統的影響。你只要把手指放在手腕上，腦海中便會自然地浮現搏動中的動脈。你根本也無法想像自己還能感覺到任何其他的運動。然而脈搏測量者採取什麼方式並非有不得不然的原因。要爲手腕處的搏動賦予意義還有其他方式。從中國的切診便可看得出來。

切脈

對中國的脈搏理論持懷疑態度的人，因其「解剖學上的錯誤」而全盤加以否定，不過傳羅耶於一七〇七年指出：「缺乏解剖學上的知識的確使他們的方法非常難以理解，他們也因此而使用天馬行空的觀念；但他們荒謬的想法卻經過調整而能夠適應現實情況，他們的技巧也植基於特殊的經驗，經過了四千年的驗證。」[61]

然而，直至十九世紀早期，大部分的歐洲醫生似乎都認同佛米（Johan L. Formey）的立場。佛米在《脈搏試論》（*Versuch einer Wurdigung des Pulses*，一八二三）一書中，輕率地將中國的脈搏理論斥爲毫無根據的詭辯。這是無庸置疑的，因爲任何不具有「基本人體解剖知識」作爲基礎的脈搏理論必然錯誤百出[62]。

二十世紀初期，中國醫師唐宗海也在切脈與解剖學之間發現了相同的矛盾，但他卻得出了相反的結論。他表示傳統切診的有效顯示出了解剖學的局限：「西醫不信脈法，謂人周身脈管，皆生於心中血管，心臟跳動不休，脈即應之而動。人身五臟，何得只據血管爲斷？又言手脈只是一條，何得又分出寸關尺？」[63]

經驗顯示醫生藉由把脈不只可診斷心臟狀況，而且能夠診斷所有內臟；經驗也顯示手腕上有數個脈位，不只一個。解剖的發現與此不同，僅僅證實了解剖可能有所誤導。錢德培也指出，西方醫學雖在解剖學上有其所長，但中國醫學在切診上也有所精通。醫學的未來必須仰賴兩者的合作[64]。無論如何，唐宗海與錢德培和西方醫生在這一點上的意見是相同的：中國的切診並非植基於對動脈脹縮的想像。經脈與脈搏不同。

最早寫信回歐洲敘述中國切脈技術的旅行者，看到了一種類似於脈搏測量的技術。醫生靜默不語地握著病患的手腕好一會兒，然後便說出病患身體有什麼問題。不過，我們若翻查中國最古老而且地位最崇高的醫學典籍：《黃帝內經》，則我們會看到更多種不同的技巧[65]。在《素問》與《靈樞》這兩部構成《內經》的典籍之中，針對手腕的切脈技巧似乎只是多種技巧中的一種，而且也不是最普遍的。在剛開始的時候，其他技巧似乎還更具影響力[66]。

《靈樞》尤其重視手腕與頸部之脈位的比較。後者所顯示出的是身體的陽氣，前者則顯出陰氣。舉例而言，頸部的脈象若較手腕之脈象強烈兩倍，則表示陽氣過盛——會造成膀胱

表一：十二個脈位。

	上		中		下	
	外	內	外	內	外	內
左腕	心臟	膻中	肝臟	橫膈膜	腎臟	腹部
右腕	肺臟	胸腔	胃	脾臟	腎臟	腹部

與小腸的疾病。反過來說，手腕的脈象若是較強烈兩倍，則表示陰氣過盛，會影響到脾臟或肺臟[67]。

《素問．三部九候論篇》著重於比較九個脈位（左右加起來則共有十八個）：三個在頭部，三個在手臂，三個在足上。每一個脈位都可顯出身體不同部位的狀況。舉例而言，太陽穴的搏動代表眼、耳的狀況，手腕的搏動則與肺有關，腳踝後方的搏動則與腎有關[68]。

《素問．脈要精微論篇》概述了另一種技術，在手腕的寸口假定了十二個脈位[69]。

（表一）脈位的排列大致上都對應了身體部位的排列。上位對應了橫膈膜以上的身體部位，中位對應了橫膈膜到肚臍之間的身體部位，下位則對應了身體的下部位[70]。

進一步探討《內經》所提出之「難」的典籍《難經》，將「上」、「中」、「下」、「外」、「內」之類的日常用語置換爲「寸」、「關」、「尺」、「浮」、「沉」等術語。王叔和所著的《脈經》是脈學的權威彙編，此書更進一步簡化了《素問》中重複的部分，將脈位對應於特定的臟腑，而不只是對應於腹部、胸腔之類的空泛區域（圖四）。

《脈經》也並非最終的定論。十八世紀的日本醫生加藤宗博綜論中國切診的演化史，共提出八種不同的手腕把脈方式，每一種方式中脈位與內臟的對應都完全不同[71]。因此切診並不是一種單一且古今皆然的體系，而是包含了許多不斷在修正之中的方法。

不過，所有的方法都有一個相同的假設。每一種方法都理所當然地認爲，手指所放置的部位若不同，則其所感受到的運動所含有的意義也不同。同一種運動若出現在食指底下則表示痊癒，出現在中指底下則代表持續惡化。一位醫生下結論道：「蓋三指相去毫釐之近，主病若千里之遠。」[72]中國醫學界對於切診的論辯幾乎都圍繞在診斷師應該觸摸什麼部位，以及每個部位所代表的意義。如果脈是生命的語言，則其文法卽依脈位而定。

相較之下，此點大概就是中國切診最顯著的特徵：深信脈位的重要性。從希羅菲勒斯到蓋侖，希臘的診斷師極少對脈搏不同部位的不同觸感表示興趣，或是根本不會注意過。蓋侖僅僅提到之所以選擇觸摸手腕，是因爲那裡的脈搏可明確感知，而且不會侵犯到病患的隱私[73]。他們從不曾想過要系統性地比較不同的部位[74]。事實上，他們也沒有理由要想到，因爲既然動脈都以心臟爲起點，醫生自然認爲所有動脈的快慢、頻率、節奏等特性都會相同。

不過能被感受到的特性並非僅有這些，而其他特質也並非在各部位都會以相同形態出現。同樣的，自己測測看。測量你左右手腕的脈搏，你可能會發現在某一天裡，左手的脈搏比右手來得明顯，而另一天則出現相反的情形。中國的醫生刻意找出這種變化。因此切脈不是測量脈搏。

究竟切診是什麼東西？《左傳》裡一位聰明的大臣警告晉侯說，番馬由於不適應當地的人文氣候，因此容易慌亂不安；他並且加以描述馬兒驚慌的喘息，血液在體內流竄，經脈因緊張而突出。我們於是能夠想像到驚惶的馬兒的血管因恐懼、興奮、充血而腫脹。這是最早提及「脈」的文獻[75]。脈原本帶給人的印象是血管。

才不過數十年之前，對於經脈在醫學上之用途的歷史分析還是以《內經》為最早的源頭。但在一九七三年於長沙出土的馬王堆遺跡中，出現了一些值得注意的文獻。這些文獻的著作抄寫於西元前三世紀至西元前一六八年（馬王堆遺跡之年代）之間——也就是先於《內經》編纂的年代——這些文獻迫使歷史學家重新看待中國古代醫學的發展。有兩份文獻尤其為古代對經脈之思考的演進帶來了新觀點。現在的學者稱其為《足臂十一脈灸經》以及《陰陽十一脈灸經》[76]。

從這兩份文獻中對於脈的敘述可認出主要動脈與主要靜脈幾部分，尤其是關節附近的可見部位——頸、踝、膝、肘、腕。文獻中不斷提到脈在這些部位的「出」、「入」，顯示了在身體表皮可見的血管仍是對於脈的想像中不可或缺的一部分，如同《左傳》所述之驚惶的馬。

不過，所有的脈都並未直接與某條動脈或靜脈相對應。舉例而言，足太陽脈起自外踝部，通過小腿後側，而延伸到膝蓋部位。並從這裡一分爲二，一條在大腿，另一條則沿著背脊上溯至後腦。到了這裡又再度分叉，一條止於耳部，另一條則經過眼部一直到達鼻腔[77]。沒有任何一條主要血管符合這條從腳踝到眼睛的分布路線。

更具象徵意義的是文獻中並未提及心臟。馬王堆帛書中所稱的脈不僅不以心臟爲起點或終點，而且與心臟之間也沒有任何關連。脈有如十一條獨立的管道，穿梭在頸部、軀幹、腿部以及手臂之間。脈與解剖學家看到的動脈或靜脈是不同的。脈只有一小部分與外在可見的血管有關。內在的疼痛感才是更具決定性的。

病痛及其治療方式將脈所繞行的這些不同部位串連了起來。小腿的劇痛、膝蓋痙攣、下背部與臀部疼痛、聽力減退、眼睛周圍刺痛——這些病痛的治療方式都相同：艾灸足太陽脈。其他的經脈則以此類推。齒脈、眼脈、肩脈等名稱皆來自於其受到艾灸時所能舒緩病痛的部位。要了解脈的本質及其位置所在，首先必須觀察我們如何藉由醫治身體的某個部位而紓解了其他遠隔部位的病痛。

《足臂十一脈灸經》以及《陰陽十一脈灸經》之中所得出的關連，顯示其所提及的脈即是針灸療法中所謂的經或經脈的前身。《足臂十一脈灸經》所述及之足太陽脈的病理性質及路徑，與後來《內經》所提及的足太陽膀胱經極爲近似；而我們在其他十條脈也可以看到相同的對應。簡言之，馬王堆帛書開啟了一道窗口，使我們得以一窺圖一所示之經脈的起源。

中國經脈理論是如何傳承的呢？馬繼興以及其他人士曾將馬王堆出土的帛書互相比較，又與《靈樞．經脈篇》比較，並且研究了自戰國時代（西元前四七六～西元前二二一）末期、秦代（西元前二二一～西元前二〇六）以至西漢（西元前二〇六～西元八年）這段期間經脈理論的發展[78]。這段過程中顯然有多重路線的發展：一九九三年，在一個西漢陵墓中發現的人體經脈漆雕上只繪有九條經脈，然而其年代肯定比述及十一條經脈的馬王堆帛書來得晚。而且該漆雕身上有兩條脈是馬王堆帛書中所未曾提及的[79]。

不過，在所有這些年代早於《內經》的古物（包括人體漆雕）之中，最令人驚訝的特色是它們完全沒有提及穴道或是針術。《足臂十一脈灸經》與《陰陽十一脈灸經》都只提到對某條經脈進行治療，而未指明特定部位；更甚者，它們所指示的療法都是灸術，而非針術。

一九五〇年代，陸瘦燕推測古代的醫生先是發現了針刺某些穴道的療效，然後才逐漸推論出一系列將這些穴道串連起來的經脈；長久以來，這一直是廣爲接受的推論[80]。然而，馬王堆帛書的出土對該推論造成了質疑，山田慶兒也在不久前進一步對該推論提出反駁，強調經脈的發現早於穴道[81]。至少就現在看起來，經脈理論與穴道理論極有可能是獨立發展的。

然而，經脈若非由穴道推論而成，則其概念是如何產生的？目前所知的證據並無明確的答案——不過我在第五章裡將指出放血療法可能與之有關。我們只能確定一點：這種新觀念的後果是具有決定性的。經脈的理論不但爲針術與灸術等療法提供了理論基礎，也因這些療法而得到了立論根基。而且經脈的理論也在突然之間明示了看似毫不相關的疾病——例如背部抽痛與耳鳴——之間的關連。也就是說，經脈理論爲疾病的解釋提供了一個全新的架構。從此以後，要了解一個疾病便必須找出掌管該疾病的脈。

我們現在再回到診斷的問題上。英語只能以兩種方式翻譯「經脈」。在提到針灸的時候，英語把「經脈」解釋爲血管、管道等；談到診斷時，則稱之爲脈搏。這正是古希臘脈搏論所留下來的遺產之一——動脈與脈搏、結構與運動的二分體系。魯桂珍與李約瑟（Joseph Needham）直截了當地指出「脈」一字有雙重意義，他們並且以不同的中文字加以代表[82]。不過這卻模糊了中國切診的基本邏輯。

切脈自始至終都名副其實：觸摸各條脈。也就是說，經脈中有些變化足以影響身體的疼痛與力量，而切脈便是追蹤這些變化的一種方法。診斷時所觸摸的脈卽是治療時所針或灸的脈。切脈所診測的不只是希臘醫生稱爲「sphygmos」的單一對象，而是許多的生命徵象。這就是爲什麼醫生必須檢查十二個不同的脈位——因爲從《內經》以來，就一直有十二條脈。事實上，《靈樞》、《傷寒論》、《金匱要略》以及《脈經》都保留了一種診斷技巧，就是檢查分布於手腳、軀幹、頸部，以及頭部的十二個脈位[83]。腳脊若有浮動現象表示胃的活動過盛，而相同的現象若出現在手腕外緣則代表傷風。手指感測到的現象所隱含的意義隨部位而有不同；因爲自始以來，不同的部位就屬於——也代表——不同的脈。

無可否認的，到了東漢時期，脈就不再是互相獨立的管道了。《難經》將所有脈連結成一個大循環，並詳載脈隨著人一呼氣而移動三寸，一吸氣也移動三寸——每呼吸一次共移動六寸。人一天呼吸一萬三千五百次，因此脈便繞行身體五十次。手腕的寸口是脈之大會，是循環的起點與終點——《難經．一難》並且下結論表示，這就是爲什麼醫生一定要檢查寸口。

《難經》大概是第一部專門探討手腕切脈的著作，而在此書寫成之時，手腕切脈這種診療法仍未廣泛爲人接受。正如《難經》開宗明義所指出的：「十二經中皆有動脈，獨取寸口以決五臟六腑，死生吉凶之法，何謂然也？」

從上述的文字中，可知傳統想法認爲有十二條動脈。漢朝末年，人們依然知道那種較爲古老且費力的方式，也就是從身體上十二個不同部位直接觸摸每一條脈。

《難經・二難》和《難經・三難》將寸口細分爲寸、尺、關，並指出三者分別代表陽、陰、與陰陽之分界。此處的解釋仰賴於相對位置。頸部附近爲陽，足部附近爲陰；手指附近爲陽，軀幹部位爲陰；外表爲陽，內在爲陰。讀者必須記住，《素問》在對手腕的解說中將寸與屬陽的上半身相連，尺與屬陰的下半身相連，關則與介於其間的內臟相連。《難經・十八難》更進一步將寸、關、尺分別對應於天、人、地。正如同人體的小宇宙能夠體現大宇宙的陰陽互動，因此人體的陰陽互動亦能進一步濃縮至手腕的寸口。此種局部的分析使得從頭到腳的檢查不再必要，切脈於是變得狀似脈搏測量。

不過外觀是不準的。切診與脈搏測量不同，從來就不會針對源自心臟的動脈加以量測。雖然漢朝的醫生假設有持續不斷的循環，並且加以探究如何能夠藉由治療一條脈而影響另一條脈，不過這種循環並沒有中心點，亦沒有起始點。其中一條脈雖屬於心臟，但並無特別的優先順位[84]。看看圖四，你便會發現用來診療心臟的部位只是十二個脈位的其中之一。

各脈皆有其獨自的動力。循環理論的出現並沒有消去早期認爲身體分爲不同部位且受到不同經脈所掌控的想法。正因爲脈並非集體共同變動，醫生才能夠藉由切脈判斷該艾灸或針刺哪一條脈。

的確，針灸療法比開立藥方更需要判別不同部位間的差別。病歷通常僅記錄脈象——例如「浮滑」或「沉微」——而沒有區別出不同的部位。部位之比較並非絕對優先。

即使如此，中國人對於部位之不同隱含有深層意義的信念從未動搖過。極具影響力的李杲（一一八〇～一二五五）認為左腕的脈可顯示因風寒或其他惡風侵襲身體所引起的疾病，而右腕的脈所顯示的則是因養生不當所造成的體內不適[85]。明朝李中梓（一五八八～一六五五）認為腎與胃分別掌管產前與產後之健康情形，並同時提倡對於腳上兩處脈位的重視。這兩處脈位在古法的十二經脈中恰好對應於腎與胃[86]。西方的脈搏只顯示了心臟的情況，中國的脈則因切診部位之不同而有多種解釋。

但中國的脈與西方脈搏的不同之處不僅在於背後含義的多寡。中國人對於脈的概念中並無希臘人對於結構與功能的兩極認知——也就是動脈與脈搏的區分。《靈樞》中寫道：「壅遏營氣，令無所避，是謂脈。」[87]《素問》則指出：「夫脈者，血之府也。」這類文句若單獨讀之，會令人聯想到桶型的管道把血液密密地裝載起來。我們的腦海中於是浮現了動脈與靜脈。

不過《素問》的內容繼續提到：

夫脈者，血之府也。長則氣治，短則氣病，數則煩心，大則病進，上盛則氣高，下盛則氣脹，代則氣衰，細則氣少，澀則心痛[88]。

雖然「血之府」令人聯想到血管，不過「治」、「數」、「代」等形容詞卻指出此處所討論的其實是脈搏。因此，直截了當地指稱「脈」一詞具有雙重意義並不正確：英語解釋裡的雙重含義是翻譯落差所導致的產物。脈非但不是血管，也不是脈搏；至少不是西方解剖學所認知的血管與脈搏。

看看中國人如何理解經脈吧。在張家山漢墓所挖掘出的脈論文中，醫生所重視的是脈的六種變化：盈、虛、靜、動、滑、澀[89]。這些脈象該如何解讀呢？「盈」、「虛」代表動脈內容的狀況，「靜」、「動」則似乎在描述脈搏的運動。而西方人在正常情況下並不會以「滑」、「澀」來形容動脈或脈搏。然而，在切診之中，「滑」、「澀」均是特被重視的脈象。《素問．陰陽應象大論篇》記載道：「按尺寸，觀浮沉滑澀，而知病所生以治。」[90]《素問．五藏生成篇》亦指出目可察五色，而手指則可辨別脈的大小、滑澀、浮沉。《難經》中以「長短」取代「大小」，不過另外兩組脈象則相同：浮與沉、滑與澀[91]。

這兩組脈象爲何如此重要？切診中所判別的脈象並不只這些；基本脈象總共有二十四種或二十八種，或甚至更多。然而醫學典籍卻將這四種脈象選爲最重要的健康跡象。要判斷一個人健康情形的盛衰就必須診脈，視其爲浮或沉、滑或澀。爲什麼呢？

我們必須將浮沉留待第四章再來討論。浮沉背後的理論系統遠超越經脈本身，而關乎中國人對於人體內生命構成的觀念。另一方面，對於滑與澀的重視，則直接點明了切脈在概念與技巧上皆與脈搏測量不同。

如果滑脈代表病風，則澀脈代表痺[92]；滑脈代表輕微發燒，澀脈則代表輕微感冒[93]；脈浮而滑，表示新病；小而澀，則爲久病[94]；滑脈表示陽氣過盛，澀脈則是陰血過盛[95]。以上爲脈之滑澀在診斷上所代表的不同意義。不過對我們來說，最有趣的部分卻在於如何區分脈之滑澀。

滑與澀的差別在哪裡？王叔和表示滑脈「流利展轉替替然」[96]。澀脈則相反：「澀脈細而遲，往來難且散，或一止復來」[97]。如此描述令人聯想到受阻擋而波動起伏之水流，必須費力掙扎向前，而非平滑順暢地前進。脈訣寫道：「如刀刮竹行」[98]。

這類描述皆指出了中國切診的中心概念。「脈」一字由代表身體部位的「月」部與象徵樹枝狀水流的「𠂢」組合而成[99]。早期的「脈」字是血部而非肉部——中國第一部字源字典《說文解字》（約於西元一〇〇年）對該字的定義爲：「血理分衰行體中者」。我們可以想像到流經全身的血流[100]。滑與澀代表了血流的順暢或緩遲。

世界各地的微觀與宏觀宇宙相應的術語中均一再將河川與體內血氣的流動相比擬，前秦與漢代的作品亦如此。《管子》稱水爲「地之血氣」[101]，《靈樞》則更明確地將中國的六條主要河川與人體內的六條主要經脈相對應[102]。王充（二七～一〇〇）寫道：「夫地之有百川也，猶人之有血脈也。血脈流行汎揚，動靜自有節度，百川亦然。其朝夕往來，猶人之呼吸氣出入也。」[103]

由於我們對此種比喻已習以爲常，因此可能會忽略其對於切診的重要性。也就是說：脈比較像是河川，而非血管[104]。其主要特色便是流動。福爾克（Alfred Forke）翻譯以上那段文字的時候，由於受到解剖學的影響而將「血脈」譯爲「血管」。但是原文所描述的是一種會往來、舒張以及穿透的東西。若將血脈譯爲「血流」，顯然更爲自然且精確。血脈就是身體的生命之流。

在醫學典籍中，脈有時會「動」，卻很少「搏」。脈最常出現的運動是來、去、行、流[105]。每吸一口氣移動三寸，每呼一口氣也移動三寸。因此血脈不可能等同於血管。然而將其譯爲「脈搏」亦不恰當。

奧札納姆在一篇探討脈搏生理學的文章（一八八四）中寫道：「所謂脈搏，就是心臟收縮所推出的血液對樹狀動脈所造成的舒張與收縮的運動。」

因此，脈搏的本質並不全然與循環相同。循環表示血液的行進，也就是「往前推進的物質」（the materia progrediens）。脈搏則是行進的血液在血管壁上所造成的形體，也就是「往前推進的物質形體」（the forma materiae progredientis）[106]。

脈的來、去、行皆類似於循環而非脈搏。

中國醫家並不重視動脈朝向體表的垂直起落，而注重於感受血氣與皮膚平行的流動。《素問》於是將滑與澀解釋爲「從」與「逆」，《靈樞》則將滑澀與從逆比喻爲治水之道[107]。「從」即是順其流，「逆」則是反向而行。對於辨別滑澀之熱中反映出中國人相信生命是流動的。

然而，了解此種流動的方法究竟爲何？檢驗生命之流的觸摸技巧與測量動脈搏動的方式有何不同？在這個關於觸診方式的問題上，中國醫家對於滑與澀的關注便極具意義了。對中國醫家而言，這兩種特質並不只存在於脈裡。在早期中國診斷史中，這兩種特質也存在於尺膚當中……也就是前臂內側，接近手肘附近的皮膚。

黃帝問於岐伯曰：「余欲無視它持脈，獨調其尺，以言其病，從外知內，為之奈何？」岐伯曰：「審其尺之緩急大小滑濇，肉之堅脆，而病形定矣……尺膚滑而澤脂者，風也；尺膚濇者，風痺也。」108

古人認為觸摸前臂對於了解疾病是不可或缺的。《內經》裡多處提及這種技巧，而且其中一篇（《靈樞．論疾診尺篇》）甚至通篇均在探討這種診斷法。精通這種技巧的人，能夠純粹藉此而了解「身體內在的變化」。因此，古代其實有兩種觸診技巧：除了切脈之外，亦有診尺。

不過這兩者亦有許多共通之處。「黃帝曰：『請問脈之緩急大小滑濇之病形何如？』」……此處舉出之脈的六項特質，恰與先前所摘錄的文字中所指出之尺的六項特質相同。這並非巧合。由於脈與尺的特質常常被人拿來互相比較，因此彼此之間是相類似的。岐伯對黃帝的問題答道：

「脈急者，尺之皮膚亦急；脈緩者，尺之皮膚亦緩；脈小者，尺之皮膚亦減而少氣；脈大者，尺之皮膚亦賁而起；脈滑者，尺之皮膚亦滑；脈澀者，尺之皮膚亦澀。」[109]

不過，兩者的變化並不一定互相配合。事實上，正因爲它們時常顯出完全不同的徵象，因此它們兩者之間的比較才會變得那麼重要。「經脈皆實，是寸脈急而尺緩也。」[110]尺澀脈滑，代表多汗；尺不熱脈滑，是謂病風[111]；尺寒脈細，則爲後泄[112]。

後兩種說法值得加以探討。除了前述的六種特質之外，醫生也檢查尺的寒熱。《靈樞·官能篇》更將寒熱列爲四種基本徵象的其中兩種：醫生藉由感覺皮膚的寒熱滑澀即可知道疾病何在[113]。

注意皮膚的冷熱並沒有任何不尋常之處。我們在日常生活中也會偶然間注意到這種特質……例如撫摸愛人的手臂，或是觸摸小孩的額頭時。另一方面而言，《素問》所提出的準則比較令人驚訝：書中敦促醫生檢查寸口……位於手腕之「脈口」……之寒熱。絡氣不足而經氣有餘，則脈口熱而尺寒；相反的，經虛而絡滿，則尺熱滿而脈口寒澀[114]。簡而言之，醫生在手腕與前臂中均尋求相同的特質。脈也有寒熱，就如同手臂內側的皮膚一樣。

在後古典的醫學當中，醫生似乎遺忘了診尺。以至於他們同時也不再注重脈的冷熱，大概也不是巧合（當然，他們依然從脈的變化推論體內的寒熱。但那是另一回事：我這裡所指的是直接感知手腕的冷熱）。不過，他們一度將感受脈的冷熱視為有意義並且有其必要，這項事實提醒了我們，中國的「把脈」與觸摸皮膚具有極為緊密的關係。切脈與診尺是兩種相類似的觸診方式，兩者所得出的結果是緊密相關的。

判斷滑澀對兩者而言都是基本條件。有時候，醫生的手指毫不費力地滑過病患的皮膚；有時則停滯難進，必須用力移動手指。切脈與前臂診斷之間的相似處與關連性，顯示出前者在剛開始的時候可能是沿著經脈摸診，治療師也許是藉由從頭到尾觸摸每一條經脈來直接檢查病患體內不同的生命之流。

人會說謊，但脈不會。《後漢書》中記載和帝（八九～一〇五）想要測試郭玉的醫術：

> 帝奇之，仍試令嬖臣美手腕者與女子雜處帷中，使玉各診一手，問所疾苦。玉曰：「左陽右陰，脈有男女，狀若異人。臣疑其故。」帝嘆息稱善[115]。

古人發現醫生能夠從觸摸手腕而得知一個人的生理祕密時，一定感到十分驚奇。即使到

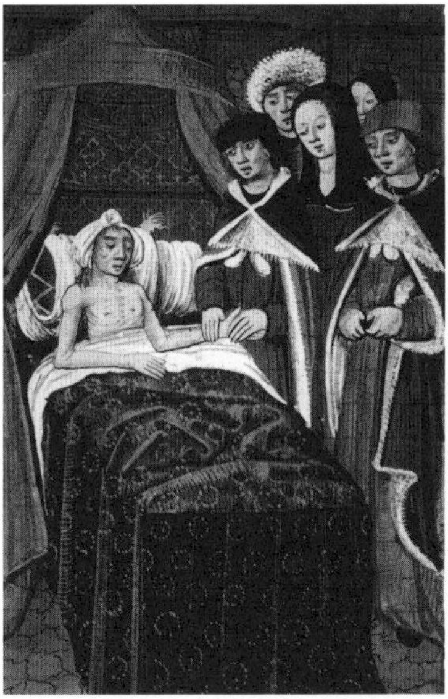

圖五：中古世紀的脈搏測量圖。摘自亨特手稿 MS.9，頁 76，惠康研究所圖書館，倫敦。

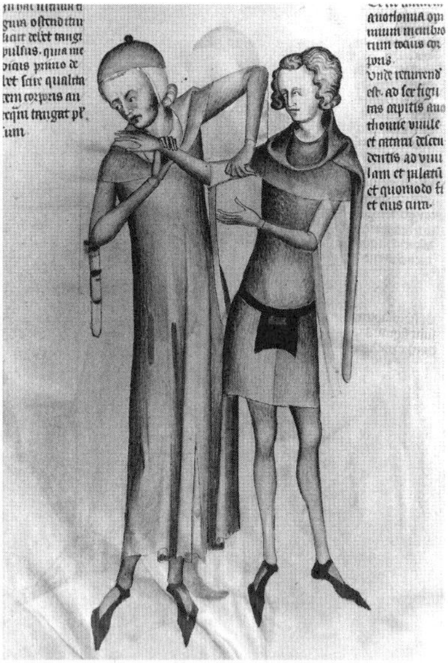

圖六：中古世紀的脈搏測量。摘自龔．德．帕維，《菲利普七世法蘭西國王名人錄摘錄自加里恩著作》，手稿 MS.334/569，圖 18，1345 年，尚蒂伊孔德博物館。

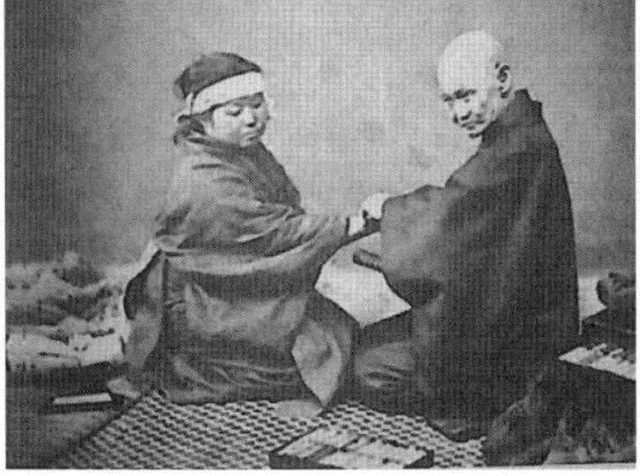

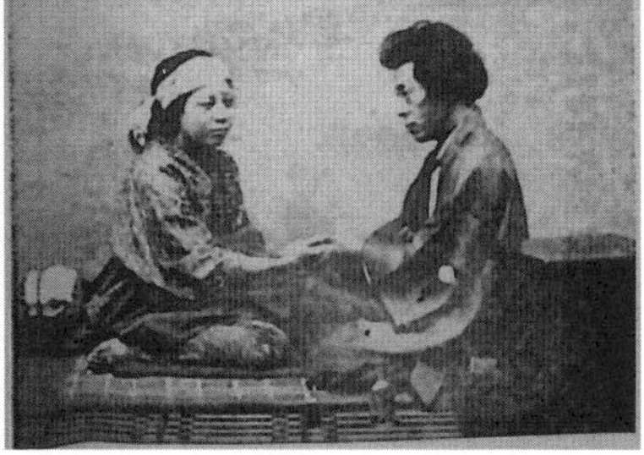

圖七與圖八：傳統日本把脈圖。摘自國際日本文化研究中心藏品。

了現在，我們雖早因熟悉而不再感到驚奇，而且先進的攝影技術也至少在西方醫學中大量減少了把脈的使用頻率，然而我們只要加以注意自己手腕上的變化，仍然不免會萌生一種神祕感。

過去存留下來的圖畫證明了這種發現對人所產生的衝擊。這些圖畫提醒了我們把脈如何使人爲之著迷，如何激起強烈的好奇心，以及如何成爲醫療當中不可或缺的一部分（圖五至八）。不過這些圖畫卻沒有說明此種醫術的內容，以及手指所感知的方式與對象。

古希臘以及古中國的醫生最終都以手腕爲診斷之處，這一點本身卽値得注意。我們知道這種醫術並非與生俱來或顯而易見；其所開啟的知識世界連希波克拉底也不曾知悉。把脈技術同在希臘與中國醫學中出現，代表了這兩種文化傳統的發展過程有其潛在的相似處。

不過，我們現在所關注的焦點在於兩種觸診的不同以及複雜之處。兩個人把手指放在「相同」的地方，卻可能會感受到完全不同的東西。希臘醫生測量脈搏，中國醫生則診斷脈。這種差異不但是理論上，也是經驗上的。希臘與中國的醫生對身體認知的不同源自於他們對身體的「感受」不同。

反之亦然。我們也可以說：他們的感受之所以不同是因爲他們的認知不同。我所要討論的不是孰先孰後，而是兩者之間的互賴關係。理論性的概念不但影響了觸覺的感受，也受到了觸覺感受的影響。這是我所要強調的主題：我們研究古人對於人體的觀念時，不但是在研究他們的思想結構，也是在研究他們的感官認知。古希臘與古中國的醫生對身體有不同的認知……實際上與推測上皆然。醫學傳統中令人困惑的相異性絕對包含了不同的感知方式。

感知方式包含什麼？本章著重於探討感知對象的影響力。我們了解到古人對於脈搏以及經脈的不同解釋，代表他們對於能夠感受到與應該感受到些什麼有極爲不同的認知。不過我們還必須考慮另一個重要的因素……一個對於思考與感受皆爲不可或缺的因素。我指的是語言。我們現在必須探討的就是人類如何使用文字，以及文字所扮演的角色。

二、文字的表現性

香鮑德（J. J. Menuret de Chambaud，一七三三～一八一五）認爲中國人對於脈搏的看法「似乎非常不同於其他各種民族的看法」[1]。雖然中國醫家所提及的部分脈搏「與蓋侖所提出、而且所有醫生都知道的脈搏頗爲相同——不過大部分卻是我們原本所不知道的，而且似乎極爲微妙、不易理解」。

畢竟，水流過裂縫、人解下皮帶、或是某人想要包裝東西卻沒有長度足夠的布，這些事物與動脈的搏動能有什麼關係呢[2]？

中國的典籍充滿了難解的觀念。

不過，香鮑德爲狄德羅的《百科全書》撰寫介紹脈搏的文章〈脈搏〉（Pouls）時，卻無法確定這些觀念究竟有多麼不同。他知道翻譯通常會模糊、甚至曲解對於感受的描述。他於是猶豫不決。雖在文章開頭提到中國人的看法「似乎非常不同」，後來他卻顯然改變了想法。他總結道：「中國的脈搏理論看起來並未與我們的觀念相差太多——如果有些部分與我們的想法不同，問題可能僅是在於術語的不同，或是表達方式的差異，或者更有可能是因譯者的拙劣翻譯所致。」[3]

這是最有可能的——中國醫生所寫的文章之所以難懂，「主要是因爲他們的表達方式，以及他們不爲人所熟知的比喻方式」[4]。中國典籍很有可能僅是以西方人所不熟悉的說法表達了衆所周知的眞理。

傅羅耶在十八世紀早期提出了一種較爲明確的看法。他在中國探討脈搏的文獻裡看到了一種不同的思考方式。他認爲：「歐洲人長於推理與判斷，以及明確的表達」，而「亞洲人則擁有豐富的想像力」[5]。寫作風格反映了思考方式：歐洲人注重理性推理上的精準；中國人則較爲天馬行空且富有詩意。

傅羅耶認爲理性理所當然地居於優位，但他並未因此將中國的說法斥爲空想。他在中國所目睹的情景使他對於當地神奇的「把脈技巧」深信不疑。因此傅羅耶在閱讀中國典籍時，從中看到了「正確的道理。只不過是以亞洲人的方式表達。其文字爲象形文字，並且他們的用語較適於用在詩詞及演說上，而非哲學上」[6]。在指責其想像力的同時，他並非高傲地加以嘲諷，而是像香鮑德一樣，試圖要了解為何原本應當揭示祕密的文獻，卻反而成為難題。

傅羅耶推論道：中國的醫生非常重視「經過四千年來驗證的獨特經驗」所帶來的智慧[7]。經過數千年來的細心觀察，他們累積了對於身體的真實知識；他們在診斷與治療上的成功即為明證。因此，假如他們的文章看來難懂而且古怪，則問題一定不是出在知識本身，而是知識經過「豐富的想像力」重組、扭曲後的結果。中國的醫生知道事實的真相，不過卻是藉由一種不為人知的奇異方式。

傅羅耶的分析正確嗎？方式究竟代表什麼？我們若要了解一個人知道些什麼，以及他是如何知道的，則我們能夠從他的表達方式當中了解多少呢？中國人奇特的描述方式似乎揭示了中國人奇特的觀念，不過這也有可能僅是文字造成的錯覺。對香鮑德以及傅羅耶來說，他們唯一能夠確定的就是中國人的「比喻式」敘述法具有古怪、難解的陌生性，是種陌生的表達方式。

觸摸與感受之間是有落差的。觀感並非原始經驗。我們觸摸一樣東西時的感受，大部分取決於我們觸摸它的方式——或是輕撫，或是猛抓，或者以手指仔細地摸索，或者僅是不耐煩地隨意碰觸。不過我們如何對待一樣東西卻也取決於我們對它的看法。我們會小心翼翼地捧著骨董瓷器，但拿起現代的塑膠仿製品時卻毫不在乎。我們充滿愛意地撫摸親人的臉龐，這與無意之中觸摸到我們所憎惡或畏懼的人卻有天淵之別。

關於中國文獻的陌生性，有部分原因可做如下解釋。第一章指出脈與脈摶不論在手指的觸感或思考上的認知都不同。香鮑德的第一印象是正確的：中國人所提到脈之許多特質都是西方毫無所悉的。中國的醫生測知滑澀，希臘的醫生卻沒有，這是因爲切脈是去感覺一種流動的東西。相反的，希羅菲勒斯與蓋侖認爲是脈摶顯而易見的特質——例如節奏——在切診當中卻常常沒有提到（事實上也不會有意義），這是因爲希臘醫家先假定了摶動的動脈。彼此陌生的文字描述了雙方陌生的觀念。

不過這個解釋本身亦太過於簡化。其中忽略了語言本身如何塑造觀念，以及文字如何在爲手指的感受賦予名稱的同時，亦對其產生影響。一種僅有「硬」、「軟」之分的診斷系統，會使得手的觸感亦只能夠區分軟硬。能夠從「硬」、「弱」中再區分出「緊」、「緩」的理論系統，其所產生的技巧亦較爲細膩。

無論如何，語言與觀念的問題並不僅是不同地域的人們對字彙使用的不同偏好，也不僅是中國人與歐洲人對某些特質的敏感與輕忽。中國與歐洲的診斷師除了使用不同的文字之外，更重要的是，他們使用文字的方式也不同。這種用語上的差異正是我所特別想要探討的——也就是表達方式與理解方式間的關係。

傅羅耶認爲歐洲人明確的表達方式反映了他們的理性與判斷，他並且以此對比於中國人豐富多彩的想像力。不過，與其說明確是歐洲人典型的特質，不如說是他們典型的理想；是種欲求，而非事實。歷史上而言，西方對於脈搏的論述最顯著的特點就是對於明確的追求。傅羅耶與香鮑德稱中國的論述爲天馬行空且富於比喻時，他們其實透露出他們對於一個並不渴求明確的民族感到詫異——很奇特的，中國文化對於追根究柢的渴求並不在乎，或甚至一無所知。

不過，我們現在對於是否存在這種渴求則保持一視同仁的態度。雙方各採取不同的方式，並不純然只是其中一方的（例如說是中國人的）問題；對明確的執著本身就是一個謎。更重要的是，這個謎是脈搏知識最獨特之特質的中心問題。這個特質就是脈搏知識的基礎之薄弱。

觸診知識的薄弱性

想想看，即使到了今天，對於脈的了解仍然是了解人體的重要因素；今天的中醫師仍然遵循《脈經》等古籍中的醫學指示；而且切診依然極爲活躍。

然後再想想看，脈搏測量在西方醫學早已沒落，而成爲一門乏善可陳的科學——通常只是純粹計算跳動次數。現在的醫生藉由機器將心臟的語言轉化成圖表與數字，而不再以手指觸摸來加以理解。談論觸摸技巧的典籍如同古老的傳說一樣乏人問津。

這種差異代表了什麼意義？這個問題在表面上看來也許微不足道。傳統中醫畢竟就是很傳統——亦即未受科技的影響——而現代的西醫則非如此。觸診在西方的沒落似乎是現代科技發展之下不可避免的後果。我們先入爲主地認爲，機器的精確與客觀使得人類的觸感相較之下極爲遲鈍且不可靠[8]。

不過，這種說法卻顚倒了歷史事實的先後順序。事實上，對於脈搏診斷的懷疑，早在脈波計及心電圖儀等儀器發明之前就已經存在了，而這種懷疑也的確促成了這些儀器的發明。切診與脈搏測量的不同命運有其深遠的根源，並不僅是由於醫學技術的傳統或科技化所導致的結果。

第一章裡摘錄了歐洲與美國醫生的話語，指稱脈搏研究不可或缺；我們很容易可以找到其他類似的談話。不過，若連同上下文一併讀之，總會覺得這種聲明似乎是種辯駁，試圖要振興一種沒落的技術，重拾失傳的智慧。傅可（Henri Fouquet）一七六七年探討脈搏的文章在一開頭便充滿自信地宣稱：「所有醫生皆同意醫學當中最有用的知識就是關於脈搏的知識。」不過他緊接著寫道：「然而，這門技術卻顯然在幾世紀以來少有進展，我們無法不對此感到驚訝。的確，脈搏研究長期受到冷落……」[9]

與傅可同時代的博都（Théophile de Bordeu，一七二二～一七七六）甚至指稱，研究脈搏的典籍皆已「被人遺忘」[10]；而奈赫爾（James Nihell）則在他探討脈搏的著作一開頭，即表示他所要討論的這種技術由於「極爲人輕視」，以至於「早已不具公信力」[11]。在早他們幾世紀之前，人們對於脈搏的信仰就已經動搖了。

爲什麼？長期以來爲人所關注的一點就是感受的因人而異：每個人對事物的感受都不盡相同。專家感測出爲「螞蟻爬行」（antcrawling）的脈搏徵象，初學者可能渾然不覺。誰才是對的？這種差異很可能是由於初學者技巧拙劣所造成。不過，話說回來，所謂的專家也有可能說謊。

或者專家也有可能只是憑空幻想。十八世紀一位醫師勒伊堂（Duchemin de l'Etang）經過了幾個月的嘗試之後，仍然無法辨別當時那些自稱專家者所指出的脈搏徵象。他敘述道：「從那時開始，我就懷疑這裡面大概涉及過多的狂熱與不實想像。」[12]如果別人聲稱他們感受到了他所感受不到的東西，那些人其實可能只是在欺騙自己。也許整套脈搏學卽是建立在自我欺騙的基礎上，如同國王的新衣。

某些特定觀念，例如想像搏動中的動脈，便會影響手指的感受。不過像信任或懷疑等整體態度的影響力也一樣大。諾爾斯（Milo North）在一八二六年表示：「醫生對於脈搏所能夠透露的訊息期望愈高，他就會得到愈多。」

而且我認為對脈搏的可靠性感到懷疑的人，對於脈搏傳達的訊息一定一無所知。我相信一般人之所以習於將脈搏徵象等閒視之，與其說是由於觸覺上的不足或是欠缺明確的語彙，不如說是由於這種懷疑的心態使然[13]。

大部分的脈搏徵象並非明顯易察，我們必須學著去感受它們。然而，如果有人從一開始就不認爲有眞正值得學習的東西，則他可能就眞的什麼都學不到。英國醫生柏克（Richard Burke）感受不到別人所描述的感覺時，卽馬上放棄，並自圓其說道：「探討脈搏的文章作者……過於誇大了脈搏的效用，其實脈搏並不像有些人所說的那麼重要。」[14]脈搏知識極易受到懷疑的影響。

這種懷疑有可能去除嗎？所有的脈搏學家都同意每個人的敏感程度不同，因此訓練是必要的。不過訓練的前提是我們必須能夠精確地說出手指的感受。長久以來，脈搏診斷的批評者與支持者都不斷指出這一點為問題核心所在：要教導或學習脈搏徵象，就必須有明確的語彙。然而所謂的明確卻總是捉摸不定。

你翻開蓋倫探討脈搏的著作，想要從中了解希臘醫生如何解讀脈搏，卻發現自己陷入一片茫然。原因是你發現書中討論語意多於討論病症，探討文字定義的篇幅多於疾病的認定。上百頁的篇幅用於定義、深究、解釋詞彙的意思。蓋倫問道：所謂的「強脈」與「大脈」是什麼意思？「快速」與「頻繁」應如何區分？

現代學者認為他的探討實在瑣碎得令人難以忍受。納頓（Vivian Nutton）感嘆道：「這是最令人難以閱讀的論文。」哈里斯（C.R.S. Harris）則抱怨道：「這是蓋倫最瑣碎拉雜的著作。」[15]不過，蓋倫認真的態度卻不可否認。對他來說，用字精確的程度是真正的脈搏科學的成敗關鍵。對於明確的渴求是自古即有的。

我們可以想像這種渴求的多種成因。地中海語言種類的繁多卽是一例。蓋侖感嘆道：居住在不同地區、使用不同方言的醫生，不但賦予脈搏徵象不同的名稱，並且以其褊狹的自大心態更增加混亂——他們堅持用當地語彙，並鄙夷外地的說法[16]。另一項更爲強大的影響則是：自蘇格拉底與柏拉圖以降，對於定義極端重視的哲學傳統。此一傳統本身與公衆辯論的普遍性有關，在希臘社會尤然。蓋侖的時代正值詭辯學家與修辭學家再度抬頭，在這詭辯術二度盛行的時代（Second Sophistic），醫學、哲學、修辭學之間的結合更爲緊密。阿里斯提得斯（Aelius Aristides）於是將蓋侖的老師薩提魯斯（Satyrus）歸類爲醫生暨詭辯學家。「醫師－詭辯學家」（iastrosophistos）以及「醫師－哲學家」（iatrophilosophos）在當時都是相當常見的職業名稱[17]。

但是單純解釋蓋侖的時代背景並不夠。西方脈搏測量家對於明確的著迷並不僅限於地中海周圍的多語區，而且久在詭辯術二度盛行的時代結束之後仍然存在。蓋侖雖然批判前人用語上的馬虎草率，十六世紀時的斯圖忒斯（Josephus Struthius，一五一〇～一五六八）卻也抨擊蓋侖的著作過於艱澀，以至於「一千個人裡面看得懂的大概還不到一個人」[18]。十八世紀的醫師也譴責蓋侖的寫作用語。博都指出，現代脈搏學習者對於蓋侖的批判主要是針對他使用的字彙，尤其是他異想天開的比喻法——以「螞蟻爬行」、「老鼠般的」（mouselike）、「飛奔的」

（gazeling）之類的名稱爲脈搏徵象命名[19]。

這種長久以來對於明確的追求，最後終於導致脈搏測量簡化爲計算搏動次數。赫伯登（William Heberden）強調可靠的脈搏科學之所以難以成形，原因不僅在於異想天開的比喻法上。他於一七七二年在皇家醫學院（Royal College of Physicians）發表演說時宣稱：任何用來界定脈搏徵象的詞彙，「必定在每個人的認知中都不相同，而且也會用於指稱不同的徵象」。

因此他建議醫生多注意脈搏當中不會被人搞錯或誤解的現象。所幸有這麼一種現象，不但明顯易察，而且其重要性也值得我們注意。我所指的就是脈搏的頻率，或謂快慢……這個現象在身體各部位都是相同的，不但不會受到動脈的軟硬或大小、以及脈搏本身與表皮之間的距離所影響，而且能夠加以計量，因此醫生能夠清楚地向別人講述[20]。

醫生的診斷是否應該遷就表達能力呢？赫伯登的說法令人想起以下這個故事：一個人在陰暗的巷道裡掉了錢包，卻到隔壁的街道上尋找，只因爲那邊光線比較亮。不過，赫伯登的方法依然很誘人。不論由誰來測、所測的動脈是哪一條、或是測量者如何測量，脈搏頻率都是相同的。同樣重要的是，如此測量不可能有誤解。八十二，九十五，一〇七。不像「螞蟻爬行」、「蟲兒蠕動」（worming）等比喻，也不像「硬」、「軟」等單純的形容詞，數字沒有任何模稜兩可之處。

這項提議的激進之處在於其解決方式，在於突然間將脈搏的訊息化約至僅剩數字而已；至於其對問題的認知以及動機，則仍都是很傳統的。的確，對於一個長久以來把追求可靠的脈搏科學等同於消除語言模糊性的傳統而言，赫伯登的提議代表了一種合乎邏輯的結論——後來的脈波計則是另一個例子。赫伯登和他之前的許多人一樣，均認為「使用會造成多種解釋的語彙是引發混淆的主要原因」[21]。數字則確保了絕對的明確性。

脈搏測量家為何不斷將手指與大腦的含糊怪罪於語言呢？在我們重新以比較性的眼光來檢驗脈搏診斷時，這是個關鍵性的問題。這種對於文字的焦慮是脈搏論的發展史中最突出的特質。我們一再看到這種焦慮——一種揮之不去的觀念，認為模稜兩可的語彙會削弱、扭曲、曲解手指的感受；一種無法抑制的衝動，想要加以重新命名、重新定義；一種一再出現的希望，企盼這次終將能夠步上正軌。好像脈搏徵象的難以了解純粹只是因為未能對其加以適當地命名與描述。好像知識的問題純粹只是文字的問題。

切診所使用的語彙則未曾造成這種焦慮，而且其用語也較爲一致。《脈經》所記載的二十四種脈象——生命語言的基本詞彙——其中至少有十四種早在西元前二世紀時卽爲淳于意所知，而且二十四種脈象到了《內經》的時代都已廣爲人知了。兩千年來，歷代醫生都做過些微的增加，將脈象的數目擴增至二十八、甚至三十二[22]；不過這些增加都是奠基於典籍之上的。中國的切診歷史與歐洲不同，從未出現要求明確語彙的呼聲，沒有對於定義的爭論，也不曾懷疑每個人對於語彙的含義認知是否相同。

中國的醫師以驚人的自信診斷脈象，而且甚至有點過度自信。歐洲的脈搏測量家不時感嘆道脈搏診斷不夠受重視，中國的脈搏診斷師反倒非難過度依賴觸摸的習慣使得其他感官的功能遭到忽略。施發的《察病指南》（一二四一）反映了時下的批判：「醫之爲學，自神聖工巧之外無餘說。今人往往遺其三而主其一。一者何？切而知之謂之巧也。然亦曷嘗眞見其所謂巧者，特竊是名以欺世耳。」[23]

理論上，切診只是四種診斷方式的其中之一，而且是排名最後的。四種診斷方式包含了謂之「神」的望診、謂之「聖」的聞診、謂之「工」的問診，以及謂之「巧」的切診。因此學得最後一種診斷方式的人只能算得上是「巧」，而精通聞診或望診者則或「聖」或「神」。不過，在實行上，醫師卻極端偏好切診，而更糟糕的是，他們還大言不慚地將自己的偏好誇耀爲一種特長。

這便是切診的矛盾之處。不同於西方的脈搏測量，中國的切診在兩千年來持續盛行不衰地爲人所實行，至今猶然。但其所使用的語言卻是西方脈搏測量家想盡辦法要屏除的。西方醫家認爲這種如詩詞般「天馬行空」的語彙對於建立可信的科學是個致命傷。更奇怪的是，中國醫家自己也毫不諱言脈象的細微易變、觸感的遲鈍，以及語言的不足。《脈經》的序言中指出：「弦緊浮沉，展轉相類。」[24]各種脈象在感受上僅有細微的不同，不但難以分辨，而且容易混淆。這對於後代的診斷師而言是很常見的。李中梓在十七世紀時綜合一般說法而指出：

> 脈之理微，自古記之。昔在黃帝，生而神靈，猶曰若窺深淵而迎浮雲。許叔微曰：「脈之理幽而難明，吾意所解，口莫能宣也。」凡可以筆墨載，可以口舌言者，皆跡象也[25]。

歐洲的脈搏學家主要擔心命名錯誤以及曲解——擔心語言的誤用，而語言的誤用在理論上是能夠改正的——李中梓在此則確認了較爲不可改變的界限。文字無法充分描述脈象，原因在於脈象和語言本質上卽有所不同。脈象的神祕與難以言喻是無可避免的。

李中梓認爲這就是爲什麼古籍中對於脈象的描述總是那麼地迂迴婉轉——爲什麼滑脈會被比喻成「替替然如珠之圓轉」，澀脈會被比喻成「如雨沾沙」。而眞相總是存在於「跡象」之外。古代的著書者並非故弄玄虛，他們只是試圖要表達他們獨到的見解。可惜文字總是有所不足[26]。

我們如何能夠同時接受這種將文字純粹視爲「跡象」的看法，以及切診的語彙在千年來持續受到人們信任的事實？切診的語彙爲何沒有像脈搏測量的語彙那般——不斷地受到批判與修正？

李中梓提到的「浮雲」與「深淵」等意象中所隱含的道家思想，暗示了切診語彙之所以爲人接受，可能是不得不然，而非眞心信任：也許中國的醫生之所以並未找尋更明確的語彙，是因爲他們認爲假象以及隱約相似是唯一可得的。也許他們從一開始就認爲不可能達到絕對的明確。老子《道德經》開頭的詞句——「道可道，非常道；名可名，非常名。」——卽是「眞理無法以語言表達」這種觀念最著名的一句話，並且常爲後人所呼應。莊子亦教導人們：萬物本可齊一觀之；若將萬物賦予名稱，卽是將物與物之間強加上區別，而破壞了世界原本的整體性[27]。

不過這並非唯一、也並非主流的語言觀點。官方的治國理論卽強烈主張「正名」爲社會秩序的基石。儒家思想家認爲一旦文字失去其原本的意義，或被用來指稱非其原意所指的東西，道德判斷卽隨之瓦解。機會主義者稱盜匪爲王，稱利他主義爲愚行；詭辯者刻意將背叛曲解爲義行，正直反成爲狡詐。如此一來，人們將無法判斷優劣、對錯，亂象於是應運而生[28]。使用語言時不加以判別，就會造成對錯不分。因此《禮記》對於藉由鑽文字漏洞以及竄改事物名稱而顚覆法律秩序的人處以死刑[29]。

醫生的態度顯然較偏向儒家思想而非道家思想，但這並非因爲前者對醫學具有較大的影響——就整體而言，我認爲是剛好相反——而是因爲實務上的需要。照顧身體正如同治理國家一樣需要明確的定義。在切診中尤然。不論在語義上或感受上，弦脈與緊脈之間可能僅有毫髮之差，但診斷意義及治療效果則完全不同。醫學絕不能容許模糊地帶的存在。病患或痊癒、或惡化、或死亡，皆完全取決於醫生是否做出正確判斷、是否察覺出細微的差異。

因此，精確的名稱在中國醫學中和在歐洲一樣不可或缺。切診的語彙之所以沒有遭到如脈搏測量所招致的質疑，並非因爲中國的醫生不重視精確性，也不是因爲他們接受了語言的不足之處。他們對語言的信心有其他原因。

當然，許多著名學者都曾指出西方的學術界常有熱烈的論辯，中國則較少。中國的思想家較為重視典籍與權威[30]。從這背景來看，古代的切診語彙能夠穩定地傳承下來也就不令人意外了——這只是中國醫學一貫模式的又一個例子，也是中國醫學重視傳統的又一例證。

不過，這種歸納並無法解決我們目前所面對的問題。畢竟，診斷的語彙不可能僅靠信心而存在，也不可能因教條而確立。詞彙必須有人使用才能存在並流傳下去。在《脈經》出現的千年之後，即使醫生仍然將典籍當中的詞彙奉為圭臬，他們還是必須在實際診療上能夠使用這些詞彙；他們必須覺得這些古人所造的詞彙明確表達了他們手指的感受，這些詞彙對他們來說才有意義。而他們也的確這麼覺得——兩千年來皆不曾懷疑過這些古老的詞彙。不像歐洲的脈搏測量家為心魔所擾，中國醫家並不認為文字帶有模糊性。

這就是令人難以理解的地方了。有關切診的著作中一方面強調精確的辨別為診斷所必需，另一方面卻又承認語言只能提供模糊的「跡象」。這兩者的結合應該會造成切診的失敗，或至少是無法穩定；但實際上卻未如此。中國醫家絲毫不覺困惑。

中國人是怎麼辦到的？切診當中模糊的跡象為何沒有像歐洲的脈搏診斷那般引起醫生追求明確的渴望？要回答這個問題，我們必須先仔細分析歐洲人這種渴求的本質。我們必須先釐清明確與模糊的敘述之間有何不同。

追尋明確性

精準的判斷與豐富的想像，這兩者所使用的語言有何不同？

十八世紀的脈搏測量家如此解釋：一種使用實際的說法，另一種則使用比喻性的說法。只有前者能夠確保正確的理解；後者則極不可靠。蓋侖的脈搏學之所以沒落，之所以遭到現代人的屏棄，便是因爲他天馬行空的比喻方式。他們認爲蓋侖以「瞪羚般跳躍的」、「螞蟻般爬行的」、「蟲子般蠕動的」這類詞彙，將脈搏的搏動比喻爲動物的運動，根本就是異想天開、毫無精確性可言。

他們的批判可能並不公平——在蓋侖探討脈搏的著作裡，像這類有如詩詞般的比喻說法，實際上僅占了一小部分。實在是很諷刺。蓋侖自己對於比喻法的批判並不亞於後世批評他的人。他也想以實際的（literal）文字達成明確的目標。

「我們如果有實際的名稱，」蓋侖呼籲道（他在別處曾說過：「每一種觸感都有人加以命名了」），「則使用實際的名稱一定是比較好的。」

但是如果沒有，則以推論的方式對這些（沒有名稱）的東西加以解釋，也絕對比給它一個比喻式的名稱要來得好……所有科學上的指示，都必須使用實際的文字，才能夠明確而且清楚地表達[31]。

明確與清楚的表達是目的，而實際的語言則是一種必要的手段。一般的命名方式都過於隨便。比喻法帶來了模糊性：文字的原始意義遭到置換，而被用來指稱相差甚遠的事物。的確，比喻法有其用處。舉例而言，比喻法能夠讓人理解無以名狀的事物，像是某些味道[32]。不過，科學的基本規則仍然是：實際爲第一優先。

但是我們要如何區分一個詞語的實際用法和比喻用法呢？教科書總是說得很容易。我們若指著一棵蘋果樹說道：「蘋果還沒熟」，這便是「蘋果」一詞的實際用法。我們如果說：「孩子在她眼中有如蘋果般甜美」（譯註一），則「蘋果」一詞在此是比喻性的。

不過，假設一位醫生爲病患把脈之後說道：「這是澀脈。」則「澀」一詞在此是實際的說法還是比喻性的說法？

再來看看另外兩種用法。你用手指輕撫砂紙然後說道：「對，這表面很粗澀。」有一天，你疲累地回到家，扔下手提箱後嘆息道：「我今天過得眞是粗澀不順！」（譯註二）大部分的人會說前者是「粗澀」一詞的實際用法，後者則是比喻性用法——差別在於我們認爲粗澀是砂紙原本即有的特性，而一天過得是否粗澀不順則端看我們的觀感而定。前者描述物品的特質，後者則描述我們的主觀經驗。因此「澀脈」究竟爲實際說法或比喻性說法，便取決於我們認爲「澀」是脈本身擁有的特性，還是我們對於脈的感受。

答案並不明顯。就哲學上而言，客觀性質與主觀感受之間的界限不但模糊，甚至可能不存在。許多思想家都曾表示：所有的性質——包含砂紙的粗糙以及櫻桃的紅潤——都取決於人類主觀的判斷。然而，自古以來的脈搏測量家都堅決認爲一定要有界限的存在。我們必須記取這個教訓。

我們從這一點便可以知道爲什麼歐洲人讀到《脈訣》時會對於中國人的「比喻方式」，感到如此不安與不滿。何謂澀脈？中國的醫生似乎頗爲滿足於以下這種解釋：「澀脈如輕刀刮竹」或「如雨沾沙」。對西方的脈搏測量家而言，這根本不能算是答案。中國人的探討方式根本就錯了：他們只有提到醫生對於澀脈所可能有的感受，但對於澀脈究竟是什麼，卻隻字未提。

不過，事實與感受的混淆顯然是許多人容易犯的毛病。一八三二年時，一位醫生抱怨道：法國與英國的理論家把脈象分類得過於精細，「所列舉的變化過於繁多與複雜，以致根本難以理解。赫伯登指出：『這種對於脈象過於細微的區別，即使不是僅存在於論者的想像裡，對疾病的認知與治療也沒有太大幫助。』杭特醫師永遠不可能感受到別人所感受到的那種細微差異，因此……（他）認爲脈象的細微差異其實只是大腦的想像。」[33]

差異「僅存在於論者的想像裡」，「只是大腦的想像」。這類詞句表示他們相信有別種差異，是不僅存在於想像裡的；他們相信有存在於現實世界裡的實際特質，只是還沒被人發現罷了。除了大腦中的想像之外，手指一定也有感受，一定有直接感知，而未經過主觀推論所扭曲的特質存在。文字必須切實地表達出這種特質。

因此，最重要的區別便在於觀感與事實之間。對蓋侖來說，脈搏主要的實際特質就是大小、速度、頻率、節奏等類別，以及造成這些類別的調整。大小代表動脈舒張的程度；速度代表這種舒張的快慢；頻率代表每次舒張之間的間隔時間；節奏則比較動脈的舒張與收縮。這些特質有一共通的特性：它們都是精確的幾何分析之下的產物。蓋侖於是假定有二十七種不同的大小，設想動脈的長、寬、高，然後推論這三個面向的舒張都有大、中、小之別，而構成二十七種組合。這種經由大腦的視覺化所想像出來的搏動中的血管，就是實際上的脈搏——明確而實際的知識的適切對象。

因此，支撐著脈搏明確性之理想者，便是一種由視覺想像的習慣所造成的客觀概念。而這也是其弱點所在，因爲脈搏的某些特質是難以視覺化的。例如強弱、飽滿與虛空、軟硬等。手指必須直接感知這些特質。

強度與飽滿度尤其備受爭議。馬格努斯（Magnus）認爲強度不屬於基本類別，而是由大小、速度與飽滿度所組合而成的[34]。阿爾吉尼斯反駁說強度是一種獨立的特質，取決於元氣的健康狀況（tonos）。蓋侖則指稱阿爾吉尼斯混淆了脈搏強度的導因與定義——蓋侖堅持道：解釋脈搏爲何感覺起來強而有力，和定義何謂強而有力的脈搏，是完全不同的兩回事[35]。

至於飽滿度，希羅菲勒斯顯然沒有察覺到。不過，到了蓋侖的時代，醫生都在努力研究到底「飽滿」與「虛空」指的是動脈本身還是其內容物；而若是指其內容物，則究竟是指數量還是品質——試圖決定存在於表面感受之下的客觀事實[36]。蓋侖則揚棄了這項類別，而僅提到軟硬，也就是動脈管壁的堅實度。如此一來，無法轉化爲視覺想像的觸感便永遠不可能穩定，而不斷地被重新解釋。強度、飽滿度、緊度等特質均難以視覺化，也因此難以定義。

簡言之，脈搏的論述認爲對於意義的理解能力取決於想像畫面的能力。蓋侖抨擊詭辯學家——他調侃道，這些人連買蔬菜都得先加以定義——過於吹毛求疵的分析時，一再強調他根本不在乎名稱（onoma），而只在乎實物或其所對應的事實（pragma）[37]。就某方面而言，文字並不重要，只不過是慣用的標籤罷了。

不過，在其他時候，蓋侖卻又另有一套不太相同的說法。他強調他只在乎一點：「了解話語背後所隱含的觀念」(ton noun tou legomenou)。執著於文字上毫無意義，因爲文字只不過是代表思想 (nous) 或觀念 (ennoia) 的符號罷了。而思想才是眞正重要的東西[38]。

邏輯上而言，事物本身與人對這件事物的觀念是完全不同的兩回事。但在脈搏論裡，「pragma」與「ennoia」兩者的彼此融合卻並不引人注目。一方面而言，「nous」、「ennoia」、「idea」等希臘詞語的詞源都將思想與心理圖像聯想在一起。另一方面而言，脈搏最明確穩固的客觀特質之所以明確客觀，原因都來自於其視覺想像。因此，在實務上，若以寬大脈搏爲例，其「ennoia」與「pragma」兩者之間的分界線極爲微細，可有可無。不論其觀念或事實都植基於對脈搏橫向擴張的想像。

博都後來則宣稱道：「脈搏狀態僅能經由觸摸感知。」我們對於脈搏的了解來自於經驗，而非推論，就像我們對於顏色、運動、聲音、溫度等的了解一樣。不過，他也無法否認視覺化的說法。「只有透過觸摸，我們才能產生概念，並想像其模樣。」了解卽是一種內在的「看見」。因此，了解「構成脈搏之身體部位的解剖結構……以便淸楚了解脈搏的本質」，是非常重要的[39]。

西方脈搏論對於明白淸晰之文字的無盡追求，其動力究竟從何而來？我在前面曾經指出，部分原因是受到強度與緊度之類特質的影響，因爲這類特質難以視覺化、不易清楚定義。不過，眞正的原因在於更深層的問題。不要忘了，赫伯登最後對於所有文字都表示懷疑。最核心的問題在於人類無法看見別人的想像。

我們聆聽醫生述說脈搏的搏動時，會盡力想像語言所傳達的形象。我們會問：「你這麼說是什麼意思？」試圖在我們的腦海中「弄明白」說話者腦中的圖像。但我們永遠無法確定自己的想像爲何，也永遠無法確定別人所想像的畫面是否與自己的相同。一旦我們認爲語言是腦中觀念的表達，則追求明確的渴望即變得難以抗拒——不過這種渴望不可能滿足，而我們也不可能窺視別人腦海裡的想法。你對於「搏動」的想法是否和我的一樣呢？我們就是無法知道。

節奏

波蘭醫生斯圖忒斯對於蓋侖著作中的模稜兩可極爲不滿，而聲稱：「卽使有人研究他的拉丁文本研究到發瘋，也不可能看得懂。」他揚棄了以文字描述脈搏的方式，而試圖以簡明的音符表示其節奏的變化[40]。百年之後，哈芬雷佛（Samuel Hafenreffer）的〈單弦琴生理徵象學〉（Monochordon symbolico-biomanticum，一六四〇）以及凱睿（Athanasius Kircher）的〈世界音樂〉（Musurgia universalis，一六五〇）進一步將所有主要的脈搏特質皆轉化爲音樂；到了一七六九年，馬可（François Nicolas Marquet）更加發揚光大。舉例而言，他把健康的脈搏搏動節奏融入小步舞曲的小節裡（圖九至十二）[41]。近代歐洲早期對於脈搏的視覺化於是和施發的脈圖（圖十三）極爲不同。在十九世紀中期發明脈波計之前，歐洲醫生大都偏好音樂記錄方式。

這種方法雖是斯圖忒斯發明的，但其背後的概念其實早已存在。舉例而言，中古世紀的脈搏權威學家阿維瑟那（Avicenna，阿拉伯語名爲 Ibn Sīna，九八〇～一〇三七）卽曾表示，只有受過音樂訓練的人才能夠眞正了解脈搏——因爲「脈搏的本質是音樂性的」：

> 也就是說，脈搏的特質類似於音樂的某些面向：脈搏的搏動和音樂節奏同樣具有速度與頻率的要素；脈搏搏動的特質，亦即強、弱，以及動脈舒張的程度，皆相當於各種節奏模式的特質，例如輕快或沉重；而不同脈搏搏動所達到的和諧程度與性質，也相當於節拍與節奏模式所達到的和諧程度與性質。要理解它們之間的關係並不容易；只有熟悉節奏以及調式和弦、並且懂得音樂的人才能感受得到[42]。

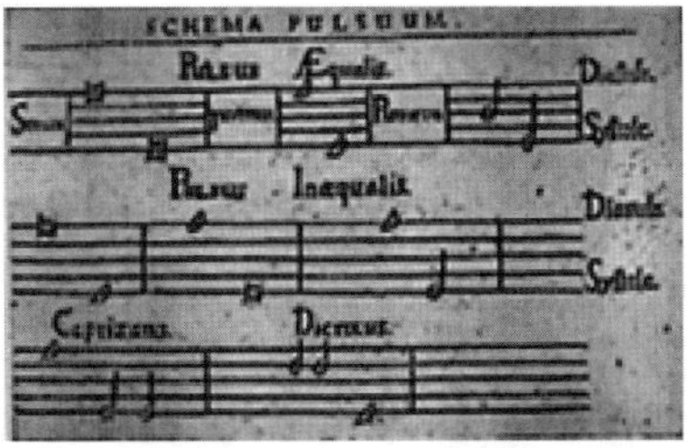

圖九：斯圖忒斯，《脈搏的藝術》（*Ars sphygmica*），東京野間科學醫學研究檔案館。

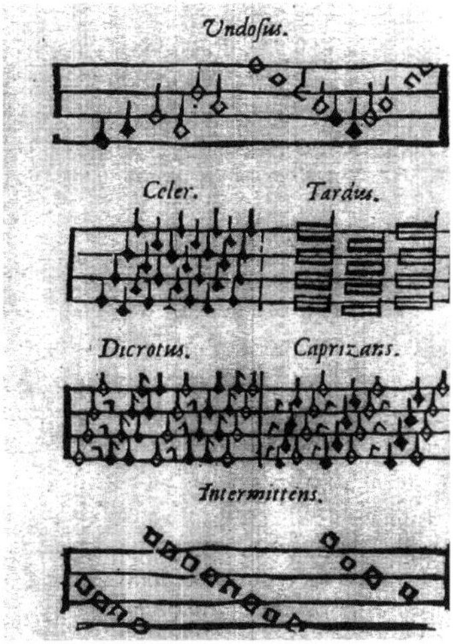

圖十：哈芬雷佛，〈單弦琴生理徵象學〉，1640年，美國國家醫學圖書館。

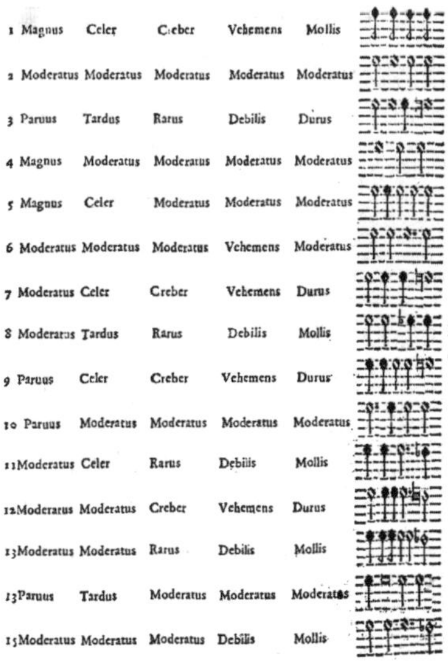

圖十一：凱胥，〈世界音樂〉，1650年，美國國家醫學圖書館。

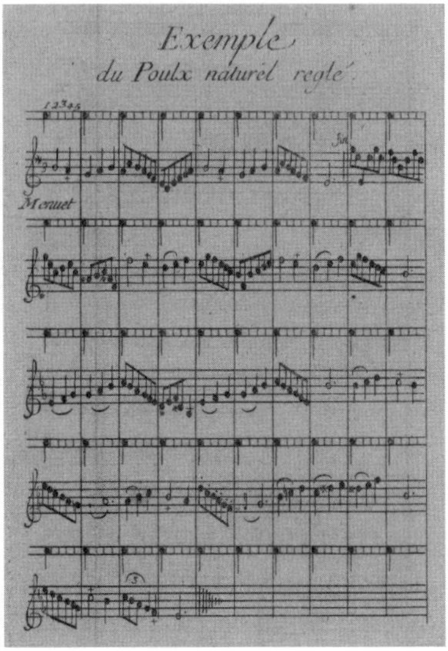

圖十二：弗蘭索．馬可，《新式簡易音符識脈法》（*Nouvelle methode facile et curieuse, pour connaitre le pouls par les notes de la musique*），1769年，美國國家醫學圖書館。

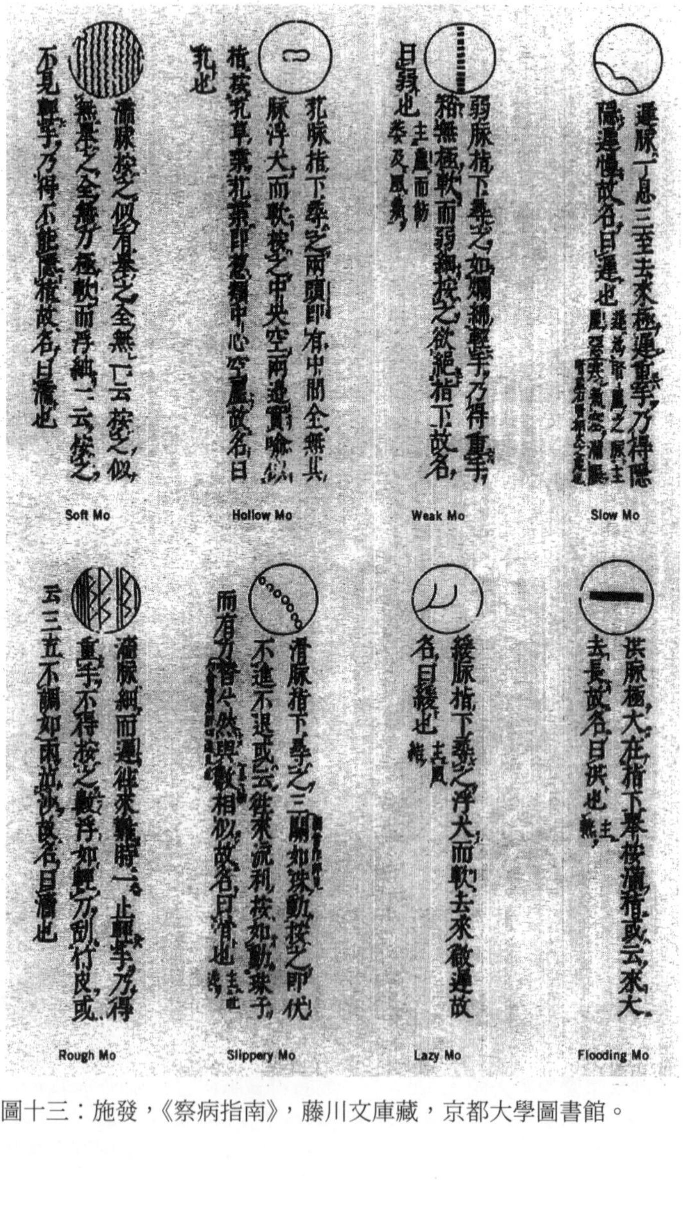

圖十三：施發，《察病指南》，藤川文庫藏，京都大學圖書館。

這種看法有其古老的淵源。蓋侖早就指出「每個脈搏都有節奏」，而且他也認爲脈搏測量家必須具有音樂背景[43]。實際上，對於節奏的重視更是早自希羅菲勒斯以及脈搏診斷之起源時期即已存在。

希羅菲勒斯將節奏定義爲動脈舒張的時間長度與收縮的時間長度之比值，而且他認爲這種徵象能夠充分反映出身體的狀況。比值會隨著人從嬰兒時期、青春期、成年到老年而改變。生命的每個階段都有其特殊的節奏：

> 新生兒的脈搏搏動極為微弱，難以辨別收縮與舒張。希羅菲勒斯表示這種搏動沒有明顯的縮張比例……在小孩身上最早能夠察覺到的脈搏節奏很急切；其舒張與收縮都很短促，因此感覺起來是兩拍的（dichronos；也就是抑抑格的）。年紀較大的孩子的脈搏則像是他們（文法學家）所謂「trochee」：共三拍；舒張兩拍，收縮一拍。成人的脈搏則舒張與收縮長度相等；與所謂的「spondee」相似：由四拍長拍組成……中老年人的脈搏則有三拍：收縮較長，占兩拍，舒張則只有一拍（也就是抑揚格）[44]。

換句話說，我們說話的音節和脈搏的節奏——生命的語言——有其共通之處。兩者都有抑揚格、揚揚格、揚抑格等不同節奏的分別。兩者基本上都具有音樂性。

反對者抨擊希羅菲勒斯這種說法是捨實際的醫學而就不切實際的空想——後來的脈搏音樂論者也常遭到這種指控[45]。不過音樂與醫學之緊密結合有部分原因是源於一種靈魂的理論。據說畢達哥拉斯學派學者的研究包含了音樂療法（melotherapy）[46]。正如利普曼（Edward Lippman）所言，柏拉圖認為音樂的規則「只是德性模仿的另一個面向，就像『三部分靈魂』（tripartite soul）的和諧性即是德性的基本面向之一」[47]。這就是和諧的音樂之所以能夠使人感覺平靜的原因之一。柏拉圖在《菲勒布斯篇》（*Philebus*）一書中指出，若能完全理解和聲、節奏、數字、身體之間的關連，即是達到完美之境：

不過，你一旦懂得哪些音是高是低、其數目、間歇的本質、其限度或比例，以及其所構成的系統，也就是前人所發現並命名為和聲的系統；還有與其相符的人體運動當中的情感，若以數字衡量時則應稱為節奏與韻律；前人並且告訴我們這項原則適用於所有單一與眾多的事物上——我親愛的朋友，你如果懂得這一切，你就完美無瑕了；而只要你對其他學問也有類似的了解，則你也必然精通那門學問[48]。

利普曼的翻譯雖然表達了柏拉圖對於音樂的重視，以及他認爲音樂所具有的多方面的重要性，不過某些重要細節的翻譯卻不夠清楚。他翻譯成「這項原則適用於所有單一與衆多的事物身上」的這句話，哈克佛斯（R. Hackforth）較爲適切地翻譯爲：「這是處理單一與衆多問題的正確方式。」[49]這段文字眞正的主題並非音樂本身，而是關於形式（form）理論的哲學難題——尤其這個問題：單一形式如何與多變的現象相對應？蘇格拉底在這些關於音樂的談話中，試圖要釐清先前關於一種神的贈禮的說法。這種贈禮經由以下這句格言而流傳下來：「所有由單一與衆多所組成的事物，其本質必結合了有限與無限。」[50]

這個世界同時呈現了無法簡化的多樣性以及自然間潛在的統合性。舉例而言：嘴巴所發出的聲音有無止境的不同變化，但字母卻是固定不變的。蘇格拉底在舉過了這個語言的例子之後，才提出上述關於音樂的論述。

音樂有什麼用途？哈克佛斯的翻譯再一次補充了利普曼的譯文不足之處。利普曼所譯的「人體運動」（en tais kinēsesin tou sōmatos）一詞未能說明這些運動與音樂之間有何關連。若將這段話與柏拉圖的書中其他討論音樂的章節相比較，則會發現哈克佛斯的翻譯比較正確：「演出者的身體運動。」這裡所談的就是舞蹈。

柏拉圖時常將和聲與節奏相提並論。前者可描述歌聲，後者則可描述舞蹈動作[51]。這點反映出了希臘音樂的一項主要特徵，利普曼對此特徵也有所強調。這項特徵就是「詩、旋律與舞蹈的組合……是最理想，也是最主要的音樂型態」[52]。音樂不只涵蓋旋律與和聲理論，並且包含了舞蹈與詩歌，以及節奏的理論。

但節奏是什麼？這是利普曼與哈克佛斯兩人翻譯當中的最後一項差異。在利普曼的翻譯中，動作的特徵爲「節奏與韻律」；但哈克佛斯則出人意料地譯爲「姿態與韻律」。他將「rhythmos」譯爲「姿態」。

「rhythmos」一詞最早出現在希臘文學中，是在早期輓歌詩人的作品裡，那時這個詞的意思似乎是「性格」[53]。到了第五世紀，我們發現有些作者將其作爲「形狀」或「形式」的意思使用。因此希羅多德在提到希臘人對於腓尼基字母所做的改變時，指出希臘人「改變了字母的『rhythmos』」[54]。而原素論者德謨克利特（Democritus）與魯錫普斯（Leucippus）亦認爲「rhythmos」是可見現象的三項導因之一。亞里斯多德在探討原素論時表示：「節奏就是形式」（rhythmos schēma estin）[55]。

我們閱讀後代作者的作品時，必須奠基於這個背景上。例如，西西里的狄奧多羅斯（Diodorus）提到「埃及古老雕像的『rhythmos』」，拉爾修（Diogenes Laertius）則指出來自里吉昂（Rhegion）的雕塑家畢達哥拉斯（Pythagoras）「似乎是第一個注重『rhythmos』與『symmetria』（對稱）的人」[56]。在西元前第四世紀之前，這個詞似乎對於欣賞雕像與分析音樂具有同等的重要性[57]。

但假如節奏就是形式，它又如何與運動以及音樂結合在一起呢？彼得生（Eugen Petersen）一九一七年的經典分析指出，主要的溝通橋梁即是舞蹈。波里特（J.J. Pollitt）總括彼得生的見解爲：

> 「rhythmoi」原意為人體在舞蹈當中所必須擺出的「姿勢」，換言之，就是身體所呈現出的模樣，或謂「schemata」。在舞蹈中，有些明顯的模樣或姿勢，例如把腳舉起或放下，舞者會自然地加以重複，而造成舞蹈中的間歇。由於音樂及歌唱和舞蹈是同步的，因此舞者的動作中重複出現的姿勢也就對應於音樂當中明顯的間歇；舞者的「rhythmoi」於是成為了音樂的「rhythmoi」。這就解釋了為何音樂與詩的基本組成單位都稱為「pous」——「音步」（柏拉圖，《理想國》），或是「basis」

——「音級」（亞里斯多德，《形上學》）；以及為何音步當中的基本要素稱為「arsis」——「提起、向上一級」，與「thesis」——「放下、往下一級」[58]。

一場戲劇化的表演會呈現出一連串變化多端的旋律、文字，以及動作。「rhythmoi」是舞蹈的固定模樣與姿勢，它賦予了舞蹈中一切要素可見而清晰的架構。

耶格（Werner Jaeger）也有類似的結論：

> 那麼，節奏就是約束動作以及限制事物變動的東西……顯然希臘人提到建築或雕像的節奏時，並非一種借用音樂術語的比喻說法；希臘人在音樂與舞蹈中所發現的節奏，其基本概念並非「流動」，而是「間歇」，一種對於動作的穩定限制[59]。

換句話說，節奏的概念反映出一種動力，要在固定不變的形式中尋求（並且實際上看見）變動的意義。耶格的說法呼應了哈克佛斯對「rhythmoi」的翻譯，也解釋了蘇格拉底爲何以舞蹈節奏作爲單一與衆多——亦即「有限與無限的結合」——的例子[60]。正如同現象界無盡的不同與變化背後有一固定而永恆的形式，代表姿勢的「rhythmoi」也訂定並限制了舞蹈的動作。

因此節奏也被用來定義脈搏的基本要素。舒張與收縮對應於「arsis」與「thesis」——腳步的舉起與放下。蓋侖寫道：

> 希羅菲勒斯曾經論述過收縮與舒張的間隔時間，並將其比例簡化為隨年齡不同而有所變化的節奏。如同音樂家在固定的時間長度中依照音符間「升」（arsis）、「降」（thesis）的比較而決定音符的長短，希羅菲勒斯則以舒張為「升」、收縮為「降」，而用相同的方式檢驗剛出生的嬰兒。他將嬰兒動脈舒張的時間假設為一種如同原子般的最小時間單位，並且以同樣的時間單位測量動脈的收縮，但他卻未針對舒張與收縮之間的間歇加以定義[61]。

最後一句話提到間歇的地方值得我們特別注意。蓋侖認爲希羅菲勒斯的脈搏理論中唯一的缺點，就是未能指出從舒張到收縮以及從收縮到舒張之間的間歇[62]。蓋侖堅持道，舒張與收縮的比例只代表了一次搏動中所含有意義的一部分；這兩種運動的時間長度，以及區隔它們的兩次間歇的時間長度之間的比例，也具有同等的重要性[63]。他認爲在後希羅菲勒斯脈搏理論的時代，主要成就之一就是對於間歇有了眞正的認知。

音樂理論家亞里士多塞諾斯認爲：「運動與間歇的交替，組成了節奏。間歇就是音節、音符、或是舞蹈的姿勢；運動則是這些要素轉變到其他要素的必要條件。這些變化是瞬間發生的。」[64]

因此，節奏的中心概念便是間歇。間歇是具有重要意義的靜止狀態；運動只不過是過渡階段而已。醫生在分析脈搏的時候給予了運動較多的意義，他們在動脈的舒張與收縮中發覺到獨特而重要的功能。但亞里士多塞諾斯的評論說明了蓋侖對於間歇的重視——但後來脈波計的測量卻顯示間歇並不存在。如同靜止的姿勢表達了舞蹈的意義，又如米隆（Myron，西元前五世紀的希臘雕刻家，住在雅典，從事青銅雕刻，以《擲鐵餅者》聞名於世）的雕像，以極具動態的姿勢捕捉了運動員投擲鐵餅那瞬間爆發力的本質（圖十四），動脈的舒張與收縮所代表的意義也只有透過間歇才能爲我們所了解。

先前對於脈搏的音樂性詮釋的論述，均指出此一概念的出現是基於以下這種信念：靈魂是一種和諧的狀態，而健康則是適當調整的結果[65]。不過，這種說法忽略了音樂與脈搏理論的共通處在於節奏而非和聲，並且模糊了節奏作爲形式的原始意涵當中所透露出的重要意

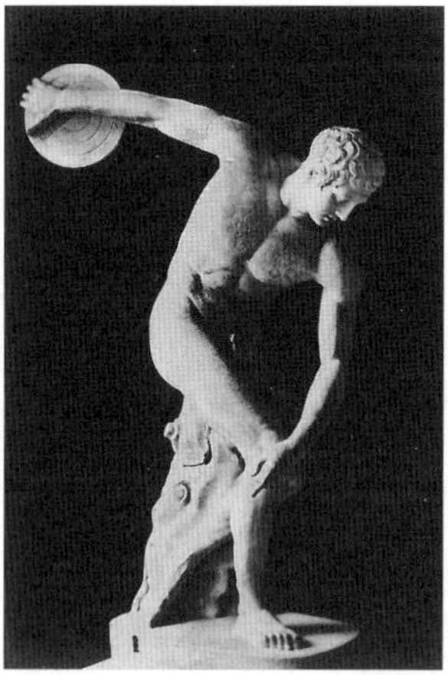

圖十四：米隆，《擲鐵餅者》（Discobolus）。米隆原作的複製品，梵蒂岡博物館。

義。

脈搏診斷裡的節奏之所以值得我們研究，是因爲其分析具有悠久豐富的歷史，從遠古到現代的心電圖儀都占有一席之地；另外一個原因，是因爲由舒張與收縮的比例——動脈的舒張與收縮之間的平衡——所構成的節奏突顯了脈搏的本質。不過我花這麼多篇幅討論它，還有另外一個原因：節奏的概念反映出人類思考中的某種慣性。從雕塑、音樂、醫學所共有的「rhythmoi」當中，我們看到了一種不斷反覆的詮釋方式，持續地想從本身不會變動的要素中，探求具有表現性之變化的意義——例如語言、脈搏、或舞蹈所傳達的訊息。或是觀念，或是數字。或是靜態的形象。

中國的醫生並沒有類似於節奏的概念，最

顯著的原因是由於脈不同於脈搏，不具有收縮與舒張。不過這項對於詮釋對象以及意義來源之概念的差異，也可能與另一種更爲廣泛且基本的差異無法分割——亦卽對於事物意義理解方式的不同。

辭氣——文字的精神

王叔和的《脈經》開宗明義卽列出脈之學的基本詞彙——脈的二十四種主要變化。

浮脈舉之有餘，按之不足。芤脈浮大而軟，按之中央空，兩邊實。洪脈極大在指下。滑脈往來前卻流利，展轉，替替然，與數相似。數脈去來促急。促脈來去數時一止復來。弦脈舉之無有，按之如弓弦狀。緊脈數如切繩狀。沉脈舉之不足，按之有餘。伏脈極重，指按之著骨乃得。革脈有似沉伏，實大而長微弦。實脈大而長微強，按之隱指愊愊然。微脈極細而軟，或欲絕，若有若無。澀脈細而遲，往來難且散，或一止復來。細脈小大於微常有但細耳。軟脈極軟而浮細。弱脈極軟而沉細，按之欲絕指下。虛脈遲大而軟，按之不足，隱指豁豁然空。散脈大而散，散者氣實血虛，有表無裡。緩脈去來亦遲，小駛於遲。遲脈呼吸三至，去來極遲。結脈往來緩，時一止復來。代脈來數中止，不能自還。動脈見於關上，無頭尾，大如豆，厥厥然動搖[66]。

這就是中國切診之術的世界——一大群稠密、交錯、相互關連、互相滲透的感受。微脈「極細而軟」；弱脈「極軟而沉細」；細脈「小大於微」；軟脈「極軟而浮細」。這些特質於是定義了各脈本身以及其他的脈，彼此間緊密相連，感受上的差異極端細微，僅以其微弱度與柔軟度中微乎其微的變化彼此區分。這裡沒有空間、速度、節奏、頻率——空間、時間，以及數目上的幾何邏輯——之類的明確分類。數脈相對於滑脈，澀脈相對於結脈[67]。這種意義具有流動變異性質的文字，與歐洲醫生認爲一門可靠的科學所必須具有的條件，恰爲相對的兩極。

「浮」、「芤」、「緊」、「弦」這類的說法伴隨著什麼樣的想法呢？醫生教導弟子說：「洪脈極大在指下」時會用什麼樣的手勢呢？我們可以說：他陳述了一項事實。但這是不夠的。「我沒有錢」也陳述了一項事實，但隨著語調或當時情況的不同，這句話也可以是開玩笑或是一種指控，或是求人施捨，或是要求借款。文字有數不盡的用法，相同的詞句在不同的情境下以不同的語調說出，可能會使人害怕，也可能引人發噱。因此，問題仍然存在：「洪脈極大在指下」是什麼意思？我們應該如何理解脈的傳統論述？

我們可以假設大師講述「洪脈極大在指下」這句話是爲了回答：「何謂洪脈？」這個問題。如此解讀之下，「極大在指下」便像是一個定義、一項事實的陳述。但有一點則例外：這項定義訴諸於洪脈與手指間的關連，藉由描述手指的感受來定義洪脈的特性。

我們先前討論過，希臘的脈搏理論試圖嚴格區分脈搏現象本身的定義與其感受，也就是區分事實與觀感。蓋侖在他探討脈搏學的四部核心著作中的第一部——《論脈搏間的差異》（*Peri diaphoras sphygmōn*）——致力於客觀定義每種脈搏現象本身的特質，而不受其觸感的影響。然後，他在另外一部著作——《論脈搏的辨識》（*Peri diagnōseōs sphygmōn*）——中概述了如何在感受上區分這些脈搏現象。

相較之下，王叔和描述脈所使用的詞語，例如浮與沉、芤與伏、實與弱，使得脈象與切診技巧密不可分。把手指輕輕放在皮膚上，則可感受到脈的運動；但若用力按壓，則感受不到：這便是浮脈。輕觸時感覺不到，用力按壓則可察覺得到：這便是沉脈。感覺起來浮大而軟，但按壓時則感到中央空而兩邊實：這便是芤脈。每條脈受到手指不同的觸摸方式會有不同的反應，醫生卽是藉由其不同反應來加以區分。

「舉之有餘，按之不足。」這句話讀起來比較像是針對「浮脈要如何察知？」這個問題的回答，而非針對「何謂浮脈？」。不過，對於中國人而言，脈的觸感與其本質密不可分。要懂得何謂浮、沉、芤、伏、實、弱，便得知道它們摸起來是什麼感覺。「什麼」與「如何」這兩種問題是不可區分的。

這種想法並非醫學所獨有。看看《論語》中這段關於孝道的對話：

> 孟懿子問孝。子曰：「無違。」樊遲御，子告之曰：「孟孫問孝於我，我對曰：『無違。』」樊遲曰：「何謂也？」子曰：「生，事之以禮；死，葬之以禮，祭之以禮。」
>
> 孟武伯問孝。子曰：「父母唯其疾之憂。」
>
> 子游問孝。子曰：「今之孝者，是謂能養。至於犬馬，皆能有養。不敬，何以別乎？」[68]

陳榮捷（編按：Wing-Tsit Chan，一九六三年《論語》譯者）將「問」這個動詞譯為「ask about」（詢問）。這個翻譯本身非常適切，但這個詞句在英文當中看起來則有點奇怪。在英文裡，人們會「ask about」朋友的健康情形，或者「ask about」下雨機率，但通常不會「ask about」某種概念。若眞的要問，也會用較爲具體的問題，例如「孝道與社會責任有何共通之處？」或是「你覺得約翰對於孝道的定義如何？」或是較爲簡單的：「何謂孝道？」

我們從孔子的回答可知以上這些問題都不全然是「問」一詞的意思。如同先前對於各種脈象的定義，我們在這裡所看到的也似乎是一種對於方法的詢問——像是「人應該如何行孝？」對於孔子的回答：「無違」，樊遲提出了有如蘇格拉底般的詰問：「何謂也？」此時孔子也僅是提出了更多合宜的孝行。像是「事之以禮」、「唯其疾之憂」、「葬之以禮」等。似乎「問孝」即是問道：「何謂孝順？」以及「人應該如何行孝？」

孔子對於同一個問題給予不同答案也許是爲了因材施教，但同時似乎也反映出了以下這項假設：學習文字和學習其他各種技術一樣，都必須精通各種姿態與動作。舉例而言，我們如果想學射箭，教練可能會先建議：「眼睛注視目標。」別的時候則可能再建議：「祕訣在於把頭保持水平。」然後可能又說：「要學射箭先得學會全然放鬆。」不過這些指示不論單一或綜合來看，都無法代表射箭的全部。一位眞正的弓箭手不但必須懂得這一切，還必須懂得其他更多的東西。

要了解脈也是一樣。王叔和的弟子無法像年輕的希臘醫生要求蓋侖提出明確定義那般地問道：「何謂浮脈？」因爲中國的這些詞彙並非指向動脈的客觀狀態——例如其舒張的直徑，或是收縮的速度。學習浮脈就如同學習孝道。這就是爲什麼脈之學所使用的詞彙並未遭到懷疑或爭論，而是不斷受到重新定義——以明喻或隱喻，也就是後來歐洲醫生覺得太過火的那些充滿想像力的詮釋方式。

王叔和如此描述浮脈：「舉之有餘，按之不足。」在他之後的醫生又提出其他更生動的描述方式。李杲謂之：「如空中之浮雲。」李中梓則稱之：「泛泛在上，如水漂木。」李時珍更是加以潤飾道：「如微風，吹鳥背上毛，厭厭聶聶。如循榆莢，如水漂木，如捻蔥葉。」[69]

這種描述方式可回溯至古籍。《素問》寫道：「平肺脈來，厭厭聶聶，如落榆莢。」肺如有疾，則脈「不上不下，如循雞羽」。若肺功能喪失，病患瀕臨垂死邊緣，則脈「如風吹毛」。肝若健康，則脈「耎弱招招，如揭長竿末梢」。但肝一旦染上疾病，則脈感覺起來「盈實而滑，如循長竿」。若是到了致命的階段，則脈「急益勁，如新張弓弦」[70]。

這與蓋侖對於實際具體的語彙之理想完全相反。這種描述法以意象令人產生聯想，而並不直接講述動脈的狀態或運動；這種描述法全然針對脈搏可能帶給觀察者的印象，而並未著力於揭露其潛藏的眞相。就好像脈並沒有實體的存在一般。

脈的圖解也有類似的模糊性。傅羅耶困惑之餘，表示：「中國的脈搏圖是全然的象形文字，我們目前仍無法理解。」傅羅耶認爲這些圖畫的內臟圖和一般圖畫中的男女一樣，都缺乏「精確性；他們覺得稍微相近就夠了」[71]。施發《察病指南》裡的插圖就是中國傳統上描繪脈象的典型代表（圖十三）。插圖裡的大圓圈代表的是血管嗎？可能是，也可能不是。但這根本不重要。這些圖形並沒有運動的感覺，大小相同，也沒有顯示出不同脈之間的差別。每個圖形的意義完全存在於圓圈裡的圖案。

讀者應如何理解這些小圈圈、黑點、直線，以及彎彎曲曲的曲線呢？施發並沒有說明。不過這些圖顯然不是要讓人家當藍圖看的，藍圖的每個標記都是細節的忠實呈現；這些圖所要傳達的訊息顯然仰賴於其整體印象、總體的效果。其他典籍則又以不同的圖案描繪同樣的脈象（圖十五、十六、十七）。觀看其形狀是了解脈象的一部分。除此之外，沒有更精確、更基本、更眞實的方法了。

我們從第一章得知，從驚惶的馬身上暴突的血管可以看得到脈，另在人體關節的皮膚表面也可以看到脈的出入。我們在接下來的幾章裡，將看到中國的醫生事實上會從脈放血，而且漢代的解剖家甚至還把竹籤插入脈以觀察其運行及測量其長度。換句話說，脈不一定就缺乏實體的存在。不過，醫生觸摸脈以斷定病患過去、現在，以及未來的狀況時，與他們在解剖或放血時對待脈的方式大爲不同。醫生切診時會使用不同的技巧，因爲此時他們所感興趣

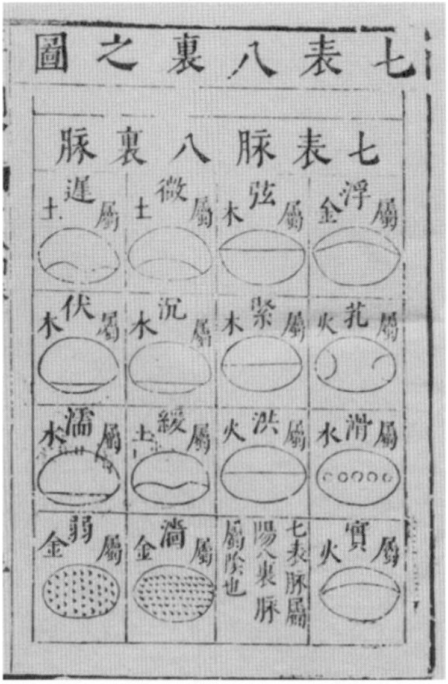

圖十五：《脈訣》，上海醫科大學。

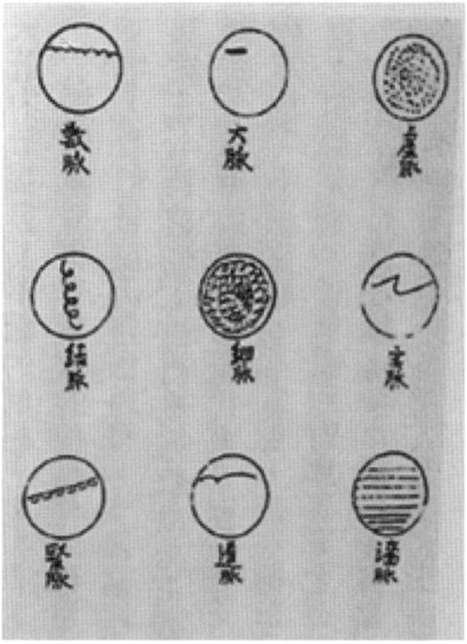

圖十六：阪淨運，《續添鴻寶祕要抄》，藤川文庫，京都大學圖書館。

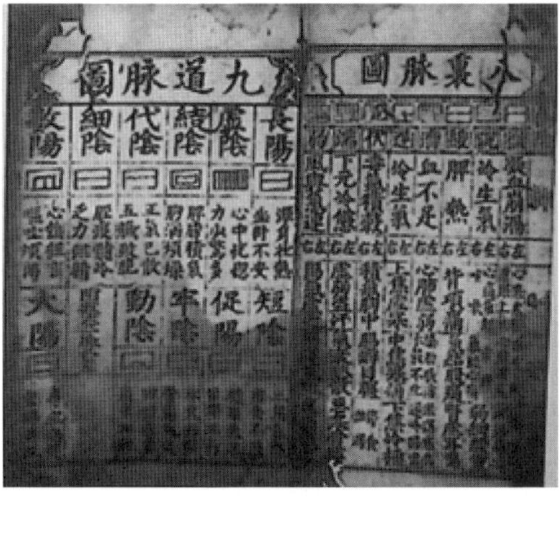

圖十七：《脈經從黃》，上海圖書館。

的並非距離、運行路線、或是切割點，而是其他東西。

> 氣血盛則脈盛，氣血衰則脈衰，氣血熱則脈數，氣血寒則脈遲，氣血微則脈弱，氣血平則脈緩[72]。

切脈卽是觸摸脈，不過在華佗（一四一～二〇八）的傳統原則中，脈是「氣與血的體現」（「脈者，氣血之先也」）。醫生之所以重視脈，便是因爲其對於氣血變化的極端敏感性（「先」一字不但是「體現」之意，也帶有「首先」、「先前」、「早期」的意思）。不過有時醫生則僅著眼於氣。《素問》裡如此提到：

> 長則氣治，短則氣病，數則煩心，大則病進；上盛則氣高，下盛則氣脹，代則氣衰，細則氣少[73]。

這些變化會帶來什麼後果？氣的寒、熱、衰、平、何時高、何時脹，有什麼重要性？華佗書中那段文字接著寫道：「長人脈長，短人脈短，性急則脈急，性緩則脈緩。」脈所反映出來的不僅是血氣變化，而且包含人的本質。也就是說，知道血氣便可了解這個人。

文獻典籍中最早提到氣以及血氣者爲《論語》。「孔子曰：君子有三戒：少之時，血氣未定，戒之在色；及其壯也，血氣方剛，戒之在鬥；及其老也，血氣既衰，戒之在得。」[74]因此，從一開始，血與氣就與人的中心特質息息相關。孔子視血氣爲一種原始的潛在力量，迫使人遠離美德。血氣的變化主宰了色欲、好鬥與貪得之間的轉變。

我們可以將孔子的警言視爲一種粗略的心理生理學，一種對於荷爾蒙影響力的原始看法——我們必須記住，血氣並非經由化學分析而得知，其中心概念在於個人經驗。《內經》裡提到人憤怒時氣會上升，恐懼時氣會下降，哀愁時氣則會流失，其所著重者並非在於客觀地分析情緒，而在於主觀地描述個人在體內所感覺到的感受。生氣時，會感到一種突然的膨脹；悲傷時，則會感到活力流失。這種日常的個人感受使得關於生命力的傳統論述極爲吸引人。「氣」的確定性在於人們對於身體的了解，因爲人本身就是身體[75]。

但在同時——這點必須加以強調——「氣」的經驗並非全然是內在的。「氣」是經由主觀感受到的，但從外在也可觀察得到。醫生以手指察知，藉由脈感知其漲落。在那之前，孔子便已討論到人的性格與說話方式之間的關連——自我和言語之間的關連。孔子說：「君子所貴乎道者三」，而其中之一爲「出辭氣，斯遠鄙倍矣」[76]。他從「辭氣」——語言的「氣」

——中聽出了一個人內心的心理狀態。

儒家思想家孟子（西元前三七一～二八九）自認有兩項長才。第一項是善於透過道德修養以培養自身之「浩然之氣」；另一項則是擁有「知言」的天分。此話出自於哲學家的口中，會使我們以爲「知言」是一種分析詞彙的天分。不過，孟子所指的卻是一種不同的技巧：「淫辭知其所陷，邪辭知其所離，遁辭知其所窮。」[77]

因此，「知言」指的便是：能夠從一個人所說的話了解這個人所擁有的特質——能夠聽出言語中所透露出的態度與性格。正如同施發的脈圖中的小圈圈及曲線不可個別分開來看，孟子對於文字也並非個別分析，並非將其當成代表個別觀念的符號。相反的，他聆聽言語整體的音調起伏，而判別說話者是個陰險的陰謀家或是個處於絕望之中的人。

當然，我們在許多情況下也會採用這種聆聽方式。我們知道一個人所講的話和他內心所眞正想要表達的可能沒有關係——例如談論天氣的變化，或是雞蛋的價格。我們可以從他的語氣中聽出他想要和解的願望，或是想要傷人的意圖。事實上，我們常常因爲無法不以這種方式聆聽而導致爭吵。一個人從別人的閒聊中聽出隱含於其中的侮辱之意，而猜疑不悅地回道：「這話是什麼意思？」一位憤怒的母親喝斥道：「別用這種口氣跟我講話！」因爲她從兒子說「好啦，媽！」的語氣中聽出了不情願而非順從的態度。每個人都能夠說出別人要他說的話，但眞正的重點——由聽者不悅、感動、或平息怒氣等各種反應來判斷——在於這些話是用什麼語氣說出來的。

我們如何從話語中聽出殘忍、慈愛、或是虛僞做作等各種語氣，是個不解之謎。有時候我們也很遲鈍。這時朋友可能會生氣地抱怨道：「你根本沒在聽！」我們對於所想要聽到的東西可能早已事先認定，也可能存有偏見。每個人的敏銳度是不同的。有些人——例如孟子——或許能夠聽出說話者本身也並未察覺的含義；有些人卻可能什麼都聽不出來。而且，就算我們聽出了其中的含義，我們也通常說不出來究竟我們聽到的是什麼。我們究竟是從他的用詞、語調、還是聲音高低聽出了他話中隱含的意義？如果我們把那段話中最具寓意的字詞拿來個別檢驗，通常也不會發現有任何特殊之處。

不過這件事卻也可能非常簡單。也許我們聽到恐懼或和善就和我們聽到貓叫或別人黑暗中吹口哨一樣的直接而自然。關鍵可能就在於我們以爲聽到了弦外之音——舉例而言，在瞬間以某種神祕的詮釋方式把個別的字詞轉變爲對於內在狀況的推論——而其實沒有那麼一回事。一個人說了些憤怒的話語，於是我們便聽到憤怒的話語。

當然，我們也並非總是以這種方式聆聽。在某些情況下，例如聽取公告時，我們根本不會注意說話的人，而只專心聆聽所宣布的訊息。又或者，某種哲理推究促使我們抽象地思索個別的詞彙，將其當作概念的基臺。我們以不同的方式聆聽，因爲人們以不同的方式使用語言。

說話方式有一部分會受到內容的影響。我們一旦了解各種主題的不同本質之後，就能夠了解脈搏測量與切診所使用的詞彙爲何會相差這麼多了：分析搏動的動脈所使用的標準，當然不可能和描述血氣所使用的標準相同。計算脈搏的節奏和感覺脈的滑澀有著天壤之別。

而文字的使用方式會有所不同，也是順理成章的。脈搏的論述者要求明確而直接的敍述，揚棄比喻的方式，主要原因之一是因爲他們以管狀動脈這一明確淸晰的形象來設想脈搏，也因爲他們將其視爲一種概念，一種存在於腦海之中的幾何形體。而脈則具有流動性質，但沒有明確的輪廓。

脈的流動有時平滑，有時粗澀；有時浮於表面，稍受按壓即消散不見，有時則需深深下壓才能感到其流動。這些脈象的定義並不會比其名稱——滑、澀、浮、沉——更爲精確。這種具有流動性的特質若要以圖形來顯示，只能以彎彎曲曲的線條和拱形排列的小圈圈加以代表。在言語上要說明浮脈，則必須以天上浮雲、榆莢飄落、風吹鳥毛等意象加以比喻。

不過，追根究柢，人們以何種方式說話其實並不僅僅與說話內容有關。沒錯，脈與脈搏的論述之所以存在極大的差異，部分原因是因爲脈與脈搏是極爲不同的現象。然而孟子對於知言的說法，以及脈搏測量者爲了追求明確敘述而進行的討論，讓我們注意到說話方式與聆聽方式也同樣密不可分。我們以某種方式說話，而期待別人也會以某種特定方式聆聽我們的話語；反過來說，我們聆聽的方式，也取決於我們假設對方以何種方式傳達意義，以及我們對於何謂意義的概念。

這種相互依賴性之所以對觸診知識的歷史演變特別重要，其原因如下：假如說與聽密不可分，則聽與摸也一樣不可區分。正如孔子與孟子都極爲注重辭氣，醫生在醫學診斷上也特別重視脈中氣的流動。脈若是血氣的體現，滑壽則進一步指出：「氣血者，人之神也。」 78
在日常的用語中，「神」最常用來指稱神祇，但在醫學術語中，這個字則用來指涉屍體與活人之間那不可言喻卻又顯而易見的差異——也就是人的靈魂，生命的本質。換句話說，切診所運用的觸摸方式，就像是我們聽到一個朋友說「我不管了」一樣，我們從她的語調可聽出哀怨的悔恨之意；也就是說，我們並不只是聆聽個別字詞的意思，而是聽到話語背後隱含的心情。

概括而言，我的論點就是，要理解人體概念的歷史演變，就必須與溝通概念的歷史發展相對照。希臘與中國的醫生觸摸病患身體的時候，影響他們的不但有動脈與脈的不同思想體系，以及對於身體構造的不同看法，另外也有對於人類表達能力本質的不同假設。在兩種不同文化傳統下的醫生，爲了增進對人的了解，所使用的觸診方式通常與聆聽方式相同。

脈搏測量和切診之所以出現，是因爲我們相信人類表達自己的方式不只是透過話語，不只是透過一種耳朵聽得見的語言，而是也能夠透過一種只有觸摸才能感覺得到的方式。就像希臘人將脈搏的節奏性跳動類比於字詞的音節，醫生有時候會在這兩種表達方式中找出明確的對應之處。不過，大部分的時候，他們會直接認爲，身體以搏動傳達訊息的方式，與人們透過說話表達意義的方式之間的相似性，是理所當然的。

譯註

一、這句話的原文爲"That son is the apple of her eye."，原意應爲「她極爲鍾愛那個兒子。」但爲遷就作者對於「蘋果」一詞的討論，而做權宜之譯。

二、「澀」脈、砂紙表面的「粗糙」、一天過得「倒楣不順」等詞語，原文皆以「rough」一詞表示，此處爲求前後一致，故以「粗澀」一詞代替「粗糙」及「倒楣」。

第二部

觀察的方式

三、肌肉與自我認知

「你爲什麼看不出來？」

在爭吵時，這樣的一句抱怨當中通常攙雜了不解與憤怒。不解是因爲說話者認爲這件事再清楚不過了，怎麼可能有人看不出來？憤怒則是因爲，既然事情這麼明顯，那麼對方會看不出來，若非故意裝傻，就是過於頑固。雖然我們表面上都同意觀點會因人而異，但由於自己的觀點通常看起來極爲明確，以至於我們忘卻這只是個觀點，而以爲是事物的實際狀況。

這是種強烈的錯覺。

比較維薩里的解剖學當中所描繪的人體肌肉圖，以及完全沒有肌肉的針灸人像，我們不禁會發現一種奇異的盲目狀態。觀察入微的中國醫生令人費解地忽視了人體中最顯著的一項特質。不過，綜觀人類歷史，我們發現希臘人對於肌肉的注意才是特例。對於個別肌肉的注重，甚至是肌肉——不同於肉與肌腱——這個概念本身，都是屬於古希臘醫學所獨有的。世界其他地區則和中國一樣，都對肌肉「一無所知」。

因此，眞正的問題在於觀察方式，而非盲目與否。納悶中國人爲何忽略了肌肉並沒有意義，因爲其他民族都是如此。當然，我們能夠、也應該去探尋究竟中國的醫生看到了什麼；不過那將在第四章加以討論。我現在要探討的對象是歐洲具有肌肉的身體——這種視肌肉爲自然且顯而易見的獨特觀點是如何出現的？

第一章與第二章探究了相同的姿勢所獲得的感受可能有天壤之別；該兩個章節探討了不同的觸摸方式。這一章以及下一章則要闡明不同的觀察方式。

肌肉與藝術

現代人對於人體肌肉的看法大都源自於西方藝術傳統。我們之所以對於中國人「忽略」肌肉的情形感到驚訝，大部分的原因在於我們受到一種描繪人體的傳統所影響，這種傳統起自西元前五世紀，包含帕德嫩（Parthenon）神廟之牆面浮雕（圖十八）以及波萊沃洛（Antonio Pollaiuolo，一四三二～一四九八）的《裸體鬥士》（The Battle of the Ten Naked Men）（圖十九），並繼續往後延伸。由於這種傳統的影響，我們已習於視肌肉爲一種顯著的身體結構，一眼就可看到。

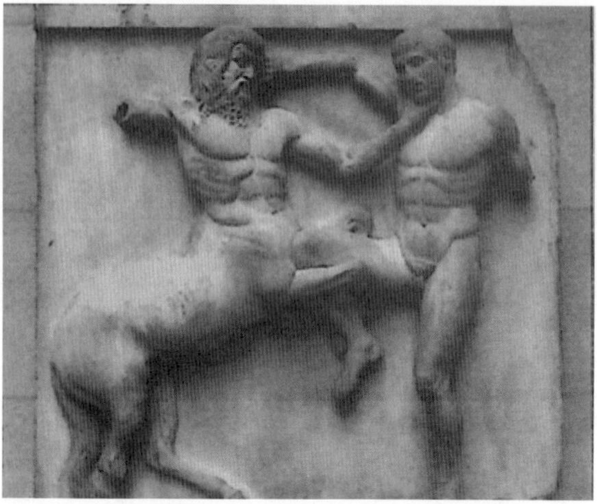

圖十八：帕德嫩神廟之牆面浮雕，大英博物館。

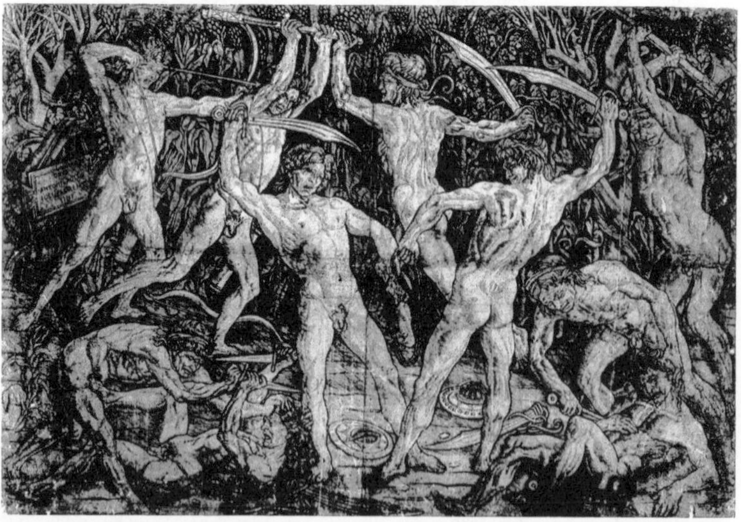

圖十九：波萊沃洛的《裸體鬥士》，大都會藝術博物館藏，購自約瑟夫．普立茲遺贈基金，1917 年。

事實上，這是種錯覺——只要到夏天的海灘上一看就可明了：大部分人身上的肌肉，在大部分情況下，都不易看得出來。楊伯特（Charles-Antoine Jombert）在他一七五五年的繪圖教科書中指出：「初學者從裸體模特兒身上幾乎看不出肌肉的存在。」要看得見肌肉必須經過訓練。

楊伯特認爲，要擁有藝術家的眼光，學生必須要學習解剖學——「以便了解骨骼與肌肉的所在之處。」[1]受過訓練的人能夠看到初學者所看不到的東西，因爲懂得解剖學的人知道要看什麼東西。我們必須記住這一點：在浮雕、繪畫、及雕刻中所明確描繪出來的肌肉，不但反映了由外對於身體的觀察，也反映了由內對於隱藏在皮膚與脂肪底下之人體結構的想像。

因此，觀察常變質爲想像。達文西（Leonardo da Vinci）強調畫家必須了解人體的動作用到哪些肌肉，「並且只能夠強調這些肌肉的突起，其他的則輕輕帶過，而不能像有些畫家自以爲技藝高超而畫出糾結醜陋的人體——像是一堆堆的豆子一樣」[2]。波萊沃洛所繪之肌肉糾結的人像，就是達文西所認爲的錯誤示範。

楊伯特也覺得有必要提醒他的學生，不可「純粹因爲你知道肌肉的存在」，因而錯將「你在模特兒身上看不到的肌肉畫出來」[3]。不過他也強調：若沒有對於肌肉的基本了解，則什麼也看不到。

於是，我們觀看一個模特兒的時候，究竟其中攙雜了多少解剖學的知識，是難以得知的。學生若過度強調肌肉，顯然是對解剖學的運用走火入魔；不過增進觀看及呈現技巧的關鍵，顯然也在於擁有解剖學的知識。

阿爾貝蒂（Alberti）在這一點上的說法令人難忘：

> 要畫出生物的正確比例，首先要想像其骨骼架構，因為骨骼的大小長短是固定的。接著再把肌腱與肌肉擺在正確的位置，最後再把骨骼與肌肉以皮肉包覆起來。你可能會反駁道……畫家不需要考慮他看不見的東西。也許吧。不過，若要畫穿著衣服的人像，則你必須先畫出其裸體，然後再畫上衣服；因此，要畫裸體人像，就必須先定出骨頭和肌肉的位置，再以皮肉包覆起來。這樣才能清楚顯示出肌肉的所在[4]。

因此，畫家描繪人體時，便必須隨時注意隱藏在平滑表面下的東西，而「清楚顯示出肌肉的所在」。即使個別的肌肉難以區分，畫家仍然必須非常注意肌肉的存在。

爲什麼？我說過，我們之所以會認爲肌肉顯而易見，大部分是受到雕刻與繪畫裡誇大表現的影響。但是，這種誇大的表現，又是由什麼所促成的呢？爲何畫家這麼想要表現出肌肉的存在？

簡單的回答是：他們認爲肌肉是人不可或缺的一部分。用阿爾貝蒂的話說，一個沒有肌肉的身體，就像是一套沒有人穿的衣服。但是這個回答只會導出下一個問題：肌肉爲何這麼重要？是什麼原因使得肌肉的想像成爲人體想像中不可或缺的一部分呢？

這一點一定和解剖有關。達文西、阿爾貝蒂，以及楊伯特都明確告訴我們：要觀察活人身上的肌肉，就一定要先研究死屍的解剖結構。這大概也是中國醫生之所以沒有注意到肌肉的一個重要原因——因爲人體解剖在中國醫學裡只占了極小部分。因此，要了解西方人爲何對於肌肉如此重視，我們就必須先探討解剖學的觀察方式。

不過解剖學的觀察方式本身就是個謎。

解剖學的觀察方式之謎

充分的證據顯示，有系統的解剖首次出現在西元前四世紀亞里斯多德對於動物的研究上[5]。

據說狄奧克萊斯（Diocles）大約在同一時期寫出了第一本解剖學的論著，也是針對動物的研究，不過這部著作已經失傳了[6]。然而，大部分的醫學歷史學家卻很快跳過了這些研究著作。艾德斯坦（Ludwig Edelstein）研究古代解剖學歷史的經典著作，提出了一個到目前爲止仍無法確知答案的問題：「屍體解剖以及活體解剖都能夠在動物身上施行；這種研究在亞歷山大大帝時代之前卽已存在。但爲何到了亞歷山大大帝時代，卻突然間開始在人體上施行了呢？這是研究解剖學歷史的關鍵問題。」[7]對大多數的歷史學家而言，解剖學的「關鍵問題」就在希羅菲勒斯、埃拉西斯特拉圖斯（Erasistratus），以及亞歷山大大帝時期從動物解剖改爲人體解剖的轉變[8]。

一個讓研究者使用只在動物身上施行過的方法來研究人體的時代背景，的確值得加以探究[9]。不過這個問題的前提假設是那種方法原本就存在，並且更重要的是，進行那種研究的欲望也原本就存在。學者至今爲止所指出的各種阻礙或允許人體解剖的哲學、宗教、或文化因素，若要具有意義，就必須假設原本卽存在一種對於解剖的需求。

由相對的觀點來看，這種需求尤其令人感興趣。若要探究維薩里所繪的肌肉人像圖以及滑壽的經脈人像圖之間的差異，最重要的問題不在於爲何亞歷山大大帝時代能夠允許人體解剖，而在於爲何亞里斯多德和狄奧克萊斯等早期研究者會對於觀察動物體內這麼有興趣——

爲什麼他們會認爲任何解剖都有意義而且有需要。

由於解剖學後來變成了西方人體概念中非常基本的一環，以致解剖學的發展看起來好像是理所當然。這就是爲什麼歷史學家都專注於研究其發展上的障礙——似乎只要沒有這些障礙，求知欲就會自然而然成爲對於解剖的渴求；似乎對於觀察的興趣與好奇和對於解剖的興趣與好奇是同樣的東西。今天我們只要談到醫學上的人體，幾乎就會反射性地聯想到肌肉、神經、血管，以及解剖圖鑑裡所列出的其他所有器官。

不過，就歷史上而言，解剖學是個異端。世界上幾個主要的醫學傳統，如埃及、印度，以及中國，在數千年的發展中都不曾特別重視屍體的檢驗。而在這一點上，就連一般咸認爲西方醫學源頭的《希波克拉底文集》，對解剖也沒有表現出太大興趣[10]。

而我們又有什麼理由不這麼認爲呢？了解人體可以有各種各樣的方式。舉例而言，我們可以觀察人體在特定狀況下食用不同食物後的反應。我們也可以透過環境的影響去了解人體，觀察人體受到空氣、水、地點等各種影響之後的狀況。另外還有一種實用的研究方式，也就是觀察身體不同部位受到不同方式的灼燒、放血、或針刺之後的反應。我們也不能忽略藉由各種訓練而對身體產生的自我認知——例如瑜伽的靜修法，或是健身運動。所有這些方法都能夠使我們擁有對身體更進一步的了解。藉由解剖屍體去追求人體的眞相卻未必是自然的途徑。

那麼，解剖的權威地位是如何造成的呢？這個問題的重要性不僅在於解釋肌肉發達的身體，也在於了解圖一與圖二之間的差異。這兩張圖之間最大的差別絕對是：其中之一是解剖學的產物，另一者則否。但是我們一旦要探究解剖學的地位，就會馬上碰到另一個較細膩、而次序上也較為優先的問題：也就是，解剖學是什麼？

阿克涅特（Erwin Ackerknecht）在他所著的《醫學簡史》（*Short History of Medicine*）中指出：「即使在某些具有剖開屍體之習俗的原始部落——他們剖開屍體為的是要探求『巫術原則』——他們的解剖學知識仍然和其他民族一樣低落。」[11] 在探討阿茲特克（Aztec，十五至十六世紀中美洲最強大的民族）的醫學傳統時，他又指出：「值得注意的是，雖然古代墨西哥的人體獻祭儀式使他們擁有許多觀察人體內部的機會，但他們卻沒有發展出較高階的解剖學知識。」[12]

就這一點而言，希臘人也有內臟占卜的習俗[13]。柏拉圖認為肝能夠反映出一個人的思想，這便使我們聯想到巴比倫人和伊特拉斯坎人（Ertuscans）所實行的腸占卜。希臘人的習俗可能即源自於此[14]。內臟占卜在荷馬時代還不存在，要等到梭倫（Solon）的時代才成為希臘宗教裡的一部分，並取代了鳥占術。塞浦路斯人尊崇宙斯為「內臟的解剖者」[15]；而希臘歷史中每一位領袖及占卜師在發動戰爭或遠征之前，都會以獻祭動物的內臟先行占卜[16]。

這種認爲眞相隱藏在身體裡面的信仰，在古典世界十分普遍。在旁觀者看來，內臟占卜家和後希波克拉底時代的解剖學家所採取的行爲似乎相同。事實上並非如此。不論動作上看來多麼類似，內臟占卜和醫學上的解剖畢竟是極端不同的研究方法[17]。也就是說，除了對體內所隱藏的祕密感到好奇、以及樂於動刀之外，解剖學的出現一定還有其他原因。

解剖學家和占卜師的觀察方式有什麼不同[18]？雖然許多古文明（包含中國在內）都曾剖開動物或人體以觀察內部，他們的觀察方式以及所見到的東西卻都互不相同[19]。探討解剖學的基本問題之一就是：這種特定的觀察方式是如何形成的？

舉例而言，巴比倫人經常研究動物的身體內部，而他們所製作的肝臟模型顯示他們的觀察力頗爲敏銳。但他們也沒有發展出希臘人那種對於身體結構的認識。爲什麼？他們有機會，也有足夠的能力。西格里斯（Henry Sigerist）認爲他們缺乏動機：「這個民族既能夠觀察到動物的微小動作，以及動物肝臟的細微變化，他們應當也有某種程度的能力揭開生物體內結構的祕密──『但前提是他們必須感到有這種需求』。」（譯註：雙引號為本書作者所加）[20]。

解剖學代表了一種特殊的需求、特別的欲望。因此，觀察方式之所以不同，可能是由於目的不同。也許占卜師將內臟視爲超自然世界的徵象，也許他們想從中看到過去和未來，而解剖學家則僅僅將身體視爲身體──他們的目的就是要了解身體本身。不過，將一樣東西視爲徵象，或是純粹觀察其本身，這兩者之間的差別又有什麼意義呢？世界上究竟有多少種觀察方式？阿克涅特對解剖的看法如下：「這項技術本身若沒有結合科學精神，對於科學知識便一點幫助也沒有。而一旦結合了科學精神，解剖後的身體便是取之不竭的知識來源。」[21]不過這段話也沒有解答我們的問題。眞正的重點在於，那具有「科學精神」之觀察方式的特質——亦卽解剖學之觀察方式的本質。

古希臘文明的著名特色之一，就是其語言中許多與認知有關的詞彙都來自於視覺經驗。舉例而言，斯內爾（Bruno Snell）在解釋荷馬史詩中「noos」一詞的概念時，指出其動詞形式「noein」，意爲「在心中對某物的形象具有清晰的想像。『noos』一詞的重要性卽是在此。我們的內心才是清晰影像的接收者，或者說是接收清晰影像的器官……因此，『noos』就是視覺敏銳的內心之眼」[22]。

埃斯庫羅斯（Aeschylus）也曾經提到「如同具有眼睛的理解力」（phrena ōmmatōmenēn），品達（Pindar）則提到「盲目的心」（tuphlon ētor）[23]。而「ideō」（我看）這個動詞則演變成爲名詞「idea」（想法、觀念）以及「eidos」——意指形體、影像、類型，在柏拉圖的哲學裡，則是科學（epistēmē）的唯一目標[24]。柏拉圖著名的洞穴說卽是在探討這種觀看與理解的融合[25]。

從這方面看來，我們可能會認爲，如此注重視覺的文化傳統，會孕育出解剖學這種極爲仰賴觀察的科學，是再自然不過了。但這種泛論根本算不上是解釋。在文學或哲學上思考視覺與理解力的不同是一回事；血淋淋地檢驗內臟則是另一回事。柏拉圖對於「善」的啟發性看法和解剖屍體之間有極大的落差。以下這個問題並未解決：解剖學家爲何要觀察身體內部？而他們又是以什麼方式觀察的？

說到解剖的動機，現代人馬上會想到解剖在醫學上是有用而且必要的。因此我們很容易便接受了一般教條式的論點，如塞爾蘇斯（Celsus）所說的：「既然各種病痛都起於體內……因此對身體內部結構不了解的人就無法對症下藥。所以解剖死人的屍體並檢驗其內臟與腸胃是必要的。」[26]

不過若在古代，這種推論可能就不那麼令人信服了。我們要記得，現代醫學在麻醉及消毒藥劑發明之後而開始廣爲應用的外科手術，並不包含在古代的醫療方式裡。放血、運動、按摩以及最重要的食療與藥療，才是古希臘醫生的主要治療法，而檢驗「內臟與腸胃」對於這些療法會有多大幫助，則很難說。事實上，有一派主流的希臘醫生就以此爲由屏棄了解剖學。主張實證經驗的醫生認爲，醫生唯一的工作，就是徹底研究病症、並細心觀察不同療法對其所產生的影響[27]。觀察內臟並沒有實際的作用。

另一個駁斥醫學需求爲解剖動機的論點是：解剖學並非起於人體，而是始自動物。沒錯，在某種程度上，我們可以說以動物爲解剖對象是由於宗教對人類屍體的禁忌使然。因此，在古羅馬皇帝圖拉眞（Trajan）的時代，以弗所的魯弗斯卽黯然表示：「我們將藉由解剖與人類最相似的動物，來教導你如何辨認人體內的器官……以前的人教導得比較精確，是因爲他們以人體爲解剖對象。」[28]解剖學家之所以解剖動物是不得已的，他們必須以動物爲替代品。

不過，這種替代也未必帶有醫學上的動機。亞里斯多德亦表示：「我們對於人體內部所知甚少。」而認爲有必要解剖與人類相類似的動物以資研究[29]；但，他當時之所以提出此種創新的解剖學研究，並無證據顯示其目的是爲了減輕人類的病痛。從他對動物的身體結構、後代繁衍，以及習性的研究來看，便可淸楚知道他的目的是要了解規範所有動物的自然律，而不只是人類。

卽使到了後來，雖然人體結構成爲解剖研究的主要對象，醫學用途也並非解剖的唯一或主要考量。蓋侖卽公然抱怨當代的解剖學家「顯然過於強調解剖學當中不具有醫學價値或醫學價値低落的那一部分」[30]。他接著表示：「解剖學當中最有用的部分，就是一般自稱專家者所忽略的那一部分。知道心室有幾個瓣膜、連接多少根血管、血管來自何處，以及腦血管如何連接至大腦，其重要性遠不及於了解上臂、前臂、手腕、大腿、小腿、腳部等部位的肌肉分布情形。」[31]

不論就研究廣度或深度而言，古代的解剖學都超出了當時醫生的治療所需。

那麼，古代解剖學家的動機究竟爲何？他們想找出什麼？蓋侖指出，除了醫生之外，另有三種解剖學家：以追求知識爲樂的自然學家（anēr physikos），想要證明一切自然現象都有其道理的人；以及研究生理和心理功能的學生[32]。看過蓋侖的《身體部位的用處》（*On the Usefulness of the Parts*）的讀者就會知道，上述那三種行爲只是同一種行爲的不同面向。了解人體就是觀察自然如何依其個別用途而完善地形塑每個部位。

《身體部位的用處》有著古代解剖結構最完善的記載，同時也是一部對於人體的完美結構具有深度哲思的作品。蓋侖的探討極爲徹底。對於人體的每種功能，不論表面上看起來多麼微不足道，他都不厭其煩地論證其不可或缺性。另外，他也指出自然的前瞻性，並且證明了「一切的安排都是最完美的，任何改變都不可能比原來更好」。他有一次忘了探討視神經完美的幾何排列，結果夢見自己因爲「得罪造物主」而受到責備[33]。後來維薩里在他的《人體結構七卷》當中也呼應了這項傳統，而將人體視爲造物主智慧的體現[34]。人們對於解剖學感興趣的根本原因即在於此：視身體構造爲創造能力的表達。

蓋侖視爲解剖學第一本論著的作者狄奧克萊斯，在他的研究中即對最終目的極感興趣。

亞歷山大大帝時代偉大的解剖學家埃拉西斯特拉圖斯，亦強調了自然的「前瞻」（pronoētikēn）與「匠心獨具」（technikēn）這兩項特色。由於他師事與亞里斯多德共事的泰奧弗拉斯托斯（Theophrastus），因此他會有這種觀點並不令人意外。亞里斯多德的作品是我們目前所能找到對於動物解剖最早的證據，而他就是目的論分析法最有力、也最具影響力的倡導者[35]。同樣的，在希波克拉底唯一談論到解剖的著作《論心臟》（*On the Heart*）當中，他也明確呼籲人們將這個器官視爲設計精巧的產物：

> 在血管源頭的附近，有些柔軟而具有滲透性的組織包覆著心臟。這些組織雖然稱為「耳朵」（ears），但並不具有如同耳朵般的孔洞，也無法聆聽任何聲音。這些組織其實是自然用來捕捉空氣的工具——我相信這是一個獨具巧思的造物者的創造物，他發現心臟由於密度太高，會因無法透氣而失去吸力，於是如同鐵匠設計的火爐般設置了風箱，使得心臟能夠控制其縮放[36]。

作者先指出心臟「設計之精巧勝於萬物」，然後才進一步探討心臟結構的用處。早期的解剖學研究和對自然的計畫的信仰是明確相關的。

這是有道理的。我們並不會對一隻貓打翻在地上的顏料加以詮釋其隱含的意義。我們只會趕快把那片「髒亂」清掉。另一方面，如果我們知道那些顏料是一位有名的畫家所塗在地上的，我們的看法便會馬上改變。這時我們會以崇敬肅穆的態度加以欣賞。就是因爲這樣，對於造物主的信仰才會讓解剖學如此重要。如此一來，屍體才不會只是一堆恐怖噁心的血肉——其內部的構造才會具有意義。

希臘人至少從西元前四世紀以來，就已經開始思索世界的結構了[37]。蘇格拉底指出，阿那克薩哥拉（Anaxagoras）提出了「思想造成秩序，並且是萬物的泉源」的理論，他並認爲這表示思想「以最佳的方式安排一切事物」[38]。在色諾芬（Xenophon）的《回憶蘇格拉底》（*Memorabilia*）中，蘇格拉底以生物構造當中所顯現出來的自然的計畫反駁阿利斯圖德瑪斯（Aristodemus）對於神的懷疑[39]。不過，目的論當中的決定性比喻則是柏拉圖在《提麥奧斯篇》（*Timaeus*）中所提出的——也就是將世界的構成比喻爲工匠的創作。

這種看法一方面使得目的成爲創作的中心要素，另一方面則以一種特殊的心理目光來解釋該目的。蘇格拉底表示：工匠「並非隨意選用材料」，而是隨時「在心目中都有該作品的完美形式（eidos）」[40]。不論製作桌子或沙發，工匠都會「專注於那個理念，或謂形式」[41]。因此，創作受到形式的引導；創作是把心目中的形式轉化爲實體的行爲。根據《提麥奧斯篇》當中的神話，這也是原本造物主創造世界的方式。祂創造世界的時候，完全專注於「不變的形式」[42]。造物主所預見的形式於是定義了所有創造物的目的。而解剖學家所想要看見的，就是這種形式。

不過，形式是難以看見的。柏拉圖本身從未解剖過，而且他還揚棄我們一般所謂的視覺。他認爲眞正的知識的對象必須是一種不變的存在；而我們眼睛所見的物質世界卻是個不斷變動、充滿幻影與假象的世界。我們的眼睛不但無法引導我們走向永恆的眞理，還會欺騙、混淆我們。因此，蘇格拉底擔心自己會「因爲試圖以眼睛觀察事物並用感官加以理解，而使靈魂變得盲目」[43]。因爲靈魂一旦透過肉體「進行認知行爲，不論是經由視覺、聽覺或是其他感官——因爲透過肉體就是藉由感官——便會被肉體拉進變動的世界而迷失，並因此變得困惑而混亂，就好像喝醉了一樣」。

眞正的智慧只有「在那絕對、恆常、而且不變的世界當中」——也就是無實體的形式世界——才可能存在[44]。在洞穴說中對於「善」的啟發性看法並非由肉眼所見，而是由非實體的靈魂所感知的，是一種比喻性的看見。弗里德蘭德（Friedlander）告訴我們，柏拉圖是第一個提出「靈魂之眼」（to tēs psychēs omma）——也就是所謂的「心靈之眼」（the mind’s eye）——

的人[45]。

亞里斯多德將形式重新詮釋爲眼睛能夠直接看到的東西，使得超越感官的想像和實際上對於動物的觀察得以相互連結[46]。亞里斯多德不提創造宇宙萬物的造物主，卻轉而頌揚大自然爲一種形塑生物體之普遍存在的力量[47]；柏拉圖認爲，可見的事物只是完美形式的粗略表徵，而亞里斯多德卻在我們眼前的生物身上看到了完美。正如他最有名的「銅球」例子（「銅」是物質，「球」則是形體），「形式」此時通常意指「可見的形狀」[48]。「eidos」（形式）與「morphê」（物質）這兩個詞語通常是可代換的[49]。形式和物質變得密不可分。

然而，在此同時，形式卻又和物質有所區隔。哲學史家早已徹底研究過這種曖昧關係中形而上的複雜性。不過，我想指出，形式與物質間的緊張關係在解剖的發展史上也非常重要：這種關係恰好定義了解剖學家之觀察方式的特質。

在亞里斯多德的《動物結構》（*Parts of Animals*）裡一段經常爲人引用的文字中，他承認：「看到血、肉、骨頭、血管，以及其他構成人體的器官組織，不可能不覺得噁心。」[50]不過他強調這些身體部位本身並非解剖學的重點。解剖學家並非想要看那令人作嘔的體內部位，而是要思考（theoria）大自然目的導向的設計。

只要我們訓練自己的眼睛去觀看動物的組成物質之外的東西，並且理解整體的結構（he

holē morphē）——也就是那反映出大自然的目的之形式——那麼這可怕的解剖行爲甚至可稱爲美好。而且其方便性對哲學家頗具吸引力。因爲我們所有人「長久以來都想要了解」的那個具有不變之存在的神聖世界，是感官所無法察知的。另一方面而言，植物和動物就在我們周遭，因此可以隨時加以研究。這便是科學家的任務：不只是觀察會毀壞的物質存在，而是了解其形式的設計中所反映出來的完美形象[51]。

這是個崇高但細膩的任務。解剖並非直接揭開眞相供所有人觀看，而是使用一種特殊的觀察方式，必須受過訓練才看得出來。解剖學家必須在老師和教科書的帶領之下，經由不斷的練習而學會辨認架構秩序。蓋侖堅持認爲，如果沒有經過訓練以及長久的經驗，便什麼也看不出來[52]。也就是說，未經訓練的人只會看到一具屍體。純粹把屍體切開，眼睛瞪著骨頭、血、肉、脂肪、肌腱——這不算是解剖學。

解剖學家渴望自己的眼光能夠超越眼前所見的這些身體部位，而看到每個部位之形體的「目的」（telos）。蓋侖呼籲道：「不要管物質上的差異，專注於那純粹的藝術本身。」也就是欣賞形式。未經訓練的人只看得到複雜難懂而毫無意義的物質，眞正的科學家（technitēs）卻會驚嘆於自然這偉大的工匠「所有作爲皆有其意義」[53]。

這就是爲什麼解剖學的發展史不能夠單純地概括爲好奇心與禁忌之間的對抗。雖然宗教上的限制有時候阻礙了屍體的解剖，不過解剖行爲背後的驅動力本身就是一種心靈上的需要[54]。人們懂得看穿發展未完善的皮肉，而以「theoria」——畢克（A.L. Peck）貼切地譯爲「科學之眼」——設想其背後有目的的設計時，便是解剖學的正式起點。以解剖學的方式觀察，就是表示不會被眼前可見的東西所蒙蔽。我們必須達到見山不是山的境地——看到形式，而非物質。看那肉眼所看不見的東西[55]。

肉體是靈魂的反射，而這種反射映照出了其背後的神聖智慧。蓋侖說道：「我經常解剖四隻腳動物，如貓、鼠，和爬行動物，例如蛇，以及各種鳥類和魚類。我這麼做是爲了要說服我自己這些生物都是由同一個力量所創造的，而且每一種動物的身體都恰好適合其特性所需……每種動物的身體結構都和靈魂的特質與力量相當。」[56]每個生物的每個部位均透過其結構而呈現出其原本的用途。

因此，這種認爲大自然是具有先見之明的工匠之說，便代表了一種表達理論。醫生觀察解剖身體的方式，就像他們聆聽脈象的方式一樣。他們將肉體視爲不可知意志的可知體現，如同他們探尋文字背後的概念一樣。

我們知道中國醫生對文字的看待與希臘醫生不同，下一章我們將探討他們對於身體的看法。不過我們首先必須更深入探究目前手邊這個題目。以上對於解剖學觀察方式的探討只是個開始；要記得，我們的目標是要闡明肌肉爲何會在西方世界中變得如此明顯可見。

肌肉身體的起源

肌肉身體之謎其實內含兩個謎團。其一是對於肌肉之興趣的起源，其二則是關於肌肉發達的身體所具有的魅力。解決第一個問題並不能連帶地完全解決第二個問題，因爲「肌肉發達」的體格所具有的吸引力，在認知肌肉之前卽早已存在。

在我們看來，帕德嫩神廟牆面浮雕的人像，其肌肉發達的情形並不比波萊沃洛的裸體人像遜色。但這個看法並不符合其時代背景：我們可以確信雕塑了前者的希臘藝術家們並不會稱那些人像「肌肉發達」。「肌肉」（mys）一詞在荷馬史詩中並未出現，也不曾出現在希羅多德（Herodortus）及修斯提底（Thucydides）的作品中、或是其他劇作家的劇作裡。出生於帕德嫩神廟之平面浮雕完成之後的柏拉圖，在《提麥奧斯篇》這本書中大量提到皮肉與肌腱；不過他也從未提及肌肉。肌肉的概念是慢慢出現的。

希波克拉底學派的作家有提到肌肉，不過次數很少。卽使在《外科治療》（*Surgery*）與《骨折》這類應當對肌肉有詳細探究的作品中，他們所偏好使用的詞彙卻是「neuroi」與「sarks」

——亦卽肌腱與皮肉。《骨折》一書的作者所使用的語彙和中國人頗爲相似：提及「骨頭、肌腱，以及皮肉」，而非「骨頭、肌腱，以及肌肉」；他並且提醒醫生手臂的橈骨上有極厚的「肉體物質」（sarkos epiphysis），而尺骨上則幾乎沒有肉[57]。

在希波克拉底學派對於身體的概念中，肌肉並不占有特殊地位。肌肉只是肉的一種。若有提及肌肉與肉的不同——不但極少提及，也無特別強調——也只是關乎其堅韌程度的高低。舉例而言，《論心臟》一文中，有一段文字乍看之下似乎符合現代對於心臟的定義，亦卽：心臟是很強韌的肌肉[58]。但結果發現其所謂的肌肉只是肉的緊密結合（pilēmati sarkos；「piloō」這個動詞意指製作毛氈時將羊毛緊緊壓實的動作）。這種結構上較高的密度使得心臟能夠包容其先天原火[59]。這裡所謂的肌肉和哈維（W. Harvey）發現血管之後將心臟視爲幫浦的概念無關。《論營養》（*On Nutriment*）一文裡也以相同的方式提到肌肉：除了肌腱與骨頭這兩種最堅硬的組成部位外，肌肉便是身體組織中較爲堅韌且較不易腐化的部位[60]。

不過，在希波克拉底到蓋侖這段期間，肉與肌腱這種傳統語彙從某個時期開始變得不足。從那時起，談論肌肉便成爲普遍而不可或缺的了。在《希波克拉底文集》中，肌肉的複數名詞「myes」只出現了十四次，但在蓋侖的作品全集中卻出現了四百六十次；《希波克拉底文集》中提到肉與肌肉的比例大約是九比一，但在蓋侖的作品中其比例則約略相等。事實上，其間的對比較之數字上的差異更大。希波克拉底學派的醫生僅是偶然且不經意地述及肌肉，蓋侖卻以整本的著作詳盡探討之。蓋侖並非唯一的一個，也並非第一個。蓋侖告訴我們肌肉的正式研究起於馬里努斯一世（Marinus，西元一世紀），他在研究解剖學的論文中充分探討了這個主題。他的學生珀羅普斯（Pelops）與埃利亞努斯（Aelianus）也著有討論肌肉的著作；而珀羅普斯的兒子、也是蓋侖老師之一的萊卡斯（Lycus）亦然[61]。

因此，我再重複一次，肌肉認知的發展史受到了兩個問題的影響。其中之一是，在肌肉未被認知之前，「肌肉發達」的身體之本質爲何？早在學者認知肌肉之前，希臘藝術家即已在人像上呈現突起的波狀物，有些突起的部位甚至在解剖學上發現是沒有肌肉的部位。不過，假如這些突起物並非肌肉，那麼雕塑家認爲它們是什麼？假如這些突起並不代表糾結的肌肉，那麼古希臘畫家在人像身上所繪的這些線條（圖二十）代表什麼呢？

第二個問題則是肌肉認知的出現。爲什麼肌肉會變成對於身體的探討當中不可或缺的一部分？這種原本一般人並未發現，而且醫生也幾乎無所知的身體結構，爲何會引起那麼大的興趣？

重點在於連續性以及改變。我們必須將肌肉視爲這樣的一種議題：它使得蓋侖的解剖術與帕德嫩神廟之牆面浮雕得以建立關連，卻同時又予以區隔開來。雖然早期藝術家所繪的波

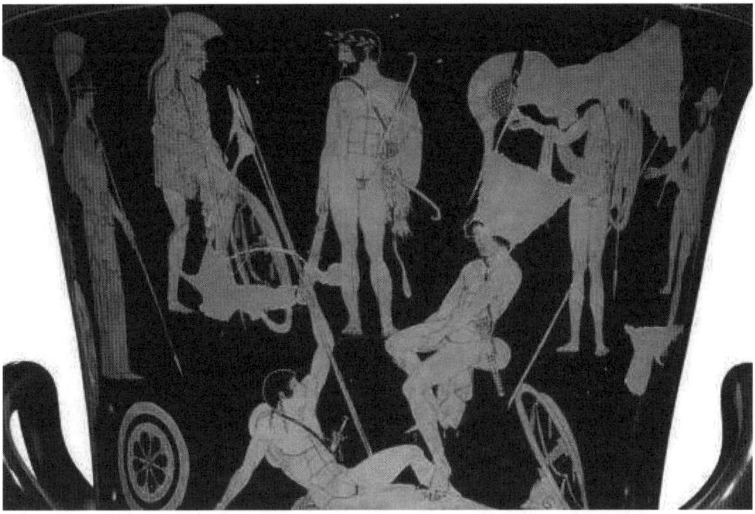

圖二十：尼俄柏（Niobid）畫家彩繪之巨爵，巴黎羅浮宮博物館。

狀突起，和後來醫生所提出的肌肉必然有所相關，但兩者之間也絕對不是完全相同。這些波狀突起原本代表什麼？又是意識中的什麼改變使其轉變成為肌肉的呢？

關於後者，我已經暗示過一個可能的答案。也就是解剖學的興起。我們可以推測亞歷山大帝時代的醫生之所以會說「肌肉」，而不只是籠統地以「肉」稱之，是因為他們已探索過表皮底下的狀況，而不像希波克拉底時代的人們那般專注於表面。他們有過把個別的肌肉抽開來加以探究觀察的經驗。古典與希臘時代對於身體認知的傳承及落差，可能純粹來自於明白程度的差異。我們可以假設早期的藝術家和後來的解剖學家所看到的是一樣的結構，只不過看得比較模糊不清罷了——所以他們使用「肉」這個較爲概括性的詞彙——而解剖學家則透過解剖屍體而清楚了解每條肌肉的形狀及所在。

這項假設能夠解釋爲何肌肉的論述要到希波克拉底的時代之後才興盛起來：有系統的解剖是希波克拉底時代之後的創新研究。蓋侖指出肌肉是亞里斯多德「並未觀察到，因此也一直不知道」的器官——「因爲他並未透過解剖找尋肌肉」——這一種說法似乎強化了上述的假設[62]。

不過，我們從以上可知，而蓋侖也絕對知道，亞里斯多德對解剖本身並不陌生。因此蓋侖並未將亞里斯多德對於肌肉的無知歸咎於對解剖學整體上的無知。亞里斯多德雖然進行過大量的解剖，卻「一直不知道」有肌肉的存在。換句話說，蓋侖不但並未暗示肌肉的發現是解剖的必然結果，而且表示還必須有其他條件，解剖者必須特別加以找尋，才會看得到肌肉。

總結而言，雖然解剖學的興起無疑對肌肉認知的發展有所貢獻，但我們若將後者視爲前者偶然的副產品就錯了。我並不會把肌肉認知的發展史納入解剖學的發展史中，相反的，我將闡明肌肉的研究如何改變了我們對於解剖學的看法——如何開闊我們對於解剖結構的視野，並使我們以嶄新的眼光看到了肉體與個人之間的關連。

分節（articulation）之美

藝術品中的人像在沒有肌肉的部位也有波狀突起，表示早期的藝術家的目標不在於呈現某種身體結構，而在於給予他們的人像一種特定的外貌。這點對於解釋未認知肌肉之前的「肌肉發達」的身體非常重要：美觀的考量在這些波狀起伏的線條中占了不小的地位。

這種體格的美學根據是什麼？其吸引力在哪裡？希臘藝術家會怎麼描述他們所如此喜愛的這種模樣？我已經解釋過他們並不會稱之爲「肌肉發達」。不過他們一定有別種說法來描述這種他們描繪得如此壯觀的體格。

〈觀相術〉（Physiognomies）是一篇僞託亞里斯多德之名的論文，其主題爲探討從人的體格判斷其個性。根據這篇論文，個性堅強的人雙腳大而健康、關節良好而且肌腱發達（neurōdes）。個性強烈的人則雙腿關節良好而且肌腱發達。強健而分節明顯的腳踝代表勇敢的心靈[63]。這種關連是我們一眼就看得出來的——也就是肌腱與力量之間的關連。我們在肌腱發達的身體上也看到了力量的存在。

那麼，希臘人所著迷的，是不是擲鐵餅者那種肌腱發達的體格呢？當然，這絕對是人們所見的其中一部分：描述英雄肌腱發達的四肢之文字頗爲常見。不過，要注意的是，上述這種對身體的解讀，同時反映出了一種較不爲人所熟知、但也頗爲驚人的細節。〈觀相術〉一文不只是在可見的肌腱上看到了美德：我們從文中得知，強壯勇敢之人的雙腳、腳踝、雙腿同時也有良好的關節。分節不良（anarthroi）的雙腳與腳踝代表了軟弱與膽小。

我們現在雖然對此感到陌生，但在古代，良好的關節一直是判定一個人狀態的關鍵之一。醫學與非醫學的著作都很注重關節的明顯與否。在索福克里斯（Sophocles）的《特拉基斯少女》（*Women of Trachis*）一劇中，赫丘力斯（Hercules）被抬上擔架，飽受痛楚，疲憊而「anarthros」——其字面上的意義爲：「沒有關節」[64]。歐里庇得斯（Euripides）也以相同的詞語描述俄瑞斯忒斯（Orestes）在殺害了親生母親之後，伏倒在地、悲痛不已的模樣[65]。「anarthros」就是極端虛弱、毫無生氣的模樣。俄瑞斯忒斯已經瀕臨死亡，只有微弱的呼吸；赫丘力斯就快要死了。這些人都已癱瘓成一團而無明確的形體。病痛溶化了他們的關節。他們的體格恰與帕德嫩神廟上的人像相反，完全不同於年輕力壯之人分節明顯、因用力而緊繃的四肢及軀體。

不明顯的分節也代表了不成熟。亞里斯多德指出，胎生動物產下的後代從一出生就具有和成獸相似的外型，而其他動物所生下來的後代在出生時卻仍未具有分節（adiarthrōton），像是蛋或者幼蟲[66]。至於人類，希波克拉底的《論胎兒》（*On the Seed*）一文提到，一個未滿三十日卽流產的男性胚胎仍然未具有分節（anarthron），而其他在三十天後才流產的胚胎則都已開始發展分節（diēthrōmenai）了[67]。生物爲長成其最終的形體所需的生長與發展的目的論，卽是一種發展分節的過程。

因此，「arthroi」並非現代解剖學所謂的關節——至少，不只是關節——而是給予身體其特定形狀的分隔與區別。有時候，分節可能剛好與關節在同一處：伊底帕斯（Oedipus）「雙腳的關節」（arthroi podoin）——也就是腳踝——遭到刺穿[68]。不過，索福克里斯也將伊底帕斯挖出眼睛的眼窩稱爲「眼球的關節」（arthron tōn kyklōn）[69]。西元前三世紀，一位醫生奈西瑟斯（Mnesitheus），將內臟稱爲「內在的分節」（ta entos arthroi）[70]。值得玩味的是，單獨使用「arthroi」這個複數名詞的時候，通常指的不是關節，而是兩性的性器官[71]。

在語言當中，「arthroi」也很重要：在此「arthroi」意指分隔語句的字詞，亦卽文法學家所稱的冠詞[72]。言語（dialektos）這個眞正讓人之所以爲人的行爲，其本身只不過是「透過舌頭將語音分節」的行爲[73]。不過，將語音分節的能力仰賴於擁有適當的身體結構上的分節——亦卽說話的器官。亞里斯多德就是以此理由解釋爲何只有人類能夠說話。昆蟲和魚都能夠發出聲音，但牠們由於沒有咽，因此無法發出語音。海豚有肺和氣管，因此能夠發出語音，但是「由於其舌頭無法自由活動，也沒有嘴唇，因此無法將語音分節」（ou... arthron to tēs phōnēs poein）[74]，所以海豚也無法說話。

野蠻人的情形則頗爲有趣。他們雖然擁有所需的器官，但有些野蠻民族的言語能力卻不比動物高明多少（譯註：在英文裡，articulate 同時具有「有言語能力」和「分節」的意思）。這令人聯想到斯特拉博（Strabo）所記載的「barbaros」（野蠻）一詞的語源：本爲狗吠聲的擬聲詞——希臘人聽到外國語言時就是這種感覺[75]。西西里的狄奧多羅斯就描述了一個被稱爲「吃魚族」的原始部落，他們以魚爲主食，並且以「口齒不清的歌唱」（inarticulate songs）自娛娛人[76]。「但最令人吃驚的是，」狄奧多羅斯敍述道，「他們的感受能力之遲鈍無人可及，以至於任何有關於他們的記述都不大可信。」[77]

> 的確，若有人在他們面前拔劍揮舞，他們並不會轉身逃跑；他們若是受到侮辱或是毆打，也不會顯出不悅；而且其他人對於受到這類待遇的受害者也不會有所同情或是為他們感到生氣。相反的，如果有小孩或婦女在他們面前被殺，他們仍然無動於衷，毫無憤怒或哀憐的表現。簡言之，他們對於可怕的事物完全不為所動，雙眼注視著發生的事，對著每一件事點點頭。因此，有人說他們沒有語言，但透過手的動作……他們能夠指出他們所需要的一切東西[78]。

「吃魚族」沒有語言，只有以動作示意。注意：狄奧多羅斯以「因此」(dio) 一詞帶出以上這個結論，暗示了要具有言語的能力必須先有感受的能力——要能夠辨別什麼是危險的、不公正的、或是殘忍的。亞里斯多德也認為情感是身體結構分節上的功能之一。他在《動物結構》一書中指出：「感受力較為敏銳的動物，其心臟的分節較為明顯；感受力較為遲鈍的動物，例如豬，其心臟的分節就較不明顯。」[79]

缺乏言語能力，而只能夠嘟囔、吼叫、或是揮舞雙手的野蠻人，我們對於這種形象很熟悉。不過，希臘人對於野蠻人欠缺言語能力的概念 (barbarian inarticulacy)，另外有一個較具體的面向：欠缺言語能力的人的身體上也欠缺明顯的關節與區隔。舉例而言，希波克拉底所著的《空氣、水、空間》(*Airs, Waters, Places*) 一文即記載錫西厄 (Scythians) 遊牧民族所遊蕩的地區：

> 其四季變化不大，也不劇烈，像是同一季節的細微改變而已。因此其居民的體格也彼此相像，他們不論夏季或冬季都食用同樣的食物、穿著同樣的衣服、呼吸潮濕厚重的空氣、飲用冰雪融化而成的水，並且避免疲勞。因為在四季變化不大的地區，身心都難以具有耐力。由於這些原因，他們的體格肥胖多肉、分節不

明顯（anarthra）、潮濕而鬆弛……[80]

簡言之，錫西厄人缺乏區隔性——彼此之間以及各自的身體都如此。由於四季變化不大，因此他們彼此相似而缺乏獨特性。由於他們呼吸潮濕的霧氣、並飲用冰水，因此他們的身體也潮濕、鬆弛、缺乏明顯的線條。而且，他們和疲憊的俄瑞斯忒斯以及瀕死的赫丘力斯一樣，缺乏分節顯示了他們的虛弱。錫西厄人是個身、心都缺乏耐力的民族。

這位希波克拉底學派的作者解釋道，錫西厄人為了彌補他們天生的虛弱，因而在手臂、手腕、胸部、臀部及腰部烙上烙印：「潮濕而鬆弛的身體使他們無法拉弓或是投擲標槍，不過一旦經過烙印，他們關節中多餘的水分便會乾涸，於是身體就會變得較為強健（entonōtera）、更富滋養、並且有較良好的分節。」[81] 烙印能夠使關節乾燥、使身體具有分節、使身體更強健。烙印是一種健身的方式。但健身是為了什麼？這位希臘的記載者直接就想到了投擲標槍以及拉弓。

我們可能會認為希臘人對於分節良好的體格之喜愛與他們對運動員及戰士的仰慕有關；同時也和他們對於「agon」（掙扎）的興趣有關，因為在這種劇烈使力的時候，身體表面上的肌腱線條會特別明顯。不過，要正確判斷其間的關連，我們必須記住兩件事。

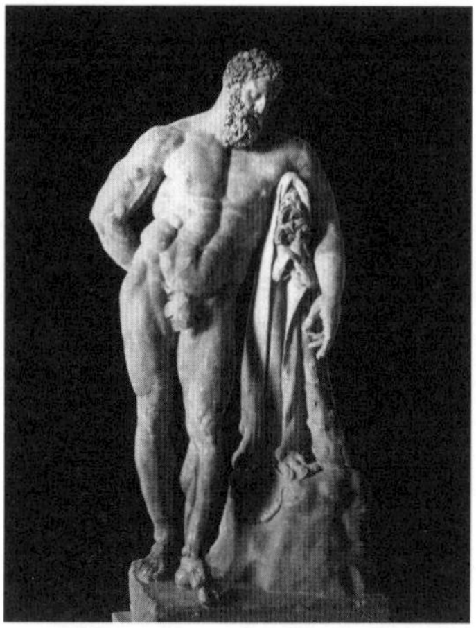

圖二十一：法爾內塞（Farnese）赫丘力斯雕像，拿坡里國立考古博物館藏。

第一點就是高度分節的身體是人爲的結果：這是經過極端激烈的鍛鍊之後產生的結果。現在的健美人士的體格常被人拿來和古希臘雕塑中線條明顯、「肌肉發達」的人像相提並論，而健美人士自己也刻意要達到這個標準。不過，要擁有這種體格，即使是擁有最佳先天條件的健美人士，也必須遵循一套非常嚴格且痛苦的鍛鍊方式，並且要搭配大量的進食。[82]我們沒有理由假定古希臘的運動員能夠比較輕鬆地擁有這種體格，或是他們天生就擁有這種體格。正常人——即使是身體強健的軍人或農夫——絕不可能練成像赫丘力斯那般肌肉碩大的身軀（圖二十一）。

古希臘的醫生與哲學家對於這種極端的鍛鍊方式之過程及結果都表示擔憂。希波克拉底學派的論文便警告道：運動員由於處在「太好的狀況」下，反而對健康有害。因爲這種狀況不可能持久，而既然不可能變得更好，自然就只有走下坡了[83]。柏拉圖除了以哲學上的理由反對這種對於身體的過度重視（因此而忽略了心靈）之外，並且批評他們的鍛鍊方式「有害健康」。因爲，柏拉圖指出：「這些運動員在其嚴格的訓練中只要稍有懈怠，就很可能染上重病。」[84]當然，另外也有道德上的危害：熱愛體育的人雖然生氣蓬勃而且勇敢，但其肉體訓練若無音樂教育加以平衡，這些人就會變得粗魯野蠻[85]。

不過，如果強健的體格必須經過如此超乎尋常的努力才能獲得——而且，假如這種努力的結果是極易患病的身體以及傾向野蠻的性格——那麼這種體格有何吸引人之處？我已經提過許多對於分節的理想性看法。不過，我們也不能忘記另一個値得注意的原因：對於力量、掙扎以及堅實體格的重視，正反映出對其相反者的恐懼。

柏拉圖雖然譴責過於投入肉體訓練所可能產生的粗暴性格，卻也同樣擔憂音樂的柔和影響。因爲一個人如果完全投注在音樂裡，便會「消沉頹喪以致了無壯志，有如將自己靈魂中的肌腱切除，而成爲一個『虛弱的戰士』」[86]。雖然柏拉圖重視「放鬆與緊繃」之間的平衡[87]，希臘的作家卻常對於軟弱表現出特別的焦慮，而對結實強硬較爲偏好。

波斯人請求居魯士（Cyrus）國王讓他們離開貧瘠的故土而遷移到他們所征服的肥沃平原

時，他回答道：

> 他們如果真想這麼做，就儘管去吧。不過他也警告他們，這麼做之後，就不要再想統治別人，而要準備接受別人的統治。他說：「溫和的環境造成軟弱的人。沒有一片土地能夠同時出產鮮美的水果和善戰的軍人。」波斯人皆贊同這句話，而承認居魯士比他們更有智慧；因此他們終於還是選擇住在崎嶇的土地上當統治者，而不願耕作肥沃的平原卻受人宰制[88]。

希羅多德的《歷史》（*Histories*）一書便以此作結。這雖然是希羅多德藉波斯國王居魯士的口所說的話，但其中的想法基本上卻是希臘人的。強健與軟弱的身體就是統治者與奴隸的差別所在。

《空氣、水、空間》也呼應了這個對比：「在肥沃、鬆軟、水分充足的土地上，居民總是肥胖、缺乏分節（anarthroi）、潮濕、懶惰，而且通常個性膽小。」不過，在「貧瘠、乾燥、崎嶇不平、冬冷夏熱的土地上，其居民則是結實、瘦削、分節良好（diērthrōmenous）、強壯、多毛；他們的性格爲精力旺盛、機靈、頑固、個性獨立、狂野，對藝術具有超乎常人的天分及感受力，在戰爭中則具有超乎常人的勇氣」[89]。

歐洲兼有艱苦及溫和的環境，也兼有強硬與軟弱的民族。不過，希波克拉底學派的學者指稱：大體上而言，分節良好與分節不足、勇敢與怯懦之間的分別，正是歐洲人與亞洲人之間的區別。由於歐洲的四季變化較亞洲劇烈，因此歐洲人的體格類型比亞洲人多。亞洲人的體格與個性大致上與錫西厄人相同。由於亞洲人與錫西厄人一樣，都生活在四季變化不大的氣候下，因此彼此相似，身體缺乏分節，心志欠缺韌性。相反的，歐洲人則「比亞洲人勇敢，因爲一致性造成怠惰，而變化則養成身心的韌性。休息與怠惰造成怯弱，韌性與努力則造成勇敢。因此歐洲人較爲驍勇善戰……」[90]。歐洲人緊繃、瘦削的身體正是吃苦耐勞的征服者的身體。獨特而分節良好的體格便是歐洲人的表徵。

簡言之，清晰可見的關節將身體的各部位區隔開來、使得每個人彼此不同、並區別了歐洲人與亞洲人。另外我們還要再多加一項：清晰可見的關節突顯出男性與女性的不同。根據希波克拉底的胚胎學，雖然男性胚胎要三十天後才開始發展分節，女性胚胎卻由於較爲潮濕，而需要四十二天[91]。更概括來說，男性火熱而乾燥，女性則潮濕而寒冷。不過身體中堅實的部位，例如肌腱與骨頭，都是經由火將原本的濕氣蒸發後所形成的[92]。根據《觀相術》當中的解釋，肥胖而關節不良的雙腳、腳踝、雙腿，不但代表了軟弱而怯懦的個性，而且是女性典型上所擁有的。強健、關節良好的四肢是男性的特徵[93]。

但是錫西厄人的男性呢？他們是男性，卻也是鬆軟的野蠻人。後者才是決定性的因素。《空氣、水、空間》記載道，大多數的錫西厄男人「變得無能，不但做女人的工作，而且生活方式、講話方式都像女人」[94]。「由於他們潮濕的體質，以及腹部的柔軟寒冷，因此他們對性交不感興趣」[95]。他們缺乏熱情，身體也缺乏明顯的輪廓，因此他們就像閹割後的太監般——借用僞亞里斯多德作品的《問題集》（*Problems*）一書中的話說——變成外貌和女性相似、具有女性一般的聲音、輪廓不明確（amorphian）、缺乏分節（anarthrian）[96]。

因此，在肌肉認知出現之前，「肌肉發達」之體格背後的倫理學與美學規範之中心概念，便是分節的優點。古希臘人在著迷於肌肉這種特殊的身體構造之前，即已頌揚一種特定形態的身體——形狀特別清楚，而且具有明顯的「良好關節」，此一特點區別了生氣蓬勃與瀕臨死亡的人、成熟與不成熟的人、獨特以及不具個人特色的人、勇敢強壯與膽小怯弱的人、歐洲人與亞洲人、男人與女人。

肌肉與操控

那麼，分節良好的身體後來怎麼會變成肌肉發達的身體？我們現在來到了第二個問題，也就是肌肉認知的起源。

我之前說過，解剖學的興起可能對此種認知的發展有所助益，我也指出最早對於肌肉的充分探討來自於西元第一與第二世紀的著名解剖學家——馬里努斯一世、埃利亞努斯、珀羅普斯、萊卡斯，尤其是蓋侖。不過我也告誡說不宜誇大解剖學所扮演的角色。因爲我們如果把肌肉單純視爲解剖學家所看到的結構，也就是視覺知識的對象，我們便會忽略肌肉此一新興論述當中一項決定性的特色：醫生先前在探討肉體時，主要是描述其外貌；現在他們則利用肌肉來了解身體如何運作。換句話說，肌肉不只是視覺強化之後所見到的肉，而是具有獨特功能的獨特器官。

蓋侖指出我們體內有些運作是自然進行的，我們無法直接加以影響。例如消化與脈搏就是。不過也有其他動作，例如走路和說話，是受我們的欲望和意念控制的。我們可以選擇要走快一點，或是慢一點，或是站住。我們可以改變說話的節奏。蓋侖解釋道：我們之所以能夠做到這些事情，是因爲我們擁有肌肉這種器官。肌肉就是這樣的東西：「受意志控制而動作的器官」[97]。肌肉使我們能夠選擇要做什麼、何時做、如何做；這種選擇區分了受意志控制的動作與自然的運作。簡言之，肌肉使我們成爲操控者。

這就是我對於肌肉認知起源的主要論點：我認爲，肌肉認知的興起，和一種特殊「人觀」的出現密不可分。尤其是我們在追溯肌肉概念的形成過程時，同時也追溯到自主意志的形成過程。這並非巧合。對於肌肉的興趣與對於自我控制力的重視是密不可分的。

這就是爲什麼蓋侖的《論肌肉運動》（*on the Movement of Muscles*）一文不僅解析肌肉的功能，並且試圖要釐清動作與自我認知之間的複雜關係。畢竟，我們該如何解釋——如果人類是肌肉的動物，而肌肉是受意志控制而動作的器官——一個人能夠在酒醉時唱歌或在睡夢中行走[98]？這種行爲顯然牽涉到許多肌肉的運作。然而行爲者似乎對於自己的行爲毫無意識。

問題並不只出現在夢遊這種特例上。就連一般日常行爲也有這種情形。因此，一位從比雷埃夫斯（Piraeus）走路到雅典的哲學家，由於途中都在沉思，而可能對整段路途毫無印象，也不會注意過自己手腳的動作。在熱烈交談或辯論中的人，也常常會有一些自己不會意識到的動作。蓋侖承認道，心靈透過身體或是在體內運作的方式，並非總是清晰可知的[99]。不過他堅持這些行爲畢竟是心靈的運作。

想想這一點：假如所有肌肉都依其自然傾向而收縮——只要把肌肉一端的肌腱切斷，就可清楚看出這種傾向——便會互相牽制，使得身體因肌強直而癱瘓。從這種癱瘓之特殊性，以及我們平常能夠自由行動的事實現象，即可證明其中有另一種力量牽涉在內，某種精神上的力量（psychikē dynamis）。另一個例子：一個人手臂的伸肌遭到切斷，因而在屈肌的收縮下自然屈曲。不過這個人卻能夠憑著自己的意志，而更進一步加以屈縮，也就是使屈肌的收縮超過其自然的收縮程度。完全的屈縮是心靈的運作結果[100]。

因此，一個人的生命不能單純以消化或動脈搏動之類的自然運作來加以敘述。除了這種自然運作之外，另外還有受心靈控制而由肌肉執行的動作。然而，由於我們注意力的強度並不一致，因此這種精神上的操控並不一定明顯；我們對於某些行爲記得很清楚，對某些行爲則毫無印象。不過，蓋侖認爲，即使是單純地坐著或站著，即使是表面上看起來沒有活動的時候，事實上也是一種活動。這種活動牽涉到了肌肉所謂的緊張活動（tonikē kinēsis）。我們之所以能夠維持一種姿勢不變，是因爲一群肌肉主動地緊繃。若將圖二裡那個人像的靈魂取走，他便會癱成一團輪廓不清的皮肉。維爾南（Jean-Pierre Vernant）指出，荷馬史詩中的人體並非單獨孤立的存在，而是「在根本上受到令其動作的力量所影響，並受到生命力的推動。一個人感到喜悅、煩躁、同情、或是在痛苦之中、或是膽大無畏、或是感受到任何情感的時候，他其實是受到一種驅動力……這種驅動力『由神祇注入他體內』，猶如外來的客體般穿透他全身」（譯註：雙引號為本書作者所加）[101]。

和先前對於肌肉與意志力的說法對照來看，維爾南對於古老的附身觀念的分析指出了一個可能的解釋原因，可說明爲何到了希波克拉底的時代，看來像是肌肉發達的人像仍然並不伴有對於肌肉的認知。神話裡的野獸與英雄四肢及軀體上的波狀突起，所代表的可能是勇氣、力氣、或是激昂的情緒；但我們要分析這些徵象時必須記住，古老的傳統並不將力氣與豪情視爲英雄本身的特質，而是上天厚愛的表徵，代表神力的注入[102]。

可以確定的是，到了西元前五世紀，我們已經開始進入到一個不同的世界。在該世紀結束之前，蘇格拉底已將人類視爲一種具有不滅靈魂之核心的生物了。不過蘇格拉底所謂的囚禁於肉體中的靈魂，還必須經過一段時間才會完全轉變成蓋侖所謂的自主性操控者——也就是能夠以意志控制肌肉的自我。

十七世紀的生理學家定義肌肉爲意志之工具時，均稱蓋侖爲他們的理論泉源。不過這種理論並非蓋侖所發明：在他之前的以弗所的魯弗斯就曾經提過[103]。除此之外，我們也注意到蓋侖自己稱馬里努斯一世爲肌肉學的創始者，而我們也知道馬里努斯一世在他探討解剖學的論著中討論過自主性的運動。

我們還可以再往前追溯。雖然亞里斯多德在分析動物的運動時並未提到肌肉，他卻有區分「hekousious」——受選擇或欲望所驅使——的動作，例如建造房屋或縫製斗篷等；以及「akousious」——未經意識決定卽發生——的動作，例如心臟跳動或陰莖勃起、睡眠與醒覺、以及呼吸[104]。他的區分方式顯然和後來蓋倫所提出的自主及不自主運動極爲相似，而且也可能支持了蓋倫的暗示：亞里斯多德雖然從未觀察到或知道肌肉的存在，但他在「理論上」是知道肌肉存在的[105]。不過，其中還是有明顯的差異。

再想想看分節這個主題。言語——語音的分節——需要某種身體構造才能達成；但除此之外，自我控制也是必需的條件。這就是爲什麼小嬰兒不會說話。亞里斯多德解釋道：因爲「正如嬰兒無法適當地控制自己的四肢，因此他們剛開始也無法控制自己的舌頭。他們的舌頭一開始發展並不完全，要到後來才會達成活動自由；在那之前，他們大致上只能咕噥不清地說話」[106]。因此，分節不但是結構問題，也是功能問題，是人與身體之間的關係。嬰兒只能咕噥而無法說話，是因爲他們仍然無法控制自己的舌頭，無法依其意志移動舌頭。

不過，對亞里斯多德而言，這種人與身體間的關係，只是一長串因果關係中的一部分。動作並不可能純粹由目前這個人的個性及欲望而完全解釋。卽使是最簡單的動作——例如眼睛的開闔——其可能性都根源於比意識、甚至比出生更早的過去，在自然剛形塑出胚胎的時候：

既然自然的所有作為皆有其意義，因此眼皮的分開以及移動眼皮的能力在發展的時間上必然是相符的。所以眼睛的完全成形會比較慢，因為大腦需要大量的相互調配，而且也會比其他部位都慢，因為要移動這些離「第一原則」（The First Principle）這麼遠、並如此容易受到寒冷影響的部位，其動作必然要非常強而有力。眼皮的這種本質可從以下這種情況看出：雖然眼皮的重量極微，但只要有睡眠或酒醉之類的狀況使得神智稍微不清，我們便無法抬起眼皮[107]。

我們想睡或醉酒的時候，爲何無法抗拒眼皮的輕輕落下？亞里斯多德試圖藉由以下這個過程來回答這個問題：內在元氣（symphyton pneuma）——也就是大自然強烈的神聖氣息——從心臟擴散開來（「第一原則」），使潮濕的胚胎產生分節，最終將眼皮分開。我們並不清楚他對於上天與動物的運動之間的關係了解多少，不過他無疑地認爲這種關係極爲重要[108]。從他的這項確信中，我們便可看出他對於運動的論述，和蓋侖所著迷的自主性肌肉動作相差甚遠。坎珪勒罕（Georges Canguilhem）將兩者做了如下的對比：

對亞里斯多德而言，所有的運動都仰賴於一個原始而不可動搖的行動者。自然中的所有運動，經由呼吸與模仿，都仰賴於一種超自然的行為。在最完美的陸生動物——人類——體內，有一種從外在進入胚胎的靈魂，這種靈魂來自於神聖的蒼穹，是星星的靈魂……

對蓋侖而言，運動其實是內在自發性的表現……因此，在蓋侖的觀念當中，生物的運動是身體組織內在一種力量的展現結果。動物……在自己的環境中活動……動物藉由肌肉運動而將自己推離自己的中心[109]。

坎珪勒罕的說法指出了另一種解釋肌肉認知起源的方式——從宇宙運動的目的論轉變爲自主操控者的自發性動作。

我在探討觸診的發展歷史時曾經強調過，我們對某樣東西的想像，會大爲影響我們對它的理解。不過，就身體而言，那個被想像的對象就是我們自己，因此觀看方式的問題便與個體性的問題合而爲一。在早期，古希臘之所以發展出肌肉發達的身體，與古希臘男人面對其他個體——動物、野蠻人、女人——時如何定義自己有關。不過，後來則又和另外一種自我定義——也就是自我與改變之間的關係——的發展緊密相關。對於肌肉的著迷，代表了一種新的體現生命之經驗，以及對人的觀念之改變。因此，所有關於身體的論述都以自然發生或偶然發生的過程，與由靈魂主導的行爲的對立爲中心。

記得，希波克拉底的《論心臟》稱心臟爲「很強韌的肌肉」——這恰好與現代的看法相同。因此，到了希波克拉底的時代之後，解剖學和肌肉論述開始興盛之時，古希臘的醫生卻反而開倒車、不再將心臟視爲肌肉，顯然有些矛盾。不過，這其中的矛盾很容易解釋。在《論心臟》中，肌肉的概念還很模糊；心臟之所以被稱爲肌肉，只是因爲心臟的肉有緊密的結合。對蓋侖來說，肌肉的中心概念是功能。心臟不是肌肉，因爲它自己會跳動，而且是非意志的工具。我們無法任意使其開始或停止跳動[110]。

現在回想第一章所探討的主題，我們便能以新的眼光看待脈搏診斷。記住，亞歷山大和狄摩西尼等希臘醫生都將脈搏定義爲「心臟與動脈『非自主性』的收縮」。而在他們之前，希羅菲勒斯將脈搏描述爲「自然存在且非自主地隨時伴隨著我們」，而開啟了脈搏論的論述。他將脈搏與顫抖及痙攣區分開來，暗示了心臟與動脈和「神經般的」(to neurōdes)身體部位——尤其是神經、肌肉、肌腱——是不同的。對希羅菲勒斯而言，這種解剖結構上的不同，正好對應於人類生命中一種基本的雙重性：神經般部位的運動受到有意識的選擇

（prohairesis）所控制，心臟和動脈的搏動則非意識所能掌控[111]。

蓋侖陳述道：「我曾經讓一個人以鐵匠的鉗子夾住一顆心臟，那顆心臟由於強烈的悸動而從他的手中跳了出來；但即使如此，受解剖的那隻動物的感官以及自主性運動並未受到任何損害。牠大聲哀嚎、呼吸急促、四肢劇烈揮動……一旦這些事實確立了，另一個更重要的事實便會顯現，也就是心臟的跳動完全不需要大腦的介入，而大腦也不需要心臟的介入。」[112]

這種不同力量的區別，是蓋侖《論柏拉圖與希波克拉底之學說》（*On the Doctrines of Plato and Hippocrates*）一文的中心主題。蓋侖並不是要決定大腦與心臟何者的位階較高，而是要呈現出兩種不同且相互獨立（不過當然也有所互動）的功能：心臟裡的情感，以及大腦裡的意志與感知。心臟中心理論的問題不僅在於只強調了心臟的重要性，也在於其對人類精神層面的漠視。

希羅菲勒斯對於神經般部位和心臟與動脈的區分並未馬上成爲主流。即使到了蓋侖的時代，仍有許多人遵循亞里斯多德與克里西波斯（Chrysippus）將情感、言語、判斷力、意志力都視爲存在於心臟裡的看法。因此，蓋侖說道：「他們突然間聽到言語來自於大腦時不禁感到驚訝，而且他們聽到所有自主性的動作都來自於肌肉時，更是驚訝地稱我們爲矛盾的製造者。」[113]這種態度可能也存在於蓋侖這句話當中：「四肢由『所謂的』（hoi de onomazomenoi myes）肌肉所移動。」似乎肌肉的概念仍未得到廣泛接受，仍未被視爲理所當然[114]。

那麼，就一方面而言，對於肌肉以及脈搏診斷之誕生的著迷，代表了一種單一發展的正反兩面。我們要理解任何一者，都必須思考出現在西方的自我認知當中的一種基本分裂：自主性動作與自然運作之間的分別。多恩曾經感嘆道，脈搏並不會顯示出罪惡、救贖、或是不滅靈魂的狀態。同時脈搏也不會顯示出靈魂的決定。但在另一方面，脈搏則表現出了自然在人類身體上的運作——所有不受自主性所操控的身心變化、衝動及欲望，就像安提阿王子不可告人的情欲一樣，這種驅動力是意志所無法控制的。

四、顏色的表現性

因此，花朵的主要特色，在於它形成於植物生命周期的巔峰時期；而這種內在的喜悅表現於外，便會形成豔麗的顏色。

——魯斯金（John Ruskin），《天空之后》（*Queen of the Air*）

中國的醫生對於古希臘解剖學家所觀察到的許多細節都不曾注意，不過他們所應用的許多非眼睛所能看見的特徵，卻也是解剖學所無法理解的。這便是爲何針灸人像看似神祕的主要原因——對解剖學之主張的全然漠視。

不過，漠視解剖學並不代表忽視眼睛的觀察。絕非如此：中國古代的醫生對於觀察所得的知識表現出極大的信心。和古希臘的醫生一樣，他們也仔細地觀察身體。只不過他們的觀點有所不同。

《難經》裡寫道：「望而知之謂之『神』，聞而知之謂之『聖』，問而知之謂之『工』，切脈而知之謂之『巧』。」[1]因此，出神入化的觀察力是診斷方式中位階最高的。《靈樞》對於診斷技巧的排列順序稍有不同，不過也將望診之「明」排在第一位[2]。《傷寒論》則說得較白：「上工望而知之，中工問而知之，下工脈而知之。」[3]過人的觀察能力是精通醫術的第一要件。

想想看扁鵲的傳說，他是中國醫學史上最受推崇的人物。我們從記載中得知，扁鵲原本並沒有學醫。他本來在替人照顧旅店。有一天，一位名爲長桑君的年長投宿者將他拉到一旁，對他說：「我身懷密技，但由於年紀已大，所以我想將此技藝傳授給人。」長桑君拿出一瓶藥，對扁鵲說：「將此藥與露水混合服用，過三十天後，你便可見人所不可見之物。」扁鵲照做之後，很快便發現自己能夠看穿牆壁、透視人體[4]。

因此，具有穿透力的觀察力便是他成爲「中國的希波克拉底」之關鍵。扁鵲之所以成爲醫學天才的代名詞，是因爲他能夠看見別人所看不見的東西。在扁鵲最有名的診斷齊桓侯之故事中，他並未詢問桓侯問題，也沒有聞嗅或觸摸他，而僅以眼睛觀察而已（稍後將更加詳盡地探討此一診斷）。

有些學者將視覺至上視爲是西方獨有的特色[5]。的確，歐洲的認識論之論述長久以來都結合了「看」與「知」、視覺與認知、觀察與經驗，也就是「autopsia」與「empeiria」。我們之前提過，「noos」、「idea」、「eidos」等希臘詞語均將思考視爲一種觀看的方式。

不過，若單純將中、西方醫學二分爲視覺傳統與非視覺傳統，則過於粗糙。中國的哲學家亦探討「道」的「玄、微」，以及智慧的「明」，和天地原理的「觀」。《難經》以及扁鵲的傳說均證明了在中國醫學中，視覺也占有極高的地位。

當然，此一證據也暗示出一項頗爲重要的差異：中國醫學中的視覺知識主要指的是診斷用的觀察。這種觀察主要是針對活人而非無生命的死屍。這也就是下面要探討的主要焦點——中國的醫生如何仔細檢驗活人。

不過我想從他們如何檢驗死屍開始談起。雖然解剖學在中國人對於身體的認知中從未取得主導地位，但也絕非不存在[6]。在《靈樞．經水篇》中，岐伯向黃帝解釋哪些事物能夠藉由「解剖而視之」來加以理解；而《漢書》的王莽傳則記載了於西元一六年的確進行了一次解剖。這兩段篇章都很短，而且是古中國唯一明確提到醫學解剖的文章[7]。不過，這兩段文字仍然極具啟發性效果。

另類解剖的暗示

> 翟義黨王孫慶捕得，莽使太醫、尚方與巧屠共刳剝之，量度五藏，以竹筳導其脈，知所終始，云可以治病[8]。

王孫慶是被王莽打敗之叛黨翟義的黨羽；三上義夫在半個世紀前，即就此情境推測此一解剖帶有懲罰意味[9]。我們無法排除這個可能性。而這也絕非好奇心與殘忍結合的首例。暴君紂王逮捕了比干之後，曾說道：「吾聞聖人心有七竅。」於是便剖殺比干以觀其心[10]。不過三上義夫的推測之所以不易證實，是因為《漢書》那段記載中絲毫未提及復仇，而其解剖過程也並未顯現惡意。我們反而是被明確地導引到另一個目的：獲得對醫療有助益的見解。

這是該解剖的主要目的，抑或只是附帶得到的好處？記載中並無明確說明。無論如何，這是個非凡的想望。解剖學的初學者都知道，即使是主要結構也極不易觀察；就算到了今天，在老師的帶領、現代圖鑑以及解剖手冊的引導下，也依然如此。但解剖王孫慶顯然是古中國第一次、也可能是唯一一次的解剖。照這麼說來，其解剖者對於如何進行解剖應該不太了解；然而《漢書》當中的記載卻無任何不確定感。

相反的，不論對於檢驗方式還是所得知識的用處，記載中都表露出了強烈的自信。解剖者清楚了解他們想知道些什麼。他們毫不遲疑地直接測量內臟的大小及重量、並觀察血管的分布。

我們從《靈樞．經水篇》可以稍微了解這些行爲背後的邏輯。岐伯指出：天之高、地之廣，都不是人類所能夠測量的。相較之下，人體就在我們眼前，而且大小適中。我們可以量測身體的表面；也可以解剖人死後的屍體。藉由解剖可知臟之堅脆、腑之大小、其所能容納之穀量、脈之長短、血之清濁、氣之多少，並可得知十二經中何者多血少氣，何者反之。這一切均有其標準（「大數」）[11]。

我們不禁聯想到亞里斯多德對於解剖學的辯護。在《動物結構》一文裡，這位古希臘解剖學的先驅敦促我們研究植物和動物，因爲它們就在手邊；而所有人都想多加了解的天體，卻在我們感官所能及的範圍之外。岐伯則將不可知的浩瀚宇宙與有限而可量測的人體相互對比，並暗示道我們能夠從後者窺得前者之奧妙。在這段論述之前，他已將人體的主要血管比喩爲中國的大河。岐伯之所以闡述解剖的意義與用處，是爲了回答黃帝對於實際應用上的問題——如對於針刺之深淺、艾灸之數量等問題。

因此，岐伯和亞里斯多德一樣，都將解剖學視爲對於宇宙的探究。不過他所檢驗的細節卻是亞里斯多德所不加理會的。亞里斯多德專注於對自然的目的予以體現之設計及形體。岐伯則是量測身體以求其量度。

「大數」一詞呼應了天文學家所發現的天體運轉規律，而這也是占卜者的祕密。人的四肢剛好對應於四季以及四個方向、五臟對應於五個行星、十二經對應於中國十二條孕育生命的河流，這絕非偶然。中國文化傳統認爲數字證實了宏觀宇宙與微觀宇宙之間的相互呼應，並且概括了世界的規律與秩序。而王孫慶就是在此文化背景下受到解剖的。

不過，《內經》與《難經》裡所述及的解剖層面並未與任何明確的宇宙秩序相呼應。而且這兩本典籍也並未以此方式詮釋解剖的意義。數字的對應就算爲中國的解剖賦予了意義，但並沒有因此限定研究的結果。典籍中所記載的數字繁多且精確，看來像是眞實的記錄[12]。

頭骨周長二尺六寸，胸圍四尺五寸，腰圍四尺二寸。自頭頂至頸部長一尺二寸，自髮際至下巴長一尺[13]。古籍告訴我們，藉由測量骨頭與關節的周長、寬度，以及長度，我們便能夠推算經脈的長度。這些在身體表面所進行的測量，是比較簡單的。

其他的計算則較爲複雜。《靈樞》記載道：口廣二寸半；齒以後至會厭，深三寸半；口的容量爲五合。舌頭重十兩；長五寸，寬二寸半。胃重二斤二兩；徑長二尺六寸，大一尺五寸；容量三斗五升。膀胱重九兩二銖，寬九寸，容量九升九合。而其他器官的測量值也都如列在內[14]。

這些數值可能並非檢驗眾多屍體之後所計算出的平均值。原因是古中國並沒有其他關於解剖的記載。而且，在少數幾本列有解剖數據的典籍中，其所錄的數值均相同，暗示了這些數值可能全然來自於王孫慶的那一次解剖[15]。不過，那次的解剖顯然是一次深入的研究。這些測量數據令我們不得不想像一段具有系統性而且極爲費時的過程：解剖者一一切除每個器官，依序排列，以測量儀加以測量，將一端的開口綁住，以穀物或水塡滿器官，然後再將這些穀物或水倒出秤重、測量、計算。

他們爲何要花這麼多工夫？他們想要了解些什麼？我們提過他們相信宇宙間的相互對應關係。不過，該解剖所使用的方法，可能代表了另一種思考邏輯。我指的是對於統一狀態的信奉。

秦始皇推行了一項偉大的標準化政策：明訂煉鑄錢幣的金屬比例、輪軸直徑的大小、道路的寬度；並且統一了全國的度量衡、採用較簡易的文字、甚至惡名昭彰地焚燒異端書籍以控制人民思想。雖然其焚書一舉廣受譴責，後代的統治者卻也都強調單一的價值觀。在《靈樞．骨度篇》裡，黃帝問道：「願聞眾人之度。人長七尺五寸者，其骨節之大小長短各幾何？」[16]我們從這個問題中可以察覺出一種想以數字標準規範人類多樣性的政治統計學。

王孫慶的解剖是個罕見、也可能是唯一的例外。整體來說，解剖檢驗在古中國對於人體的認知上只留下了微弱的印象。不過，此項例外強固了前一章裡一個重要的結論，也就是切割觀察人體的方式不只有一種，而我們一般所稱的解剖學只是解剖學中的一種[17]。古中國的解剖者並未看到古希臘解剖者極感興趣的神經與肌肉。相反的，他們專注於測量器官，而這是蓋侖及其前人所完全忽略的[18]。

論身體結構的觀念

然而，內臟的仔細測量和身體的統一性之間又有何功能性的關連呢？古希臘的解剖學家著重於展現身體內的主導結構，以闡述大腦以及心臟這些中樞如何統轄其周邊的構造——例如肌肉或搏動的動脈。假如《漢書》的記載看來不像「眞正的」解剖學，其主要原因是他們顯然並不在乎器官的用途，毫不在意身體的運作方式。

很明顯的，這並不完全正確。中國的解剖者畢竟也試圖以竹籤追蹤血脈的運行、量測其長度、檢查其中血液的清澈或混濁、測量何者含有較多的血與較少的氣、何者又反之——而這一切顯然是因爲經脈與器官間的關連具有功能上的意義。穿越肝的脈連接到眼睛，因此肝臟衰弱會造成視覺不良。從雙腳上行的脈經過膽囊及身體兩側而到達耳朵；這就是爲什麼暈眩或耳鳴時必須醫治膽囊。脈和西方解剖學中的神經與血管一樣，將相隔遙遠的部位連接了起來。

不過，脈又和神經與血管不同，因爲脈的循環並沒有控制中心。經由切脈可得知所有內臟的狀況，而不是只有心臟，並且心臟也不是居於主要地位。經脈循環的起點與終點只是個單純的部位，也就是寸口[19]；寸口並沒有任何驅動力或是主要的推動器。

在這點上，中國人的想法與古希臘人的想法有著根本上的不同。卽使在解剖學興起之前，古希臘人對於身體的思考便已極爲強調這個問題：身體的主導原則（archē）以及控制者（hegemonikon）究竟在哪裡？雖然意見並不一致——柏拉圖和戴奧吉尼斯（Diogenes）強調大腦的位階最高，亞里斯多德則認爲心臟掌控一切——但所有人都將此問題視爲理所當然。人體內的運動必然起自一個主要的源頭。一定有個控制者。

後來的解剖學研究多著重於大腦與心臟，其原因主要便是源於這種想法。古希臘的解剖者理所當然地認爲這就是理解身體結構的目的所在——釐清控制層級。蓋侖在他的解剖學理論中，假設了一種三分的權力：神經受大腦控制，動脈受心臟控制，血管則受肝臟控制；不過單一控制中心的問題在他的思想中仍占有核心地位。這三個源頭絕非相等：大腦作爲理性的基礎，依然居於最高地位。

中國人對於身體的看法中則沒有類似的位階問題。沒錯，《內經》將人體比擬爲國家時，的確將心臟稱爲「君主之官」，甚至稱其爲智慧（「神明」）所出之處。但是心臟並非一個人心理狀態的主宰者。舉例而言，果決就屬於膽囊所操控，謀慮來自於肝臟，機巧來自於腎臟，而五味則是出自於脾臟[20]。中國對於心臟的論述並沒有類似於古希臘的「hegemonikon」那般的主導地位。在五行的運行中，心主肺，不過腎又主心，脾主腎，肝主脾，肺主肝。權力是循環的，五臟中並沒有一者居於主導地位。

《素問》裡「心主脈」一語若抽離上下文，看來似乎並不符合我所說的氣血循環不具有主導中心。「心主脈」一語令人聯想到跳動的心臟以及搏動的動脈。不過，接著這句話之後的文字，卻指出了另一種不同的關係。

沒錯，心主脈；不過和肺主皮、脾主肉、肝主筋、腎主骨是相同的[21]。若對其整體加以仔細思考，便可發現這串文字傳達給我們一個重要的訊息：中國人對於身體的看法和古希臘人不同之處，不僅在於其具有多個彼此平等的主導源頭，更重要的是，其對於主導的觀念卽有所不同。

堵住動脈，脈搏便會消失。切斷神經，手臂便會癱瘓。這種效果是立卽而直接的。蓋侖經過這類的實驗與觀察之後，才會提出心臟主導動脈，而大腦控制肌肉。這種關連便是研究身體結構能夠了解生理功能的證據。

在中國醫學裡，「主」則是以不同的方式將各個部位串連起來。脾臟功能不良會導致瘦弱，肺受到傷害會造成皮膚粗糙，但這種因果關係並不直接，因此和切斷神經會造成癱瘓的因果關係不同。從原因發生到結果浮現可能得花上幾天、幾月、甚至幾年之久。這種關連並不只橫跨於不同的部位，並且橫跨於不同的時間。這種關連是解剖所看不出來的。

這究竟是什麼樣的關連？中國的醫生究竟如何看待這種「主」的架構？中國醫學史上最常爲人引用的卽是齊桓侯與扁鵲相會的故事：

扁鵲過齊，齊桓侯客之。入朝見，曰：「君有疾在腠理，不治將深。」桓侯曰：「寡人無疾。」扁鵲出，桓侯謂左右曰：「醫之好利也，欲以不疾者為功。」後五日，扁鵲復見，曰：「君有疾在血脈，不治恐深。」桓侯曰：「寡人無疾。」扁鵲出，桓侯不悅。後五日，扁鵲復見，曰：「君有疾在腸胃間，不治將深。」桓侯不應。扁鵲出，桓侯不悅。

後五日，扁鵲復見，望見桓侯而退走，桓侯使人問其故。扁鵲曰：「疾之居腠理也，湯熨之所及也；在血脈，鍼石之所及也；其在腸胃，酒醪之所及也；其在骨髓，雖司命無奈之何。今在骨髓，臣是以無請也。」

後五日，桓侯體病。使人召扁鵲，扁鵲已逃去。桓侯遂死[22]。

在中國醫學史上，這個故事時常被人以不同的評斷角度加以引用，以推崇扁鵲驚人的醫學天才；我們也可用較爲實際的角度加以解讀，將其視爲一篇寓言，目的在於警示人們醫學有其限制，即使再高超的洞悉力也敵不過猜疑。但在這裡，我們的主要關注是在於其描述一個人疾病惡化的過程。

無知與輕忽會助長疾病的惡化，輕微的小病也可能演變成沉重的疾病。這種說法將疾病與「沉重」的觀念結合在一起，似乎疾病的惡化就是身體變得愈來愈沉重的過程。相較之下，扁鵲對於齊桓侯的診斷則表現出一種空間的層次——將身體結構視爲深淺的構造，而疾病則是毒素的逐漸侵入。疾病首先感染皮膚與毛孔，接著則持續向內部入侵——進入血脈、肌腱、肉、內臟，最後則進入骨髓。疾病還在毛孔附近時，可用膏藥或針刺加以醫治；疾病較深入時，則必須服藥；等到疾病侵入骨髓時，就無藥可醫了。

無可察覺的小問題是如何演變成致命疾病的呢？雖然上述的篇章出現在司馬遷對於扁鵲的傳記裡——也就是在史書裡而非醫學論著中——其所抓住的要點卻與醫學典籍相同。《內經》提到疾病以各種不同方式出現及發展——有時候也包含了從內臟向外擴散；不過在如此的多樣性當中，我們也可看到一些重複出現的主題或典範。雖然醫生知道這些典範並無法解釋所有的疾病，不過卻是他們對於疾病之認知的總結。這其中最具影響力的典範，就是外來的邪風對身體的層層入侵。

「邪風之至，疾如風雨。故善治者治皮毛，」——風是「百病之始」，而最高明的醫生則能夠在風侵入體內之前予以驅走——「其次治肌膚，其次治筋脈，其次治六府，其次治五藏。治五藏者，半死半生也……」[23]因此，醫生的技藝與疾病的嚴重性均可以空間衡量，以體表的皮毛與體內的臟腑之不同層次加以區分。

《素問》在列舉完醫生技藝的高下之後，接著便是第一章所摘錄過的對切診的概述：「按尺寸，觀浮沉滑澀，而知病所生以治。」[24]

我們之前看過，滑澀之說反映出認爲脈會流動的看法。我們現在已經可以了解浮沉的特殊意義了。舉之有餘，按之不足，是爲浮脈；相反的，舉之不足，按之有餘，則是沉脈。這兩者代表了某種疾病的本質。《靈樞．衛氣失常篇》解釋道：浮、沉各自對應於疾病的淺、深[25]。《素問．平人氣象論篇》也同樣指出：脈沉而堅者，表示疾病在於體內；脈浮而盛者，表示邪風正在侵襲體表——皮膚、毛孔、筋[26]。

但這兩者不一定代表疾病。舉例而言，春天的時候，由於生命力向外放射，因此脈自然會浮；冬天的時候，由於血氣內縮，因此脈自然會沉。《難經．四難》指出浮脈爲陽，沉脈爲陰。浮與沉之對比可能是切診中對於脈象最根本的區別，這是因爲中醫認爲體內所有變化——不論生理上或病理上——都與深淺的變化有關。

浮與沉其實有兩種不同意義。除了代表脈象之外，也代表了切脈的部位。回想一下：醫生摸診寸口時，將手腕水平三分爲寸、關、尺，而這三者又垂直二分爲浮與沉。這就是醫生摸診手腕時所使用的六個部位。在浮位上，輕輕持脈可診斷出腑——屬陽之器官——的狀況；在沉位上，用力下壓，則可診斷出臟——屬陰，主腑——的狀況。

《難經．五難》對於垂直的區分又更進一步。以三菽之重輕輕持脈，則可得知肺部及其所主之皮毛的狀況；若以六菽之重持脈，則可得心部及其所主之血管的狀況；第三種程度可察知肌肉與脾部；第四種程度可察知筋與肝部；在最深的程度，若以十五菽之重持脈，則可知腎部及其所主之骨頭的狀況[27]。

蓋侖專注於探討形體與功能之間無懈可擊的相互符合，驚嘆於每個器官的形狀完全體現在其用途上。不過這種形體上的問題並未引起中國人的興趣。形狀遠不如位置重要：人體的功能性結構主要表現在其「表」、「裡」的兩極構造。

因此，中國醫學裡的視覺知識之謎可以總結爲這個問題：我們該如何研究由深淺組織所構成的身體？

中國醫生的解決方式就是觀望體表。對解剖學家而言，表皮是個屏障，阻礙研究者探究內在的形式，而一個不具形式的身體卽失去了啟發性，神祕而難以捉摸。不過對中國人而言，表皮卻是徵象的顯現之處。因爲醫生可從體表觀察病患的五色。亞歷山大大帝時代的解剖學家仔細研究器官形狀在功能上的意義，而中國漢代的醫生則看到了色澤中深沉的意義。

觀望的對象

人體每個感官都有其相應的感知對象，而對象則界定了該感官在診斷上所扮演的角色。舉例而言，手指能夠感覺皮膚的質感、肉體的溫度與堅實度，以及脈的流動。鼻子能夠聞嗅病患的身體與排泄物的味道。耳朵能夠聆聽音調高低、呻吟聲，以及對於痛苦與不適的描述。至於眼睛則可觀察許多對象——體格、步態、姿勢、水腫、皮膚出疹等。不過，在中國醫學裡，最主要的觀察方式就是「望色」。就理論上而言，對色澤的觀察代表了視覺的用途與基本原理；而在實務上，色澤也的確是最受到仔細觀察的對象。

爲什麼？如果有人問我們一個醫生應該要看些什麼，「色澤」大概不會是我們最先想到的答案。「味道」似乎是「鼻子應該聞到什麼？」這個問題的自然回答，而我們也都會接受「聲音」爲「耳朵該聽見什麼？」這個問題的答案。把視覺歸納於色澤的感知則出乎我們意料之外。

這並不表示對色澤感興趣有任何奇特之處。《內經》記載道：臉色呈黃色或紅色，代表熱；白色代表寒；青色或黑色則爲痛[28]。患肝熱病時，左頰會先呈現紅色；患肺熱病時，右頰會先呈現紅色；患心熱病時，額頭會先呈現紅色[29]。我們可能不完全接受這種說法，不過其背後所帶有的邏輯卻絕對不陌生。我們也將蒼白、紅熱、蠟黃的臉色視爲疾病的表徵。

所以，眞正令人困惑的是在於將觀察「等同」於望色，而且望色居於各種診斷方式之首。色澤雖然能夠表示疼痛、發燒、或感冒，但這些問題的成因繁多，而且均可以其他方式診斷出來。因此，病因的察覺並不足以證明望色的重要性。

事實上，古代的醫學理論也主張有另一個更具一般性的基本原理。這個原理指出微觀宇宙的身體和宏觀宇宙一樣，都受到五行（金、木、水、火、土）互動之影響；而五行之盈缺則顯示在五色——青、赤、黃、白、黑——盛衰。如此一來，色澤之重要性即涵蓋了天地。

醫生從病患臉部的色澤，可推知其所患的疾病受五行中之何者影響。紅潤的臉色代表火氣上升，臉色蠟黃代表土氣過盛[30]。實際上的診斷自然更加深入，醫生會衡量色澤的細微變化、各種色澤浮現的時間與部位、以及其他感官的診斷所得[31]。不過原則是很基本的：醫生視五色為天地變化的五重力量。

在漢代的醫學典籍中即已確立下來的此一望色原則，便是後代論述視覺診斷的基本架構。即使到了今天，中醫的教科書依然以此原則為標準解釋望色的意義。

在秦漢時代，從色澤中看出重要意義的並不只有醫生。中國人非常相信五色的重要性。對政治理論家而言，五色代表了朝代的興衰。白色代表商朝；紅色代表其後的周朝。根據傳說，周武王伐紂之前，先是捉到了一條白魚，接著又看到一道天火轉化為一隻紅色烏鴉，因而預知伐紂將得以成功[32]。秦始皇認為秦朝的水德取代了周朝的火德，因而命令將朝中一切衣飾旌旗皆換為黑色（與水對應的顏色）[33]。

五色不只代表了王位繼承的先後順序，並且代表了空間上的區隔、四方的動態。司馬遷

（西元前一四五～九〇）記載了一種祭典，皇帝立一五色之社以爲祭祀地靈之祭壇。此社取東方的青土、南方的赤土、西方的白土、北方的黑土築之，其上並覆以黃土——黃土代表皇帝所在之中央政府。受封於東方之王，取青土；受封於南方之王，取赤土；受封於西方之王，取白土；受封於北方之王，取黑土。每位諸侯王於是將其土帶至封地，在土之周圍築一祭壇，並覆上他另外所受賜予之黃土[34]。

顏色代表權力。漢朝的政治文化瀰漫著對於色彩的信奉，並大量呈現在宮廷旗幟、祭祀器皿、服裝，以及建築設計上。天地與五色之間的相互呼應強化了醫學上對於色澤的重視，這是無庸置疑的。

不過，這也不能解釋望色的獨尊地位。我們若檢視中國人對於視覺的本質與功能的想法，便會發現有兩個問題仍未得到解答。

第一個問題是觀望爲何有威信。畢竟，與天地韻律相關者並不只有視覺。五行分析中從未指稱眼睛的洞察力高過於耳朵或鼻子，而五色也並不比五音或五味深奧。視覺所以爲診斷方式之首，望而知之所以爲「神」，原因必定不只是因爲五色與五行之間的關連。

懷疑論者可能會認爲這種位階高低的排列，主要是代表一種理論上的理想，而非實際上的實行標準。還記得，郭玉在那次令和帝嘆爲觀止的診斷中，他並無法看見任何東西，而必須經由觸摸從簾後伸出的手腕斷定眞相。在切脈興起之後，便再也沒有人提到如扁鵲那種望穿牆壁的能力了。

不過，卽使視覺的首要地位只是種理想，則這種理想也依然需要加以解釋。更何況，中國醫學典籍均毫無疑問地指出，卽使在切診興起之後，望診依然占有其特殊地位。《內經》與《難經》對於五音、五臭、五味大致上都只有簡略的敍述。我們有時候不禁覺得這三者之所以被提及，只是作者爲了表示其論述具有全面性罷了。對於視覺的探討則非如此。《素問．移精變氣論篇》指出：「色脈者，上帝之所貴也，先師之所傳也。」察知色與脈便可得知最根本的資訊，而上古之聖賢卽藉由察知色脈而獲得如神一般之明鑑力[35]。《素問．五藏生成篇》則指出：「能合色脈，可以萬全。」[36]切診雖然成爲了最主要也最受信賴的診斷方式，望色卻一直都是必要的輔助[37]。

這兩者是密不可分的：可靠的切脈必須配合眼睛的觀察，反之亦然。「色以應日，脈以應月。」[38]假如望色與切脈所得的結果相符——例如兩者都爲木——則病患無生命危險；假如兩者所得結果不同——例如一者爲木而另一者爲金——則病患已無痊癒之望[39]。耳朵、鼻子、舌頭都可能提供輔助資訊，但眞正的判斷基礎在於手和眼。「善診者察色按脈。」[40]卽使切脈具有極高的重要性，但是如果沒有望色的輔助，仍然無法眞正了解身體狀況[41]。

至於爲何如此，我們並無法從五色與五行之間的對應得知。

第二個問題則在於：色的重要性並不只出現在醫學上。

口之於味也，目之於色也，耳之於聲也，鼻之於臭也，四肢之於安佚也，性也……[42]

孟子在此處呼應了古中國對於感官的標準區分：色之於眼，正如味之於口以及音之於耳[43]。色澤並不只是視覺的對象之一，就如氣味也並不只是嗅覺的對象之一；色澤是視覺唯一的對象，對色澤的感知即定義了眼睛的本質。因此，色之謎並不只和醫學診斷有關。正如同古希臘對於解剖結構的研究是奠基於形象上的廣泛哲學探討，五色的探究也不僅限於醫學領域。

但醫學領域之外的探究是什麼？除了診斷需要之外，還有什麼能夠讓眼睛和色澤扯上關係？除了擴大我們問題的範圍之外，孟子的說法又再次暗示：對於色澤的探討若僅限於五色，則不盡完整。孟子出生的年代比《呂氏春秋》（西元前二四〇）的編纂年代早一百多年，而《呂氏春秋》是第一本有系統地將五行理論與天地變化相互對應的著作。當然，我們對於早期五行說的歷史發展了解不多，而且我們在與孟子同時期或更早的著述裡也可找到與五行應合的事物分類，以及「五行」與「五色」等詞彙的使用[44]。但在《孟子》當中，雖然「色」一字出現過二、三十次，「五色」一詞卻從未出現過。更值得注意的是，在《呂氏春秋》之前論及五色的著述裡，包含孟子對於色澤的討論，都未曾指出眼睛之所以觀察色澤是因爲有五色的區別，也未曾提到色澤與天地變化之間的關連。五行分析本身並不足以解釋視覺與色之間的關連。

色之意義

不過，也許將視覺緊密關連於色澤並不那麼奇怪。亞里斯多德在他探討靈魂的著作中，卽強調視覺的對象是「可見的」(to horaton)，並接著表示：「可見的卽是色澤。」[45]而假如白與黑也算是色澤的話——中國人卽這麼認爲——則我們也必須承認色澤的基本性質：若無明暗之分，則我們將無法辨識形狀。我們將什麼都看不見。

色澤通常帶有神祕的聯想。《禮記》記載道，在殮葬之事上，「殷人尙白」[46]。商朝的重要祭典「燎祭」即以火燒白狗爲其儀式；而與其他祭典有關的白牛、白馬、白豬、白鹿等，都顯示了白色在商朝文化中所具有的象徵意義[47]。換句話說，早在受到五行系統性的解釋之前，色澤就已具有象徵意義了。

不過這兩者都無益於解答我們的問題。最直接的原因是這兩者都並未得到明確的認可。孟子以及其他人將視覺與色澤結合時，所依循的並非色澤所具有的象徵意義，也並非明暗之分在視覺上高過於形體的意義。另外還有一個決定性的限制：所有對於觀察色澤的理由都無法充分解釋爲何視覺會等同於望色，因爲望色並不只是觀察色澤。雖然「色」一字在漢代之前的論著中頗常出現，但其意味通常並非色澤——至少不純粹是，也不直接是。

相關詞「顏色」在此則頗具啟發意義。在現代的中文裡，「顏色」是色彩的標準用詞。若想知道一位朋友新買的豐田汽車的色澤，你會問：「車子是什麼顏色？」但「顏色」一詞歷史悠久，早在《論語》中便已出現——不過孔子使用這個詞的意義與今日頗爲不同：「子曰：『侍於君子有三愆，言未及之而言，謂之躁；言及之而不言，謂之隱；未見顏色而言，謂之瞽。』」[48]因此「顏色」的意思並非色彩，而是臉部表情。這段文字是「顏色」的古老用法之典型例子：早期中國典籍裡使用「顏色」一詞都並非指稱色澤這種抽象概念。「顏色」原本的意義就是指人臉上的表情。

「顏」意指臉，或者說得更精確一點，是指額頭；而從以上的討論中，我們大概可猜出「色」一字意指表情或外貌。的確，在後古典時期的佛教用語中，「色」意指現象界之表象，相對於本體的「空」。假如這是古代對於「色」一字的用法，觀看與望色之間的關連就並不重要，因爲「色」就包含了所有感官的感知。

不過，在佛教盛行之前，「色」並不具有形而上的意義。在最常使用的意義中，「色」並非泛指所有外貌，而是純粹指臉部表情。每當孔子晉見君主時，「色，勃如也；足，躩如也；其言似不足者……出，降一等，逞顏色，怡怡如也。」[49]在這段文字中，臉部表情先是以「色」稱之，後又以「顏色」稱之，而這兩者顯然同義。在周朝末期以及戰國時代的用語中，「色」的常見意義是「神態」而非「色澤」。

孟子於是觀察到受暴君統治之下的人民的「飢色」[50]，以及受仁君統治之下的人民的「喜色」[51]；莊子則看見未得道者之「憂色」[52]。最後，隨著五色／五行分析之興起，「色」與色澤之關連於是變得極爲常見。即使如此，漢代的《說文解字》——中國最早的字典——一書依然將「色」定義爲「顏氣」；到了頗爲晚近的時期，清代註釋家段玉裁仍然做如下解釋：「顏者，兩眉之間也。心達於氣，氣達於眉間，是之謂色。」事實上，現代的《辭海》依然將「顏氣」列爲「色」的第一個意義，並引段玉裁之註釋以爲佐證。色澤落在第二個意義。

對於中國人之所以會講望色的原因，這代表了一種解釋（我稍後會討論另一種）。現代對於傳統醫學的概論，通常將望診視爲一種直截了當的技術性工作：要知道五行中之何者居於支配地位，只消觀察病患臉部的色澤就行了。然而，「望」——對於「色」之觀察所使用的標準動詞——卻代表了一種更爲微妙的技藝。

早期的象形文字以眼睛的圖樣配上一個人向前伸展的圖樣以代表「望」（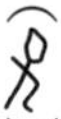）；現在的「望」字則顯示出一個人向前伸展以便看到遠方的月亮。上述兩者都反映出了「望」一字的字源：「望」與「亡」（不存在）、「茫」（不清楚）均具有相同的起源[53]。換句話說，「望」表示出一個人努力要看見模糊不清或遙遠的事物。望色代表眼睛要努力去看見某種不存在或不清楚的東西。

將「色」解釋爲臉色，可解答這種努力的一部分意義。我們看到一個人的臉部表情時，事實上是看到了什麼？眉毛上揚、眼睛發亮、嘴唇噘起、臉色潮紅或蒼白。這一切毫無疑問都是我們所看到的部分東西。不過我們通常不會分別加以注意，就像我們看書不會一個個字母拆開來看。更確切地說，我們所看見的，或是我們認爲我們所看見的——這兩者通常難以眞正區別——是躊躇或不耐、絕望或渴望、狡詐或坦率。也就是說，我們所看見的是態度或意向。態度與意向清晰可見，卻難以明確看清。

望色之起源可能就是如此而來。醫學研究衍生自長久以來對於臉部表情的興趣。中國人的觀察方式除了與色澤有關之外，同時也與觀察臉部表情有關。

感官欲望

我們所關注的是中國人想從臉部表情上得知什麼——也就是說，以「色」作爲知識對象。不過，所有的論述中都無法忽略「色」也會挑起欲望。

再看一次孟子書中的那段文字：「口之於味也，目之於色也，耳之於聲也，鼻之於臭也，四肢之於安佚也，性也……」

將四肢與眼、鼻、口相提並論似乎並不相稱。畢竟，眼睛、鼻子、嘴巴都是感知器官，而四肢並不是。不過，四肢與安佚之間的關係倒是與感官及其對象之間的關係有一特出的相應之處：兩者都是欲望的關係。色、臭、味並不只是眼、鼻、口所感知到的東西，同時也是感官欲求的對象。莊子明白指出：「以人之情：目欲視色，耳欲聽聲，口欲察味。」[54]對「色」的渴望則是最強烈的。孔子曰：「吾未見好德如好色者也。」[55]告子認爲人性即是對食、色的欲求[56]。除了臉部表情外，這就是「色」最常見的意義：美色及其所挑起的欲望。

「色」能使女人驕傲，但其所引來的偏愛與情意會隨著色衰而褪去[57]。「好色」幾乎是所有昏君共有的缺點；而能抗拒美色的誘惑則代表高尚的人格[58]。有史以來，「色」的致命吸引力一直是中國許多朝代覆亡的原因之一。「色」將肉欲定義爲視覺上的欲求。

因此，觀看與望色之間的等同，便是一種自然的吸引力。「色」不只是眼睛所能或所應見的，而且是所樂見的。

這種欲望與醫學上的望色有任何關係嗎？「好色」與「望色」——視覺上的欲求與診斷上的觀察。乍看之下，兩者似乎毫無關連，並且甚至是相反的。「好色」之「色」爲魅惑之物，「望色」之「色」則難以捉摸。道德家要求人們遠離前者，醫生則被鼓勵要仔細研究後者。然而，這兩者依然同稱爲「色」——而這必非偶然。

讓我們更加深入探究臉上所出現的表情吧。

「色」之為表情

人們的臉部表情透露出許多訊息，但察知這些訊息需要細膩的技巧。

表情頂多是「半透明」的，而且人會加以掩飾。《書經》——中國最古老的典籍之一——就已警告過在上位者不可挑選巧言令色之人爲官員[59]；孔子也說：「巧言令色鮮矣仁。」[60]在《論語》中，孔子不只一次指出一個人表面上的仁義、勇敢與他眞正的人格之間會有差異[61]。當然，這種警告的目的不在於否認臉部表情的可信度，而是強調洞察力的重要性。《書經》寫道：「知人則哲……能哲……何畏乎巧言令色孔壬？」[62]

敏銳的觀察者能夠看穿表象而察知內在的想法、內心的算計。齊桓公與管仲暗謀伐莒，但計畫尚未宣布，消息即已傳遍齊國。管仲表示：「國必有聖人也。」唯有聖人能夠預知未發之計謀。管仲懷疑此位聖人爲東郭牙，於是召他前來：

> 管仲曰：「子邪？言伐莒？」對曰：「然。」……管仲曰：「我不言伐莒，子何以意之？」

東郭牙回答道：只不過是藉由觀察管仲的「色」罷了。東郭牙在經過一陣時間的觀察之後，便看得出管仲何時欣喜、何時憂愁、何時充滿征戰之怒氣。觀察管仲的臉色之後，再配合以當時的政治情勢，東郭牙於是猜出了管仲的心思[63]。

王充（二七～一〇〇）記敘完這段史事後，接著又載述淳于髡因感知梁惠王的心事而使梁惠王大吃一驚的軼事。王充總結道：「志在胸臆之中，藏匿不見。髡能知之。」為什麼呢？「觀色以窺心。」[64]

這種對於祕密的察知所引起的驚奇，極有助於澄清視覺所具有的神祕性。即使是在王充的敘述當中，兩位聖人的敏銳觀察力依然令人印象深刻。但王充在當時卻算是個異數，因為他是個堅定的理性主義者，致力於駁斥一般人對於超自然的預言能力的迷信。他對於東郭牙與淳于髡之事蹟的描寫，與傳統上將這兩人神化為預言者的說法相左——一般傳統認為這兩人和扁鵲同樣都是先知，能夠看到隱藏在體內、腦海裡、未來中的事物。

這就是中國人之所以會講「望」色之原因的另一種解釋：觀看與預言之間的密切相關。醫生經由「望色」而能預測疾病的發展，就像預言家經由「望氣」而能預言軍隊與國家的前途[65]。「望氣」是種在秦代與西漢時代特別盛行的占卜術，而在這個時期，醫學也發展至其古典形式[66]。其前提是氣候、政治命運，尤其是戰爭局勢的變化，都會事先顯現在大氣的細微變化中[67]。

「望氣」專家指出，軍隊上空的浮雲若是幻化成野獸的模樣，則該軍隊會打勝仗。細縷白雲代表一位帶領剽悍部隊的冷酷將領。低空懸浮的青白色雲朵預示了勝利。緩緩上升而前端呈現紅色的雲朵，表示這是場打不贏的仗。某些地區的大氣是白色的，有些地區是紅色的，有些地區則低空爲黑色而高空爲藍色。「諸此雲見，以五色合占。」[68]

漢明帝卽位後（西元前五九年），登上靈臺「望元氣」以觀察對其統治會有所影響的天象變化[69]。望氣必須藉由觀察遠處的雲和空氣以預見未來的事物。

醫學中的望色也極爲相似。「望色」與「望氣」的觀察者都試圖察覺變化最早、最細微的表徵。《靈樞》記載道：「虛邪之中身也，灑淅動形。」嚴重的疾病呈現出強烈的顫抖，因此明顯可見。但疾病若較不劇烈，則徵象也較爲細微：「先見於色，不知於身。若有若無，若亡若存，有形無形，莫知其情。」[70]

因此，「望而知之」——診療技術中最崇高者——就是在疾病成形前先行發現，察知「若有若無」的東西。疾病逐漸惡化時，其相對應的色澤便會加深。如果色澤「如雲徹散」般地褪去，則疾病不久便會痊癒。醫生觀察色之浮沉，可知病之輕重；觀察色之散摶，可知病之遠近。「積神於心，以知往今。」[71]疾病在體內眞正成形之前，會先在臉與氣中出現徵象。

西方評論中國的醫學與哲學時通常會強調中國人身心合一的觀念。其原因是可預測的：在西方對於人類狀態的論述中所具有的強烈二元性——聖潔的靈魂與墮落的肉體、無形的思想與物質的身體之間的強烈對立——之下，中國思想中缺乏這種兩極化的特點於是突顯出來而成爲最重要的差異。不過，著重於中國思想中缺乏此種兩極化的特徵，通常會因而忽略中國人所做出的區別。其中之一就是形體與臉部表情的區別——更明確地說，則是形與色之間的區別。孟子告訴我們：形、色是人類的天性[72]。

我們可以從一些相對應的詞語——形神、形生、形氣——中看出這種區別的一般特性。這些詞語所反映出來的觀念——也就是人是由形體與其他東西所組成的——和肉身與靈魂的二分性具有無庸置疑的相似性。不過，兩者卻也有一重要差異：「色」與「形」的區別並非實體上的本質，而是明確程度的差別。

正如《靈樞》當中的文字所指出的，有些神態及現象——例如形體的變化、四肢與軀體的顫抖——是不可能忽略的。另外則有些較爲虛無縹緲、變化無常的「色」，亦即可見但難以捉摸的神態：「若有若無，若亡若存。」

醫生之所以重視「色」是因爲它顯示了細微的變化。體態與容貌需要長時間才會有顯著改變；等到疾病對其影響能夠清楚看出時，通常已經過了很久了。不過，疾病在造成瘦弱及容貌改變之前，首先會出現在臉色細微的變化中。能夠望而知之者，能夠眞正看見「色」的醫生，會比其他人都更早看出眞相。

對「色」的觀察也是一種道德責任。孔子說：「夫達也者，質直而好義，『察言而觀色』，慮以下人。」（譯註：雙引號為本書作者所加）[73]。

「色」即是「臉上的表情」。孔子將觀色與正直、好義、謙虛等主要美德並列，因而賦予其一種通常所不具有的地位。不過，我們能夠猜想得到爲何孔子會這麼認爲；原因顯然在於他對於道德發展之進程的看法，他認爲自修不可能與他人無關。要合宜地與他人應對，我們必須先了解對方。要了解對方，我們就必須注意觀察他們的言語和臉色。

但我們究竟要了解別人些什麼？表情和言語表達了些什麼？回想一下第二章對於語言的探討。一種普遍的模式是把言詞作爲意向與觀念的徵象。在這種模式中，懂得一個字詞就是了解其所代表的概念。孔子之所以強調對言語的敏感度則來自於其他假設。回想孟子對於「知言」的解釋：「淫辭知其所陷，邪辭知其所離，遁辭知其所窮。」[74]

因此，「知言」和個別詞語是否定義清楚、是否蘊藏智慧無關。知言其實是能夠聽出言語背後所隱含的態度與思想狀態。敏銳的聆聽能力是指能夠聽見言語中的弦外之音。

對臉部表情的觀察也有類似的解釋。對觀察力敏銳的人來說，「色」會透露出人們所想要掩飾的意向，甚至是自己都沒有察覺的瑣屑小願。因此，描述一個人「變色」或「作色」時，所使用的形容詞通常帶有突發或不自主的意思——勃然變色，勃然作色，忿然作色，怫然作色——未經預謀、出乎意料之外、受到憤怒的支配[75]。這些詞語指出了表情與顏色是可以互相代換的。我們也可以將上述的詞語翻譯爲：「突然間改變顏色」或是「突然間出現顏色」——或是更爲廣泛的：「嚇得臉色蒼白」、「臉色因憤怒而泛紅」、「因羞愧而臉紅」。

「色」顯示出人的本性。見完國君之後，孔子「逞顏色」——翻譯者譯爲「放鬆了表情」——也就是撤除戒愼之心，讓自己的感受自由流露。我們藉由觀察「色」而能夠觀察到人的內心。子貢受到一位園丁賢者的譏諷之後，因而「失色」：

項項然不自得，行三十里而後愈。其弟子曰：「向之人，何為者邪？夫子何故見之變容失色，終日不自反邪？」[76]

「不自得」意指「無法恢復鎮定」；「終日不自反」則意指「整天都無法恢復自若的神色」。「失色」不但代表喪失顏色，也代表喪失自我控制。

不久之前，我曾經比較過肉體（「形」）長時間的逐漸變化與「色」的難以捉摸。當然，臉部表情並非隨機亂變，也不僅僅反映出一時的刺激。表情也表達了刻意的控制與根深柢固的習慣。

中國的思想家對此極爲了解。「色」之所以引起他們的注意，並不只是作爲觀察的對象，而且也能夠加以主觀培養。孔子雖然貶抑表面的做作，卻也將控制行爲舉止視爲自我修養的必要條件之一：「君子所貴乎道者三：動容貌，斯遠暴慢矣；正顏色，斯近信矣；出辭氣，斯遠鄙倍矣。」[77]

因此，三種最重要的美德中有兩種需要加以控制臉部表情，另外一種則和言語有關。再次注意到「色」與言詞間的關係，並記住言語的核心並不在於表面上所傳達的觀念，而在於「辭氣」：亦即隱含在言語中的精神。臉部表情的表現性和人說話語調的表現性一樣豐富。

> 子夏問孝。子曰：「色難！有事，弟子服其勞；有酒食，先生饌：曾是以為孝乎！」[78]

處理繁重的雜務、奉養年老的父母——這些都是孝子所必須做的；但做到這些仍不足以稱爲孝。盡孝道必須有合宜的臉色，而這正是最難的地方。如同從事合乎禮的行爲一樣：「恭而無禮則勞；愼而無禮則葸。」[79]任何人都能夠說出特定的話語、行走、雙手合握、行禮。這些動作都很容易，要做就做得到。但說話的語調、態度、臉部表情——即「禮」的中心精神——則是另一回事了。這些樣貌和走路與行禮一樣都受意志的控制，但這種控制較難一致、較爲薄弱、也較不直接。這種控制需要長久而持續的練習與培養。

因此，「色」代表了活過的年歲，有時並且是極爲明確的。舉例而言，莊子提及一位年滿七十卻有嬰兒之色的賢者[80]。華佗的傳記也提到，養生之道使得華佗年老時仍能保有年輕人之容貌（色）[81]。在這兩個例子裡，「色」都可解釋爲膚色或臉部表情，而且可能兩者皆涵蓋其中。我們判斷一個人的年紀時，會觀察他的臉部表情——看起來有經驗或是未經淬煉、飽經風霜或是青澀無知。但我們也會觀察皮膚的顏色、軟硬，以及光澤。因此，在指稱年紀或健康狀況時，「色」與「色理」、「色澤」意義相同。其中「理」意指毛細孔，「澤」即表示皮膚的光澤。因此，「色理」與「色澤」代表了皮膚的顏色與質感，生命所呈現在表皮上的狀況。華佗以及莊子所提到的賢者實際年齡都很老，但看起來卻很年輕。這是人類外表的另一個特徵，外貌是可以看起來年輕或衰老的。

荷馬對於「chrōs」一詞的用法和「色」有相似之處。「chrōs」所指稱的也是表情豐富的臉龐。克里特人的將領認爲怯懦與勇敢之人的差別很明顯：「『懦夫』的臉色很容易改變」（trepetai chrōs allydis allē，費茲傑羅〔F.S. Fitzgerald〕將其譯爲：「這個人的臉色不斷轉綠」），而「『勇敢的人』臉色從不改變」。不過，「chrōs」也指身體。舉例而言，荷馬用這個詞來指稱普特洛克勒斯（Patrocles）以佳餚美酒所滋養的身體，以及阿基里斯（Achilles）必然與凡人相同而會受銅矛所傷（至少艾格諾〔Agenor〕這麼認爲）的身體。赫克特（Hector）的屍體／肉體（chrōs）雖然受到蹂躪，卻神奇地保存了下來[82]。希臘醫學中後來所興起的體液分析，無疑與這種將身體視爲帶有生命的肉體之觀念有關。

黃色或黑色的膽汁、黏液、或是血液，若有任一者的數量較多，則臉色會隨之變成黃色、黑色、白色、或紅色。因此，古希臘的醫生在診斷時也會注意顏色的變化，而蓋侖甚至能夠將視覺等同於察知顏色變化[83]。波勒摩（Polemo）在西元二世紀的相面術論著中，有幾個章節用於討論膚色的詮釋[84]。不過，中國醫學裡的「色」所受到的重視程度以及重要性，是希臘醫學裡的顏色所無法相比的。

而且，中醫所謂的「色」並非由體液所引起。《靈樞》指出，循環不良會造成面部及毛髮失去光澤；中國典籍中最近似於體液論之論述也莫過於如此了[85]。這帶來了一個有趣的問題：中國人若不認爲臉上的色澤來自於不同顏色的體液，那麼是來自於什麼呢？爲什麼臉上會有顏色？

靈魂之「華」

我到此爲止都僅僅概述了「色」的表現性——反映出內在感受與意向的臉部表情、顯示體內五行變化的皮膚色澤。現在，我想要精確地探究「色」如何與其所表現的事物產生關連，以作爲這一章的總結。

一個人與自己的相貌之間的關係，絕對不跟決定要開始行走並收縮相關的肌肉一樣。呈現出一種相貌所需要的不只是下決定；一個人可以試圖表現出很孝順的樣子，但單純這麼做很難成功。而「色」與其所表現的事物之間的關係，也並不像柏拉圖所謂的工藝品與形上意念之間的關係。「色」並非預先設計之下的產物。

意志與意向當然有其作用。有時候人會努力表現出一種相貌，而這種努力也的確會影響他們的相貌。畢公正色以率其下屬；孔父正色而立於朝上[86]；《論語》當中也不斷提到孔子臉上出現的表情。但眞正威嚴、可敬、或是慈愛的相貌——而非只是表面上如此——不是任何人隨時隨意可以表現出來的。還需要有其他因素。

更進一步說，我們發現常常就是在一個人完全沒有注意的情況下，「色」才透露出最多的訊息。尤其當「色」呈現出年齡或健康狀況時，意志與刻意的安排更是無用武之地。一個人皮膚的顏色、光澤、彈性，以及相貌是否充滿年輕與活力——這一切頂多能夠間接呈現出一個人的意志，而且是他長期以來各種決定的綜合結果。

那麼，我們應如何想像「色」的表現性呢？更精確地說，古中國人如何看待這種表現性？「華」這個不斷出現的意象提供了一個暗示。《素問》指出：「夫精明五色者，氣之華也。」、「夫心者，五藏之專精也——華色者，其榮也。」以及「心之合脈也，其榮色也。」[87]

植物的比喻在中國的著作中到處可見，以至於我們極易將其視爲理所當然。然而，我們從中可以發現一個答案，足以解答我們先前對於內臟與其控制部位之間的關連所提出的問題。這答案就是：就像植物一樣。內臟與其所控制的部位、內在的生命核心以及外表的呈現——它們之間的關係就和根、莖與葉、花之間的關係一樣。

脾臟衰弱時，肉軟而舌萎；腎臟衰弱時，則骨枯[88]。同樣的，「氣」和「色」、「脈」的關係就像樹幹與樹枝、樹根與樹葉的關係（「本末根葉」）一樣[89]。《難經》指出：「生氣」之源頭卽是身體的莖與根。根若遭到割斷，則枝葉都會隨之枯萎[90]。《傷寒論》闡述道：「衛氣衰，面色黃。榮氣不足，面色青。榮爲根，衛爲葉。榮衛俱微，則根葉枯槁。」[91]

這類敍述到處可見。在所有用來比喻身體的意象中，植物生長的意象居於中心地位。[92]「華色」卽是此種一再出現之比喻的一個例子。

我應該說：是頗具啟發性的一個例子。因爲這個例子顯示，將身體視爲植物不但是比喻上的，而且是實質上的。醫生不只是將「色」比喻爲花，而且就是這麼看待它的。他們觀察病患的臉就像園丁觀察植物的茂盛或枯萎。

植物的健康情形不良時，其明顯的徵象包括有缺乏生氣、乾癟、枯萎，而中國的醫生即以這些詞語形容生病的身體。但最細微也最具意義的生氣指標則是花的顏色與光澤。我住在亞特蘭大市的時候，鄰居非常用心照顧花園，我則任由我的花園荒蕪。每年春天，兩個花園的對比便極爲明顯：我鄰居的杜鵑花盛開著五顏六色的花朵，充分顯示了它們生長的土地之肥沃。我的杜鵑花（之前的住戶所種的）則有著生長在貧瘠土壤上的蒼白色澤。我鄰居所種植物的葉子都散發出生命的光澤。我的看起來則了無生氣。

頗具深意的，中醫對臉色的觀察也採用相同的方式。因此，最重要的差異不在於顏色的不同——例如說本來應該出現粉紅色的地方出現了白色——而在於同一種顏色是否具有光澤。如豬膏般明亮的白、如雞冠般耀眼的紅、如烏鴉羽毛般閃亮的黑，都代表了痊癒。而如枯骨般的白、如凝血般的紅、如煤炭般的黑，則都代表了死亡[93]。

稍早之前我們提到過「色」的雙重性。除了「望色」的「色」之外，還有能夠引起欲望的「色」。在不同的情境之下，這種「色」可以解釋爲「美貌」或是「性吸引力」。《戰國策》

教誨道：「以色交者，華落而愛渝。」《史記》則警告「以色事人者」：色衰則愛弛[94]。雖然美貌與熱情耀眼綻放，但它們就像花一樣遲早會凋零。這些都是平淡無奇的描述。但若用心讀之，則會發現它們暗指欲望的深處泉源。

「色」——顏色、臉部表情、氣度——為什麼也會有美貌與性吸引力的意思？植物的比喻暗示了我們對美貌的看法可能和生命力、眼睛所見之原始而耀眼的生命光芒的吸引力有關。這就是為什麼我在本章開頭引了一段魯斯金的《天空之后》的題詞。我所摘錄的那段文字僅是結論，在那之前還有一段探討植物精神的篇章：

> 將木炭、水、石灰、及其他東西，從混沌當中萃取出來而賦予其形體的力量，就稱為「靈魂」。在位階低於我們的物體身上認知「靈魂」的存在，不但不會減低我們創造力量的概念，而且會加強之。我們之所以會得到這種認知，不但是因為我們在觀察所有體現出「靈魂」的物體時會本能地感到喜悅，而且也是因為這些形體的燦爛榮耀，包含其最具生機的部位、以及最能夠愉悅我們感官的顏色。舉一個大家最熟悉的例子，同時也是最好、最美妙的例子：就是植物開花。

植物當中的靈魂——亦即其從周邊死亡腐敗的物體中吸取精華，而長成特定形貌的力量——達到巔峰的時候，當然就是開花的時候了，因為此時靈魂必須以最強大的能量吸取並創造[95]。

魯斯金對於形貌與創造力的強調，讓我們聯想到之前所提過的古希臘解剖學的觀察習慣。不過，他視花的色澤爲生命力最純粹的表達，以及對生命、喜悅、鮮豔的顏色之間相互關連的看法，也對「色」在中國所引發的回應之本質與深度賦予深入之見地。

古希臘的醫生也有注意到動物（包含人類）和植物之間的相對應之處。雖然兩者因自主性運動的有無而彼此不同，但兩者都會自行吸收養分而成長。這就是爲什麼成長與滋養會被視爲是具有「植物靈魂」的功能[96]。蓋侖指出：年老時身體的乾癟，就像是植物的枯萎一樣[97]。不過，在中國，植物的比喻並不只是解釋人體功能中較低層次的面向，也定義了心臟最深處的核心。

孟子爲了辯護儒家思想的基本觀念——人性本善——而以植物作爲比喻。他肯定人性本善，而善的四種特質——仁、義、禮、智——就如同「四端」一般。要培養這些特質，並確保其完全的發展，就必須經常加以注意。但我們也不能夠強迫這些特質發展。自我修養和培養植物一樣，與搬動石頭之類的行爲所需付出的努力是不同的。並不是下了決定之後出力推或拉卽可。用蠻力是無效的。看看宋人的愚蠢行爲便可了解：

宋人有閔其苗之不長而揠之者，芒芒然歸，謂其人曰：「今日病矣！予助苗長矣。」其子趨而往視之，苗則槁矣[98]。

前一章探討了古希臘人對身體的看法與兩種自我表達方式——以分節爲主題的表達理想及以自主意念爲中心的肌肉運動——之間的關係。中國人的自我定義則與上述兩者皆無關。在中國，植物生長的意象比較具有影響力。這便是望色與觀察花朵之間的對應關係較深層的意義。人類與植物的相似性不只是在於「靜態生長」（vegetative）過程——例如成長與吸收養分——而是在於道德發展，經由道德的培養而成爲人。

《素問》指出：由於「華色」是身體精華茂盛的展現，因此「人有德也，則氣和於目；有亡，憂知於色。」[99]《國語》說：「夫貌，情之華也。」反之，根據一般的解釋，花卽是色（「華，色也」）。孟子曾經表示：「仁義禮智根於心，其生色也，睟然見於面。」[100]「色」之於人，就如同花朵之於植物。

博德（Derk Bodde）在他探討中國科學之思想與社會背景的著作中指出：「從很早開始，中國人對植物的興趣就明顯高於對動物的興趣。」他接著又引述何炳棣的說法表示：「在中國悠久的歷史當中，農牧制度……一直都偏重於農作物生產，牲畜的豢養則居於次要地位……中國人還有一個奇特的特質，也就是極晚才開始利用動物幫助耕作，而且利用程度一直不高。」[101]

這些說法隱隱暗示社會經濟因素如何影響了醫學觀察方式。我們知道古希臘的解剖學以動物爲中心：動物不僅是解剖對象，而且解剖的動機也來自於對牠們組織構造的好奇。而且，研究肌肉系統的主要動機之一，就是爲了理解運動的成因、解釋令動物——包含人類——得以與植物不同的自主性運動。古希臘的植物學則沒有發展出解剖植物的想法。

身體之作爲物體是非常獨特的。身體是個人身分獨一無二的根據地。因此，「中國（或希臘）的醫生如何想像身體構造？」——或是「他們認爲身體是怎麼運作的？」——這類問題本身永遠無法解答觀想肌肉與望色之間令人不解的差異。因爲這種差異只有小部分與解剖學以及生理學的觀念差異有關；而主要則是有關於對人的看法不同、以及對自己的存在之看法與經驗的不同。一邊是分節的肌肉系統，另一邊則是豐潤的色澤。對身體的不同認知反映出了對內在生命核心的不同觀點。

然而，希臘與中國的醫生對於生命力的本質卻又有相同的看法。兩者都視血與氣爲生命力的來源。我們不禁納悶：這種將血與氣視爲生命泉源的相同看法，如何能夠和分別視肌肉與色爲生命表徵的相異看法共存呢？我們對於脈搏與脈的探討，從一開始就對我們有所提示：要了解身體，就必須要感知血與氣。

第三部

存在的狀態

五、血與生命

放血療法在今天已經幾乎不存在了。醫生不再以水蛭吸取病患的血液，或是將病患放血至昏迷爲止。這種療法在過去眞的能夠治療疾病或是恢復病患的活力嗎？現在的想法認爲那種作法反而會使病患更爲虛弱、甚至死亡。放血以滋養生命的作法在今日看起來是完全的野蠻與荒謬。

但在西方歷史中有很長一段時間，大部分的醫生均持相反看法。蓋侖以放血醫治痛風、關節炎、頭暈及昏眩、癲癇、憂鬱、肺炎、胸膜炎、肝病、眼炎、甚至出血等種種病症——而這還只是一部分而已。他將放血術稱爲是「必要的療法之一」，而且「適用於任何重病」[1]，他並且認爲這種信念完全來自於傳統。他表示，在他之前所有偉大的醫生都將放血視爲「最有效的療法」[2]。

中古世紀的醫生也持相同意見，不論對健康的人或是病患，都經常施以放血以維持最大的活力[3]。放血被視爲是「健康之源」，而被賦予無盡的益處：「能夠使人思想誠懇、幫助記憶、清淨大腦、重振膀胱、溫暖脊髓、增強聽力、抑制淚水、消除噁心、健胃整腸、有助消化、促進發聲、增進判斷力、幫助睡眠、消除焦慮……」[4]一句古老的英文諺語也說：「春天放血，體健如王。」[5]

到了十七世紀發現血液循環之後，這種看法也並未消退。哈維本身就認爲放血是「一般療法中最爲有效的」[6]。十八世紀時，海斯特（Lorenz Heister）著名的外科教科書裡，也指稱放血術優於其他對全身所施行的療法。海斯特解釋道：「我們之所以從放血術開始，是因爲這是最一般性的〔手術〕、在身體各部位皆可施行，並且是現今最常施行的療法。」[7]卽使到了一八三九年，霍爾（Marshall Hall）雖然對放血術有所批判，並且可能因此促成其最終的衰落，卻也不得不承認放血在當時醫生所能夠使用的療法之中，「居於第一順位」[8]。

大約三十年之後，博物學家瓦特頓（Charles Waterton）依然仰賴放血爲預防疾病的基石。他敍述說他自從二十四歲以後，就有過一百一十次以上的放血經驗，而且其中有八十次是自己替自己放的。這是他之所以能夠在熱帶叢林裡還保持「最佳健康狀況」的原因[9]。

在這悠久而奇特的傳統之中，我們可以看到西方和中國醫學一項頗爲基本卻極少受人注意的差異。從古代到十九世紀中期，放血一直是最普遍也最受到信賴的養生方式——就西方世界而言[10]。在中國則並非如此。

這項差異有什麼意義？由於放血在西方醫療裡占有中心地位，也由於希波克拉底被尊爲醫學智慧的起源，因此有些學者把對於放血的狂熱追溯至科斯島上的醫生。里特（Emile Littré）這位權威學者卽認爲：「我們若問，在一般所使用的衆多療法之中，何者的使用頻率最高，則我們會發現放血以及瀉藥……在希波克拉底學派的醫生、以及希波克拉底本身所使用的療法中，居於主要地位。」[11]

不過，至少就放血而言，證據卻顯示並非如此。《希波克拉底文集》當中將近七十次提到放血的文字，在希波克拉底的療法當中僅占有極小的地位。沒有任何一段篇章提出明確的放血術理論。如同布倫（Peter Brain）所說的，認爲希波克拉底學派的醫生推崇放血爲最有效的療法，這種看法只是種迷思罷了[12]。放血成爲西方醫學的主要支柱是在希波克拉底之後的事情。

蓋倫以三部長篇著作探討放血術（《論放血術》〔*On Venesection*〕、《反論埃拉西斯特拉圖斯對放血術之說》〔*On Venesection Against Erasistratus*〕、《反論埃拉西斯特拉圖斯學派對放血術之說》〔*On Venesection Against the Erasistrateans*〕），他在這些著作中闡述一種身體與疾病的理論，使得放血不但成爲許多病症的較佳療法，而且也是預防疾病的主要方法。想法已然改變了。

放血是有它的發展過程。蓋侖提到包含希波克拉底在內的前人對於放血的重視，不過他本身的熱忱影響了他的歷史觀。塞爾蘇斯在他的時代（約於西元三〇年左右）對此情形的說法頗具意味。他說道：「切開血管放血並非新方法，但所有疾病皆以放血治療，則是前所未見的。」[13]

早在針刺穴道的療法出現之前——山田慶兒認爲針刺療法起於西漢時期——中國醫生便以稱爲「砭石」的石刀或銅刀切開膿瘡放血[14]。因此放血在古代中國並非不存在。相反的，《內經》當中也多處提到放血療法，而且一位現代的學者甚至指稱放血是該書中所提倡的主要療法[15]。

不過，到了東漢時期，對放血療法的重視已然消退。爲闡明《內經》當中的主要問題而寫就的典籍《難經》，便對放血隻字不提，而後世的作品也極少提及這種療法。艾普勒（D.C. Epler）則在《內經》裡卽已觀察到細微的態度轉變。他主要針對《素問》，而發現在較舊的篇章裡對於放血療法的提倡，到了較晚期的篇章裡已不復見了[16]。

因此，古中國的醫療發展與古希臘的發展方向幾乎完全相反。放血雖然曾經一度是主要療法之一，卻在《內經》之後不再受到歡迎。這並不表示放血療法完全消失：舉例而言，在《太平廣記》（九七八）所收錄的各種奇聞異事中，便記載一位醫生從唐高宗頭頂放血而治癒其頭痛與視線模糊之病症[17]；高武的《鍼灸聚英》（一五一九）一書也提到李杲有時會從穴道放血（不過他的作法明確回歸到《內經》所闡述的療法）[18]。對於少數某些病症，尤其是痲瘋病與痧之類的皮膚疾病，放血也甚至是主要療法之一[19]。不過，就後古典時期的整體醫療環境來看，放血療法僅能算是偶爾出現的例外情況罷了。

研究放血療法的發展史就和摸診的發展史一樣，不同傳統間的比較和研究各個傳統本身的變化是密不可分的[20]。曾有一段時期，古希臘和古中國的醫生都施行放血療法，而且——我們將會談到——施行方式極為相似。不過後來他們對於放血療法的態度則有極為不同的發展。

血與生命

古希臘以及古中國的典籍均在很早期就出現了對血液的關注。不過，我們之所以對放血感到不安，部分原因是來自於原始的本能，亦即認為血液為生命所必需。只要流失足量的血液，我們就會死亡。這在日常宰殺動物、以及戰爭的殺戮中，都可得到證明。傷口流失血液以及生命的衰頹兩者之關係的概念，可能潛存於荷馬所使用的「血塊」（brótos）與「致命的」

(brotós)這兩個詞的相似之處。神祇們是不死的(ambrotoi),而祂們的構成也與凡人不同。復仇三女神藉由俄瑞斯忒斯血液的味道而找到他,並試圖吸取他的血液以償還他所奪取的生命。《聖經.利未記》寫道:「所有生物的生命卽是其體內的血液。」[21]

但如此將生命等同於血液,應該不會產生放血療法。事實上,大部分的放血師也都會避免爲太虛弱的病患放血——例如老人或小孩——而有些醫生,例如文藝復興時期的海爾蒙特(J.B. van Helmont),則完全揚棄放血療法,並表示醫生爲病患放血乃是在耗損病患的靈魂[22]。卽使血液被視爲是生命,放血療法卻依然興盛不已,這表示一定還有其他考量。而其中有兩點特別值得注意。

第一點是認爲生命不只來自於血液,而且來自於氣息的觀念。人一旦沒有了氣息,就會死亡。在古希臘以及古中國的典籍當中,維持生命的管路不只運送血液,也運送氣息——「氣」以及「元氣」(pneuma)。

第二點則是認爲血液與氣息不只決定了人的生死,也會影響人存活的方式。卽使是最基本的活動,也需要血氣的作用。《內經》指出,肝接受了血液之後,眼睛才能夠看得見;腳接受血液之後,才能夠走路;手掌接受血液之後,才能夠持握;手指接受血液之後,才會有觸感[23]。更廣泛地說,血氣的品質左右了生命的品質。孔子說:「君子有三戒:少之時,血氣未定，戒之在色；及其壯也，血氣方剛，戒之在鬥；及其老也，血氣既衰，戒之在得。」[24]

血氣的變化會影響人的欲望及性向。血氣會產生欲望、好鬥、貪婪。根據中國的醫生所說，還包含了憤怒與恐懼：前者由於血液過多，後者由於血液不足[25]。古希臘的作家也有類似的想法。荷馬筆下的英雄，在心臟周圍的血液沸騰時，便會「勇氣」（thumos）大增；安庇朵克勒斯（Empedocles）認爲「心臟周圍的血液就是人的思想」[26]。

血液也會影響到感染疾病的容易與否。根據希波克拉底的一篇著作，成人的血管不易受到黏液的阻塞，因爲成人的血管「容量大而且充滿了熱血；因此黏液無法冷卻並凝結血液」。同樣的，老人也很少因爲黏液阻塞而死亡，不過其原因則是相反的：老人的「血管虛空，血液量少，而且質稀如水」[27]。血液與疾病的密切關係也說明了爲什麼蓋侖會認爲經期正常的女性不會染上嚴重疾病，而抑制月經則會造成各種病症[28]。《內經》則指出，血氣不和會生百病[29]。

雖然將血液視同生命力會阻礙放血療法之發展，但血液品質與生命品質的關連則使得血液成爲重要的治療對象。血液過多、血液不足、血液過熱或過冷、流通順暢或凝結阻塞、血液分布不均、劣質血液——這一切都會影響一個人所能做的事、他的感覺、他的人格[30]。上述的狀況中有些能夠以放血加以治療。

局部放血

蓋倫指出，放血師會碰到的第一個問題就是：「是否切開任何一條血管都會有相同效果，還是每條血管所影響的部位會有所不同……」[31]蓋倫表示這個問題早已「經過大量研究」[32]。以後者爲指導原則的放血療法——不同血管影響不同的身體部位——便是我所謂的局部放血。

蓋倫表示「希波克拉底以及大部分有名的醫生」都提倡局部放血[33]，而《希波克拉底文集》則證實了他的說法。文集中提到放血療法時都會指定特定部位。「排尿困難可用放血加以治療，切割部位則應該在內部靜脈。」[34]要治療肝臟疾病，必須從右手肘放血；要治療脾臟疾病，必須從左手肘放血[35]；要治療背部疼痛，必須從腳踝外側放血；要治療睪丸疼痛，則必須從腳踝內側放血[36]。治療不同疾病需要從不同部位放血。放血的部位是很重要的。

爲什麼？希臘文中的「phleps」（複數爲「phlebes」）這個詞經常被翻譯爲「靜脈」。但「phlebes」並非今日所謂的與動脈相對的靜脈。靜脈與動脈是在希波克拉底之後許久才由亞歷山大大帝時代的解剖學家區分開來的。不過，「phlebes」也並非單純泛指靜脈與動脈——一種模糊的血管概念，對解剖學的細微區分一無所知。在《聖病》、《論人類本質》、《骨骼本質》（*Nature of Bones*）、《人體部位》（*Places in the Human Being*）等希波克拉底論著，以及亞里斯多德的《動物史》（*History of Animals*）當中，「phlebes」的路徑和我們今天所知的動脈與靜脈的路徑有很大不同[37]。「phlebes」非但不具有解剖學上的分別，而且是解剖學裡所不存在的。如果我們將身體的眞相限於解剖學所知的部分，則「phlebes」便有如幻想一般[38]。

但我們知道——因爲古代的典籍明確地告訴了我們，並且以稀鬆平常的語氣，好像這完全沒有任何特殊之處——是什麼樣的經驗導致了對這種血管的信奉：「phlebes」的分布與局部放血的部位完全吻合。其怪異的路徑反映出了一種非經由檢驗屍體得來的身體認知，而是經由照養活人而得到的。

要治療肝病必須從右手肘放血，而治療脾臟疾病則必須從左手肘放血，這是因爲右手肘的血管通往肝臟，而左手肘的血管直接通往脾臟。這便是區分部位背後的邏輯：要治療身體某個部位的病症，就必須從通往該部位的血管放血。由於古希臘沒有整體循環的血管系統理論，因此選擇適當的血管就變得特別重要[39]。大部分的「phlebes」是獨立的管道，只有少數幾條有所相交。因此，挑錯血管放血不但對治療疾病無益，而且可能有害。

希波克拉底學派的醫生於是能夠以血管結構說明局部放血之必要性。當然，事實上的先後順序可能是相反的。我們可以假設醫生先是觀察到了自特定部位放血對身體其他部位所產生的效果，然後才從這些觀察結果推導出血管的網絡。最有可能的情況是，血管理論與放血療法同步發展，相輔相成。總而言之，希波克拉底學派所稱的「phlebes」，並非後世解剖學所發現的動脈與靜脈的早期粗略版本。它們其實代表了對於身體的另一種認知，從病痛與治療的相關部位去想像身體結構。

現今對於疼痛的探討都專注於大腦與神經的作用。我們知道在神經分布較少的部位會比較感受不到疼痛；而沒有神經或是神經死亡的部位，則完全感覺不到疼痛。我們採用的療法是把神經通路加以阻斷，或者說「麻醉」神經。除了傷口以外，我們完全不會把痛楚和血液聯想在一起。但在希波克拉底學派的著述當中，疼痛不但是由出血所引起，而且也可由出血加以抑制。減輕疼痛就是放血的主要目的之一。

在古中國也是一樣，放血常常是爲了減輕痛楚。《素問》指出，邪氣若侵入足少陰之絡，會引起心痛，激烈腫脹，胸部、兩側、與四肢均滿塞。療法呢？從該經絡源頭附近，亦卽腳踝前端內側加以放血[40]。背痛則是個特別有意義的例子。疼痛若從後頸延伸至臀部，則必須刺太陽正經——卽今日所稱之膕靜脈，位於膝蓋後側——之「郄中」部位加以放血。另一方面而言，病患若因背痛而無法翻身，則必須刺少陽經之「外廉」部位放血。其他種類的背痛也一樣，必須從其他部位放血治療，因爲每條脈各自分布於背部的不同部位[41]。

從血管某個部位放血以治療身體其他部位的病痛。從腿或手臂放血以減輕頭部或肝臟的疼痛。我們在希波克拉底的著作裡也看到了相同的原則。中國與希臘的療法有時候甚至彼此吻合：雙方的醫生都從膝蓋後側放血以治療背痛。而且，有些希波克拉底學派的治療方式，例如從腳踝內側放血以治療睪丸疼痛，甚至和針灸療法相類似。雖然「phlebes」和經脈的分布路徑並不完全相合，但兩者所擁有的共通性顯然多過於和動脈與靜脈的相似性。在早期，古希臘和古中國的醫生以頗為相似的管道敍述了血液與疼痛之間的關連。

這暗示了兩項極為引人注目的可能性。

第一種可能性就是針灸可能源自於放血療法[42]。當然，也許不只有放血療法：要記住，現存最早的論及經脈的醫學文獻，從未提及放血或針刺療法，而只有提到艾灸。不過，正如我們在第一章所討論過的，脈的概念原本是和體表可見的血管緊密相關，而針灸的經絡則從這些脈衍生而出。許多重要的穴道都位於表層的靜脈與動脈，而我們有時候也會發現同一個部位不但是針灸穴道，也是放血療法的部位。

第二種可能性則是古希臘與古中國的發展有種遺傳上的相似性。歐亞大陸上東西方民族與貨物在史前時代即有交流，因此我們也不難想像例如從膝蓋放血以治療背痛這類療法在大陸兩端之間流傳。我們知道錫西厄人以及其他遊牧民族在歐亞大陸上遷徙的範圍甚廣，而且他們和希臘及中國文化都有頗為廣泛的接觸。我們從《空氣、水、空間》一書中得知錫西厄人和古希臘人以及中國人一樣，也有燒灼及放血的療法。最重要的是，我們知道錫西厄人的放血療法假設了身體不同部位之間的關連——這種關連與早期希臘人及中國人所提出的關連具有驚人的相似性。這些遊牧民族治療腿部的靜脈曲張以及跛腳，並非從腿部放血，而是從「耳後的血脈」。[43]

當然，希臘與中國療法之間的相似性也能夠以其他方式加以解釋。我們可以假設這兩個傳統中的醫生之所以從相同的部位放血以治療相同的病症，是因爲這麼做的確會紓解病痛。也就是說，治療法的共通性可能根源於人類生理的共通性。

現代醫學史學家對於放血療法的效果均抱懷疑態度。雖然現在已很少見到激烈的抨擊，但試圖從生理學的角度加以合理化的作法更爲少見[44]。相反的，放血療法在過去的普遍性常被歸因爲文化或心理因素，例如蓋倫體液理論的權威性和一致性、因病患信心而產生的身心影響，以及傳統上病患與醫生之關係背後的邏輯[45]。瓊斯（Peter Murray Jones）對於中古世紀的醫療的看法反映了一般的潮流：「大部分經常施行的放血都頗爲安全，『若無其他作用』，至少能夠讓病患心安；不過有些爲了治療疾病而施行的放血則可能害處大於益處，而且在某些極端的例子裡，一定造成過不必要的死亡」（譯註：雙引號為本書作者所加）[46]。

我不敢說這種懷疑論是否合理。當然，文化與心理因素對於任何一種療法都具有不容否認的影響力。不過，局部放血與針灸之間的相似性應當足以讓我們加以思考。

頗爲諷刺的，現今許多西方人士均認爲具有異國色彩的針灸療法可能具有實證基礎，卻對在歐洲實行了兩千多年的放血術不屑一顧。然而，就像我們剛才討論過的，針灸與局部放血其實是相似的療法，對於治療施行部位與病痛所在之處的關連具有相似、甚至有時相同的假設。我們既然同意針灸療法可能具有生理上的理論基礎，便也應該重新思考放血療法。

無論如何，解釋中國人和希波克拉底學派的放血療法爲何彼此相似，對我們目前的討論目的來說，並不比純粹認知它們彼此相似來得重要。因爲希臘與中國療法這種早期的一致性，使我們能夠更輕易地定義後續變化的本質與廣度。曾有一段時期，希臘與中國的醫生都施行局部放血。到了遠古時代末期，這種相似性已被極端不同的醫療方式所取代，以至於不再有人認爲兩者之間具有相似性。

希臘放血術的演進

在希波克拉底與蓋侖的時代之間，希臘放血術發生了兩項值得注意的變化。其一是對局部放血開始有所懷疑；其二則是放血術轉變成爲醫療的基石。

蓋侖對於放血術所提出的第一個問題所導致的討論題目——從不同血管放血是否具有不同效果——反映了遠古時代末期對於局部放血的質疑，而這是希波克拉底的文獻中未曾出現過的問題。希波克拉底提到放血術時，大都有指出特定的放血部位。即使是自發性的流鼻血，醫生也會注意流血的是左鼻孔還是右鼻孔，或是兩個鼻孔同時流血。因爲不論對診斷或治療而言，左邊與右邊的區分都是非常重要的。沒有一位希波克拉底學派的醫生會說血管選擇不重要。

不過，蓋侖告訴我們，這只是他同時期的部分學者所提出的論點[47]。雖然當時曾有許多像蓋侖這樣持反對看法的人[48]，但對前人作法所產生的不確定感已經足以促成「大量的研究」，並且將血管選擇之有效性視爲放血術最重要的課題。

這並不是說局部放血在突然間出現了決定性的衰頹。畢竟，局部放血的支持者也不乏蓋侖這類著名的學者，而且對於部位的重視至少有一部分在放血療法的發展史中一直都存在[49]。不過，像阿里泰俄斯（Aretaeus，八一～一三八）這類醫生所施行的放血療法，已經顯示出一種對於傳統部位選擇的質疑[50]。

導致這種改變的原因何在？再一次，解剖的興起可能又扮演了重要的角色。解剖檢驗顯示出希波克拉底的「phlebes」和動、靜脈之分布不符，因而使局部放血之可信度受到質疑[51]。

更根本的，解剖學帶來了一種新的關連性概念，不再是基於生理反應上的推論，而是基於屍體內可見的結構。醫生仍然認爲要爲特定器官放血，從特定的血管會比較有效——這是因爲它們結構上位置相近；而也就是因爲如此，像蓋侖這樣的辯護者也才能夠一面爲局部放血辯護，一面又反對先前的「phlebes」理論[52]。但這種說法並非長久可行。因此，自從遠古時代末期以來，西方醫學史中便一直存在解剖學與傳統放血療法之間的拉鋸[53]。

另外一項使得部位選擇之重要性降低的重大發展，則是在希波克拉底之後，愈來愈多人將放血術視同放掉多餘的血液。爲了替局部放血辯護，蓋侖表示「醫生應具備的知識」必須包含知道「何時該切割額頭上的靜脈，何時該切割眼角附近、或是舌頭底下的靜脈，或是所謂的肩膀靜脈，或是穿過腋窩的靜脈，或是股臀裡以及腳踝附近的靜脈」[54]。

不過，他此一堅持所針對的對象，並非否認部位選擇之重要性的人士，而是認爲「對於有血液過多之虞的病患須加以放血」而完全無視於不同部位之存在的人士——蓋侖稱這種想法爲「配不上希波克拉底的醫術」[55]。這便導出了我的主要論點之一：放血療法之所以會從原本不太重要的療法變成希臘醫療中不可或缺的支柱，我認爲是由於希臘人對於血液過剩的害怕。對放血術的重視來自於對血液過多的恐懼。

要對此假設加以闡述必須小心。許多關於血液過剩的核心概念在希波克拉底的論著中早已可見[56]。因此，我的論點並非關於新觀念的誕生，而是關於新意識之成形。希波克拉底並不太提到血液過剩，蓋侖則處處提及。這種論述上的改變，代表了一種對於身體及其在疾病中所扮演之角色的新看法，以及病因學上焦點的改變。我所眞正要闡明的就是這種改變。不過我首先要從核心概念開始談起。

希波克拉底學派的醫生通常認爲月經以及其他種類的出血，例如痔瘡或是流鼻血（epistaxis），均具有治療及預防效果。舉例而言，《流行病學第一冊》即記載了在某種傳染病盛行的時候：

> 雖然也有許多婦女受到感染，但數量及死亡率均低於男性……有些人鼻孔出血。有時候鼻孔出血和月經同時發生……就我所知，具有這些症狀的婦女，沒有一人死於傳染病[57]。

接著又記載道：

> 最有可能存活的病患就是鼻孔有適當且足量出血的病患。事實上，就我所知，有適當出血的病患均無人死亡[58]。

《流行病學第六冊》又提到患有痔瘡的人不會染上胸膜炎、肺炎，以及許多其他的傳染病[59]。《科斯預後學》（*Coan Prognosis*）一書指出，排泄糞便時所伴隨的出血有助於紓解心臟病、肝炎，以及臍周疼痛[60]。

相反的，缺乏或抑制這類出血則可能造成嚴重傷害。《科斯預後學》警告道，因停經而將原本應排出的血液保留在體內，可能會導致癲癇症[61]。《流行病學第四冊》記載一位病患因不聽醫生建議而治癒了痔瘡，結果發瘋了[62]。《論外傷》建議迅速抽取淤積於挫傷與傷口的血液，因爲受傷處附近所淤積的血液會因溫度上升而腐敗，造成發炎、膿瘡，以及潰瘍[63]。

至於血液的來源，《論疾病》（*Diseases*）第四冊指出與食物有直接的關連。這解釋了爲什麼在進食之後頸靜脈會腫脹而臉部泛紅[64]。這種原料的湧進必將經由排泄或出血而釋放掉——古希臘的醫學作家習慣上認爲腹瀉、出血、排便、禁食，以及放血是具有類似效果的——否則疾病便會跟隨而來。正常情況下，身體會駕馭食物，而食物則使身體成長；但有時候食物反而會駕馭身體，而造成各式各樣的疾病[65]。

這一切希波克拉底學派的看法——血液過多的危險、自然及人工出血的醫療效果、食物產生血液，以及積血會腐敗而導致發炎——都存在於蓋侖對於血液過剩的概念中。不過我這樣列舉會造成誤導。在希波克拉底的著作中，這些觀念是四處分散的；蓋侖則給予充足的系統化發展。這似乎是因爲放血居於蓋侖醫療方式的中心，而在希波克拉底的療法中只占有邊陲地位。不過我相信原因剛好相反：放血之所以對預防及治療疾病具有重要性，原因是某些傳統觀念再次受到了重視。

即使在蓋侖的時代，也並非所有的放血都是爲了紓解血液過剩。蓋侖自己即明確反對這種想法。他指出：「孟諾多特斯（Menodotus）說，放血術應該只能用於紓解血液過剩的症狀，這種說法是錯誤的。」

施行放血的主要原因除了血液過剩之外，也包含了懷疑疾病開始發展。假如疾病的趨勢看來會愈來愈嚴重，我們便無可選擇地必須施以放血，即使完全沒有血液過剩的徵象也一樣……

是否施行放血的首要判斷標準，就是……疾病的嚴重性以及病患的體力。我們必須說，這一點才是放血是否施行的主要判斷準則，而非血液過剩的症狀[66]。

因此，即使沒有血液過剩的症狀也必須施行放血。蓋侖對此甚爲堅持[67]。但有些人——像是孟諾多特斯——卻明確地將放血與紓解血液過剩畫上等號，蓋侖的反駁則顯示這種觀念極爲盛行，甚且可能是一般的標準看法。

而且，若加以正確解讀，便可發現蓋侖的批判反而強化了放血術與血液過剩之間的關係，而非加以削弱。他所反對的只是一種短視的診斷方式：僅看見病患當下的狀況，只注意當時是否有血液過剩的症狀存在。在他的看法中，放血不只能夠紓解過多的血液，更能夠有效地預防過剩血液的出現。聰明的醫生隨時都會注意血液過剩的威脅，因此會預先施行放血，以免血液囤積[68]。有時候即使沒有血液過剩的現象，也必須施行放血；例如有人遭到毆打或是感覺疼痛的時候——「因爲疼痛導致血液聚集」[69]。

不只放血術的支持者會注意血液過多的現象。蓋侖敍述道，埃拉西斯特拉圖斯也敦促「大衆要隨時注意自己的健康，要懂得如何事先發現並且預防血液過剩的情形產生」。醫生努力要在血液過剩「開始出現而還未眞正發生之前」加以阻止[70]。不過，埃拉西斯特拉圖斯顯然未提倡放血，而反倒提倡禁食[71]。這就是爲什麼發燒要以禁食來治療：「疾病開始產生而出現症狀時，卽必須開始禁食。因爲發燒之前的發炎症狀主要來自於血液過剩。假如在這個時候讓身體吸收養分，並且使消化與分配機能正常運作，則血管會充滿養分，而更嚴重的發炎便會隨之而來。」[72]

因此，醫生對於血液過剩的最佳療法具有不同意見。蓋侖雖然承認禁食有其效果，卻也表示在許多情況下，放血不但是更有效的療法，甚至可能是唯一有效的療法[73]。不過他和埃拉西斯特拉圖斯倒是都同意必須盡早加以治療，而這對我們來說才是最重要的。我們重視的，不是禁食與放血究竟何者較爲有效，而是這兩種療法——前者在今天依然受到普遍的實行，只不過其用途及表面上的理論基礎已經改變了；後者則遭到貶抑及遺忘——在傳統上是被視爲幾乎相等的。禁食減少了食物的攝取，後者則排放掉食物的殘餘物[74]。雖然是從相反的兩個方向加以解決問題，兩者卻都反映出對於血液過剩的執著。

古希臘人對於血液過剩的重視程度，並無法單純由食物的攝取及消化加以解釋。醫生有時候會對病患施以放血，直至病患昏厥並且不自主地排便爲止，這顯示出他們認爲血液過剩有多麼危險。血液過剩就是過度，因此會引起疾病。但是，和我們的推測相反（假如平衡本身是最高的考量），血液不足並沒有引起相同的焦慮。放血的必要性和對血液過剩的恐懼是密不可分的。蓋侖講得很明白：他建議若要研讀他的《放血治療》（*Treatment by Venesection*）一書，最佳的事前準備就是先讀他探討血液過剩的論文[75]。

淤積而溫熱的過剩血液會腐敗而發炎，並且會敗壞健康的血液，因而導致發燒[76]。這時必須趕緊加以放血，以避免發炎（phlegmonē）。預防發炎卽是關鍵[77]。

蓋侖認爲發炎來自於血液淤積。血液淤積會由傷口或骨折所引起，不過也有可能在一般性的血液過剩時，由「最容易吸收」過剩血液的身體部位所引起。體液的比例決定發炎的性質：血液含有較多的黃膽汁，會造成「herpēs」；含有非常熱的膽汁，會造成「erysipelas」；溫熱濃稠的血液，會造成「anthrax」；含有黏液，則會造成「oidēma」。黑色膽汁與血液混合會造成名爲「scirrhus」的發炎症狀，並可能會導致癌症。純粹黑色膽汁的淤積會造成惡性腫瘤（karkina）[78]。古希臘人之所以比我們還要害怕發炎，是因爲他們所認爲的發炎涵蓋了較廣的範圍。

蓋侖對於發炎的想法包含了癌性損害、良性腫瘤，以及發炎出疹。因此，他所謂的「異常腫瘤」（Peri tōn para physin onkōn）其實是指我們今天所謂的發炎，而非眞正的腫瘤（onkoi）[79]。在比沙（François Bichat）提出病理組織學、以及穆勒（Johannes Mueller）將細胞理論應用在病理學上之前，贅生物、良性腫瘤，以及發炎出疹，都被認爲是腐壞血液淤積的結果。

以這個角度理解「發炎」，我們便開始能夠了解爲何古代的醫生這麼急於要加以預防。古希臘的醫生知道大部分的惡性腫瘤一旦成熟都是會致命的；必須及早治療或者事先預防才有可能活命。適時的放血能夠拯救生命。不過若將古人對於血液過剩的重視簡化爲現代人對於癌症的恐懼，便是顚倒了事實。癌症在古代所占有的重要性並不如今日，因爲大部分人在活到最容易罹患癌症的年齡之前，便早已因其他疾病而死亡了。

最後一點，古人對於害怕血液過剩的原因不在於某些疾病的嚴重性，而在於血液過剩幾乎是所有疾病的起源。

我先前爲了替希波克拉底對於放血的看法找尋證據，而從《流行病學第一冊》當中引用了幾段文字。但事實上，對於血液過剩的問題以及放血之益處的探討只占了書中的一小部分。書中花了較多篇幅探討的，反而是我們今天已經遺忘了的東西——例如季節氣候以及風的影響。

蓋侖指出：「一切疾病的內在成因都有兩種解釋，若非血液過剩就是消化不良。」[80] 後者的原因是吃了不好的食物或是飲食不均衡；前者則是由於攝取過多養分，以致身體從事各種活動以及排泄之後仍不足以消耗之。蓋侖的說法單獨看來似乎只是在補充希波克拉底的環境影響論之不足——蓋侖解釋疾病的內在成因，而《流行病學第一冊》以及《空氣、水、空間》等書則解釋外在環境的影響。不過，在蓋侖的分析當中，身體內在的狀態是最基本的：外在因素是否造成傷害，主要取決於內在是否具有不良因素。

舉例而言，蓋侖所稱的「致病因子」（loimou spermata）預示了後世對於細菌的觀念。不過，他所感興趣的並非因子本身，而是為何有些人容易患病，而有些人卻不會。他的結論非常明確：「我們必須永遠記住……這個原則：病患必先具有易於患病的因素，〔疾病〕的導因才有可能發生作用。」接著：「疾病產生之主要原因來自於身體的狀況。」吸入病原體本身並不會引起疾病。致病因子只會在體質易於患病的身體中生根發展，這種身體早就因飲食過量、懶散、性放縱等行為而滿溢。這是種血液過剩的身體[81]。

雖然致病因子理論在蓋侖的病理學論述中只占有一小部分（他只有在幾個段落中提到而已）[82]，但這種視內在狀況為主要因素的看法，卻也是他對於外傷的分析基礎。他指出，有時候被針刺到也會導致嚴重發炎。此處的因果之間的明顯落差證明了主要的禍首不是針，而是被針所刺到的身體。假如小傷口因化膿而腫脹，則原因必定是體內存在未經排放的殘留物[83]。在沒有過剩血液的身體上，即使是大傷口也會快速癒合，而不會發炎或化膿[84]。因此，即使病患是受到割傷或毆打，他所受傷害的程度也取決於身體內在的體質——也就是說，取決於過剩血液的存在與否。

我們如何能看出過剩狀態呢？我們可以猜測出一些可能的表徵：紅潤的臉色、腫脹的血管、脹大的脈搏，以及缺乏運動、飲食過量、排泄不足的生活方式。不過，蓋侖診斷血液過剩的特殊之處，在於他非常重視病患本身的感受。他最注重的症狀是全身的沉重感、懨懨然、四肢緊繃、疼痛，以及疲勞[85]。換句話說，我們不只能夠經由脈搏這類客觀的徵象看出血液過剩，更能夠從人對自己身體的主觀經驗中看出來。

沉重、無力、緊繃、疼痛。這些是常見的感受。我們都有過這些感受，只是時間、程度不同罷了。這顯示出了為何血液過剩的觀念曾經一度這麼普及，而且放血的需要如此頻繁。我們若看看身邊的人，可能會看到幾個臉色紅潤、疑似血液過剩的人；但大致上來說，我們認為血液過剩是極為少見的。這就是為什麼我們會無法理解古人對放血之熱中的部分原因。另一方面，我們一旦將注意力從血液過剩的抽象概念轉向可能是代表血液過剩的徵兆，這些狀況對我們來說就比較熟悉了。雖然我們可能從來不會認為自己血液過剩，不過我們都知道沉重慵懶、肌肉緊繃疼痛是什麼感覺。

因此，血液過剩並不只是體液不均衡這種抽象醫學概念中的疾病，也是個人主觀上的不適、身體對於意識的嘮叨抱怨。蓋侖常常提到血液過剩之身體的沉重（barutēs），但他所指的並非絕對的重量，而是指一種反應遲鈍、動作緩慢的身體感受。他的描述呼應了柏拉圖對於身體的描寫，而柏拉圖是蓋侖極為仰慕的思想家。

蘇格拉底說，跟隨神而得見眞理的靈魂絕不會受到任何傷害；不能夠跟隨神而無法看見眞理的靈魂則「充滿了健忘與邪惡，並且會變得愈來愈沉重，而一旦過於沉重……便會跌落地面」[86]。然而，邪惡的重量也不過就是身體的負擔。靈魂自然會向上浮升、趨近於善，身體則「累贅、沉重、屬於塵世」，並拖累靈魂[87]。

尤其具有意義的是血液來自食物的觀念。有種古老信仰認為靈魂可以偶爾脫離肉身的禁錮而重拾其原有的預見能力。例如在睡夢中；因此古人認為夢能夠預測未來。另一方面，特殊的飲食能夠改變身體，減低其對於預見能力的阻礙。因此傳說中的先知埃庇孟尼底斯（Epimenides）不吃世上的食物，而是吃仙女帶給他的神仙食物[88]。阿波隆尼亞斯（Apollonius）預言了以弗所的瘟疫之後，辯稱他的預見能力並非巫術，而是由於非常少量的飲食給予他天神般的清澈視力[89]。亞歷山大里亞的克雷芒（Clement of Alexandria）在他的《預言書》（*Eclogae propheticae*）一書中，大力提倡禁食與通靈能力的關係：「禁食可清除靈魂裡的物質，使得靈魂與身體皆澄澈輕盈，而能夠接受神聖的眞理。」過量的食物則會「拖累知性的部分，使其喪失知覺」。因此，飲食應該樸素簡單，以方便消化並保障「身體的輕盈」[90]。

對柏拉圖而言，靈魂是輕盈、光輝、而恆久的，肉身則遲緩、黑暗、並且會腐壞；沉重是靈魂化為肉身的必然條件。相較之下，對醫生來說，血液過剩所造成的遲鈍緩慢雖然是種潛在的危險，卻只是暫時性的病狀。因此這兩種論述並非全然相似。不過，蓋侖所描述的血液過剩的遲鈍，與柏拉圖所說的靈魂禁錮於肉體中的困境，仍有明顯的相互對應。身體一旦血液過剩，我們便被迫而不得不對其加以注意。此時的身體也不再是意志能夠輕易指揮的工具，而成為會拖累人的沉重負擔。

中醫之「虛」

古中國的傳說中有「辟穀」之聖人，也就是說聖人不吃凡人所吃的粗劣食物。聖人隱居雲霧縹緲的山中，僅以高山上的靈氣滋養維生，而因此得享長壽及輕盈的身體。根據傳說，聖人皆可飄浮在雲上。

這裡又一次出現了少量的飲食與輕盈的身體及聖賢之間的關係——而且這種關係也影響了實際上的養生之道。舉例而言，在馬王堆遺址所出土的醫學帛書中，有一篇探討如何「避吃穀物而吸取靈氣」的文章[91]。《史記》亦記載漢高祖謀臣張良退隱政壇以學「辟穀道，引輕身」[92]。

不過，中國的醫學並未如希臘人那般發展出對於血液過剩之恐懼。的確，食物是血液的眞正來源，而過量的食物也會造成血管腫脹以及血液外滲[93]。不過《內經》僅將流鼻血及痔瘡視爲小病，而非健康的危機。的確，中國的醫生反對過量飲食，正如他們反對任何過度的行爲，而他們也的確知道血液淤積會產生疾病。但他們從不擔心過量的血液會拖累全身。

從這方面來看，中國醫生所擔憂的一種類似於血液過剩的疾病，就很值得探討了。我所說的就是「實」。「充溢」應可充分表現出「實」的意義；「有餘」、「滿」、「過」等字詞常與「實」代換使用。如同血液過剩一般，「實」的潛在威脅是很大的：若不及早治療，「實」之積聚將會形成疼痛的腫脹、化膿的潰瘍、難看的贅疣、致命的腫瘤；和血液過剩一樣，最好的治療就是預防[94]。而且，「實」的許多表徵——滿實而硬的脈、緊張、疼痛、發燒——都與血液過剩的徵兆相似。蓋侖稱爲血液過剩的許多病症，對中國人來說就是所謂的「實」。

但「實」和血液過剩有三點不同。第一點，「實」並非主要是血液的問題。第二點，對中國人而言，充溢也包含了與其相反的概念：提到「實」的時候總會一併提到「虛」，而這兩者也通常並稱爲「虛實」。第三點，在「虛」與「實」之間，前者所隱含的危險性較大。

放血師最擔心的是血液過剩，中國人卻反而認爲疾病起於虛空。

中國醫學當中的「虛空」與「充溢」各有兩種相反意義。就廣泛的保健學上而言，「虛空」代表了人類存在最深層的眞實，也是人類靈性的最高境界。道家說道是虛空，而聖人也相同。聖人之虛是心靈上的虛靜恬淡[95]。有些人認爲這種虛空就是自我修養的最高境界，而醫生也提倡這種虛空爲旺盛活力與長壽的祕訣。唯有去除心中的欲求，才有可能維持身體的活力；要達到生命的完滿，就必須讓自己處於虛無之中[96]。

不幸的是，大部分人都無法守住這種完滿。《素問》感嘆道：「愚者〔活力〕不足，智者有餘。」[97]

> 上古之人……不妄作勞。故能形與神俱，而盡終其天年，度百歲乃去。今時之人不然也。以酒為漿，以妄為常，醉以入房。以欲竭其精，以耗散其真，不知持滿……起居無節，故半百而衰也[98]。

大部分人都虛擲生命。假如充溢是健康，那麼虛空便是疾病。這就是「虛」的第二個意義，也是在醫學中常見的意義，同時也是我們在此所要探討的意義：病態的虛竭。這種意義下的虛空是病態的，因爲它代表身體機能的降低。本應維持百年敏銳度與活力的感官及四肢，卻在五十歲就衰竭了。失去活力之後，眼睛和耳朵便喪失了靈敏度、雙腿無法彈跳、毛髮提早轉爲灰白。更糟糕的是，虛空的身體沒有抵抗力，完全無法抵禦疾病的侵襲。病態的「虛」會引致病態的「實」。

黃帝問曰：「何謂虛實？」

岐伯對曰：「邪氣盛則實，精氣奪則虛。」99

沒有欲求的心靈、充滿活力的身體——這是有益於養生之道的虛空與充溢。不過，大部分的時候，醫生談到「虛」與「實」都是指病理上的：「虛」就是缺乏活力，「實」則是充滿入侵之邪氣的身體狀況。

必須強調的是，「虛」與「實」在醫學上之所以會緊密相關，並不是因爲「非此卽彼」的平衡邏輯觀念——害怕某種抽象數值的過量或不足。不是的，該兩者的結合是由於一種階層式的因果關係。虛空是充溢之前必定存在的狀況。其間的邏輯是種戰爭的邏輯：「實」是身體遭外來入侵者占據的充溢，「虛」則是內在元氣的喪失，以至於無力抵禦外來侵略[100]。前者是邪氣盈聚，後者則是缺乏內在活力。《素問》簡潔地總結道：「夫實者氣入也，虛者氣出也。」[101]

當然，並非完全都是如此。老子教導說：「損有餘而補不足」是爲天道[102]；而這種互補原則便形成了針灸理論的框架。放血所針對的是過度，針刺則對雙方面都有效：不但可「泄有餘」，並且可「補不足」[103]。更廣泛來說，「虛」與「實」有時候只是指稱內在力量的相對不均，意義和「不足」、「有餘」以及「不及」、「過」是相同的。舉例而言，腎虛可能會造成脾實。遭毆打後的血液循環不良也可能會造成局部的「實」之淤積。

不過，中國醫生所認知到的並不只是相對不均或局部不均，他們想像眞正的過度是受外在的影響使然──風、寒冷、或其他邪氣。古希臘人所謂血液過剩的充溢起自於身體內在，「實」的充溢則強調外在環境的威脅。

一般咸認《靈樞．九鍼十二原篇》當中所記載的是針刺療法的早期指導原則。其中的文字頗具歷史意味：「虛則實之，滿則泄之；宛陳則除之，邪勝則虛之。」[104]

在此有四種──而非兩種──治療原則，各自對應於四種不同的病狀。第一種必須補足虛空，另三種則須矯正不同程度的充溢。後來的傳統「虛實」分析則不再區分出三種不同程度的充溢，而全部以「實」一字代表。如此一來則減低了兩種病狀的重要性，而這兩種病狀與西方放血術所醫治的病狀——也就是滿盈（可能起自於體內）以及物質的淤積殘留——是相對應的。將「實」定義為從外在侵入的邪氣，中國醫學因此從強調身體本身內在的過度，轉移為由外在入侵的模式。

讓我解釋清楚一點。對於外在侵略的恐懼並無任何新奇之處。對於邪魔攻擊的懼怕早自商代即已存在，而且在中國的民間信仰中一直占有重要地位。不過，漢代醫學所提倡的模式，卻在兩個主要方面上悖離此傳統：首先，漢代醫學揚棄惡魔與邪靈，而將外在侵略者幾乎等同於氣象因素，如風、寒冷、溫熱、潮濕，以及乾燥；第二，漢代醫學認為這些因素的有害程度端賴於身體內在的衰弱。後者是「虛實」理論的主要創新，是中國對於疾病及身體之認知傳統中的決定性發展。

風通常會從鬆弛的毛孔（虛空的表徵）侵入，然後再持續往內鑽——進入脈，接著進入肉，最後則侵入器官及骨骼。但並非每個人都會受害。這種邪氣只能侵入虛空的身體[105]。「虛實」之理論指出了受害的先決條件，亦即「虛空」。《靈樞》斷言道：「風雨寒熱，不得虛邪，不能獨傷人。卒然逢疾風暴雨而不病者，蓋無虛，故邪不能獨傷人。此必因虛邪之風，與其身形兩虛相得，乃客其形。」[106]活力旺盛的身體不可能有空隙讓不良的影響力侵入。

因此，希臘與中國的醫學在這方面的發展是相似的：兩者都強調身體的內在狀態是首要條件。致病因子、傷口及瘀青、狂風，以及寒冷都可能造成傷害、甚至致命；但這些只是次要條件。它們眞正危害的對象是本身體質就容易患病的人，因此它們傷害的是早就有病的人。在放血師的想法中，一個人的疾病與傷口若是惡化，一定是因爲他的身體遭過量飲食及懶散所累，體內充滿腐敗的殘餘物；在針灸師看來，活力遭虛擲殆盡之後的虛空會引致風寒的入侵。換句話說，放血與針刺療法都強調了人類自己招致病痛的傾向，不過他們對致病的原因則有不同看法。

針灸療法中極少提到的腐敗，在放血師對身體的看法中卻占有極重要的地位。疾病尤其是腐敗的結果。血液是健康身體的物質，但如果積聚過多——像是在懶散縱欲的身體中——便會引起發燒及發炎、形成難看的腫瘤、潰爛成膿瘡。因此需要隨時注意血液過剩之出現，並施以預防性的放血。

相反的，中國人擔憂活力的消散。莊子有一句著名的格言將生命等同於氣的聚合（「人之生，氣之聚也。聚則爲生，散則爲死」）[107]，而在戰國時代末期以及西漢初年則出現了一種想法，認爲生命會在人不留神的時候溜走。養生之道的提倡者尤其重視性高潮時所流失的身體精華。不過他們也留意到生氣會從身體的各個孔洞中流失。一個人注視美麗的景觀時，

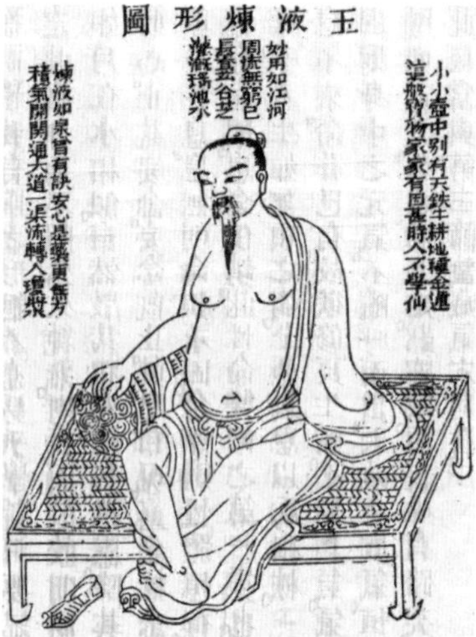

圖二十二：《性命圭旨》，上海醫科大學。

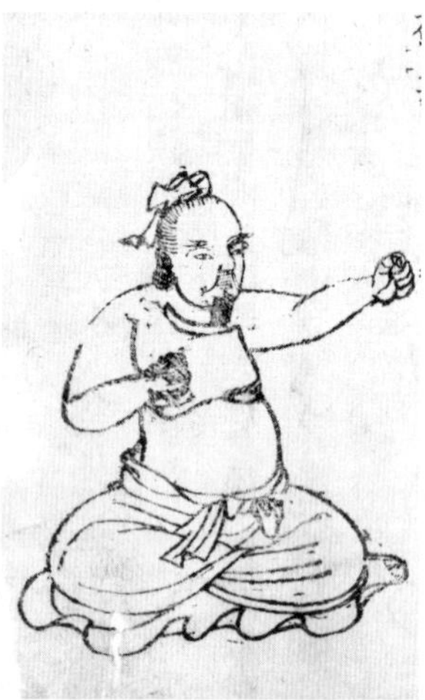

圖二十三：《錦身機要》，哈佛燕京圖書館。

生氣便從眼中流出；聆聽美好的音樂而忘我時，生氣便從耳朵流出。身體上的孔洞是「精神之戶牖」，視覺與聽覺則會將此「精神」引出體外，造成身體虛空，而引來疾病[108]。

這就是欲望——生命能量流向所欲求的物體。這不但是比喻，事實也是如此。欲望代表喪失自我；自我控制的喪失與生命力的流失是同一種疾病的一體兩面。另一方面來說，身體的完整性與情感上的自我控制，在健康上是互相連結的。正如韓非（西元前二三三歿）所說的：「神不淫於外則身全，身全之謂德。德者，得身也。」[109]

圖二十二與圖二十三當中的人像，雖然在我們眼中看來似乎過於肥胖——我們幾乎可以說這兩個人像是標準身材的錯誤示範

——但他們的身材所顯示出來的其實是正確的養生之道。這兩個人像所示範的是養生運動。他們的腹部並非中年人大腹便便的模樣，而是元氣聚集於小腹。回顧一下本書中的第一張圖片（圖一），我們在針灸人像上也可看出這種放鬆而寬大的身體容量。

當然，這種端坐修養的靜態集氣並非唯一的理想方式。華佗認爲「人體欲得勞動」，而提倡模仿動物動作的運動。不過此處的例子所強調的是刺激流動，以及形成柔軟的身體。導引就是「利關之術」（使關節活絡的鍛鍊方法）。自我完滿若是目標之一，則靈活柔軟就是另一個目標。因此，促進健康的伸展以及擺動便能夠以身材纖細的婦女以及衣裾飄動的人像作爲代表（圖二十四、二十五、二十六）。自我鍛鍊並不需要、也並未隱含維薩里人像般發達的肌肉。

對古希臘人來說，運動幾乎等同於艱苦的勞動（ponos）。蓋侖曾說道：「在我看來，ponos一詞和運動具有同樣的意義。」他又說：「要擁有健康，先要勞動。」運動與勞動使得身體強健，而且促進廢棄物的排泄；也就是說，運動與勞動防止身體趨於血液過剩[110]。

中國的醫生擔憂身體的孔洞會成爲入侵的管道，希臘的醫生則僅僅將孔洞視爲排泄的通道，排除過剩物質的開口。他們所擔憂的是殘留所可能造成的危害，而非入侵的危險。因此蓋侖強調月經定期來潮的重要性。他認爲「女性整天待在家裡，沒有勞動，也未受陽

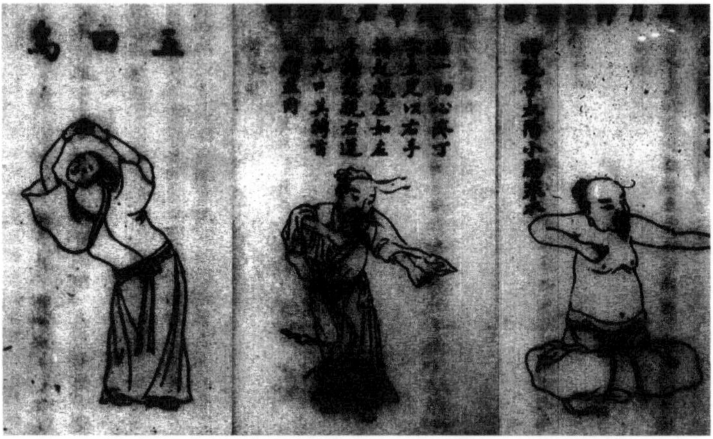

圖二十四～二十六：五禽武功圖說及諸仙導引圖，上海圖書館。

光直接照射——如此會易於導致血液過剩——因此應該要有自然的紓解方式」[111]。月經是男性活躍生活方式的自然替代品[112]。同樣的，亞里斯多德指出：常做粗重工作（ponētikos bios）的婦女，分娩會比較順利：「原因是勞動消耗了殘餘物，而不常活動的婦女則由於缺乏運動以及懷孕期間月經暫停，以致於體內積有較多的殘餘物，因此分娩時特別疼痛。另一方面而言，粗重的工作則給予了氣息運動的機會（ho de ponos gymnaze ito pneuma）。」[113]

古希臘人並不進行靜態的集氣，也不重視靈活的柔軟度，而強調透過運動形成分節良好的體格，不受過剩之累，心靈也受到大量運動的調節。生氣並不需要保存囤積，而需要以意志加以努力運動。

因此，放血與針灸療法的區分在於不同的恐懼：一者恐懼腐敗，另一者恐懼耗竭；一者恐懼囤積，另一者恐懼流失。古希臘醫學強調月經、流鼻血，以及痔瘡具有能夠預防或紓解過剩的益處，中國的醫生則不認爲流鼻血以及痔瘡有什麼好處；他們只想停止這種症狀。而且他們雖然認爲定期的月經有其必要，卻不認爲未排放經血是危險的壓抑或是潛在病因，而僅認爲是血液耗竭之徵象，必定是由於先前曾有耗損血液[114]。

類似的相反意見也存在於對性行爲的看法上。蓋侖認爲婦女若缺乏性行爲，則會造成女性精華的囤積，而可導致比壓抑月經來潮更嚴重的傷害。舉例而言，如此將可能導致歇斯底里以及窒息。雖然有些男性會由於過量的性行爲而造成體力衰竭，但是大部分的男性「若不定期從事性行爲，則會感到頭腦沉重、噁心、發燒、胃口不佳，以及消化不良」。即使是犬儒學派的哲學家戴奧吉尼斯，「據說他的自制力無人能及……但他在性關係上也頗爲放縱，原因是他想避免囤積精液所可能引起的各種不適」[115]。

中國人也頗爲重視性與疾病間的關係；但中國人所擔心的並非囤積起來的精液。醫生與靜坐養生家都未曾提倡預防性的紓放。正好相反。他們擔心的是精液的流失。他們擔憂性行爲的過度，而非欠缺。生命是有限的資源，可以有智慧地予以保存以綿延多年，亦可魯莽地將其提早耗盡。精子卽是生命精華之所在，每流失一滴就代表生命力的減少。這就是爲什麼房中術之能手會周密嚴謹地研究如何在性交時保存並「回收」精子[116]。

「腐敗」之病理學相對於「耗竭」之病理學。對囤積與過剩之憂慮相對於對流失與欠缺之恐懼。經由探究放血與針灸療法之動機，我們發現了一些強烈的對比。而這些對比是相對性的：中國的醫生絕對知道過剩之問題的存在，希臘的醫生也並未忽略耗竭之病。不過，整體而言，這兩個傳統對於人類脆弱性的看法奠基於相反的恐懼上。

且讓我回歸到本章開頭所提出的一個主題，也就是血與氣之間的關係。

放血術與針灸療法看似最明顯的差異在此：前者針對血液，後者針對氣。但如此描述並不眞確。在中國醫學中，血與氣根本上是相同的。當然，醫生有時也會強調其不同之處。舉例而言，血有形體，氣則是無形的；前者是具有建設性的，能夠製造身體物質，後者則是保護性的，可抵禦外來的病原體。就診斷上而言，滑脈表示血多於氣，澀脈則反之。就治療上而言，在中國醫生仍然有施行放血療法的時候，有些病症需要「放血不放氣」，有些則必須「放氣不放血」。但這一切都只代表了面向上的不同，而非本質上的不同。總而言之，血與氣是同一生命力互補的兩面，是爲其陰陽兩面的體現[117]。

在希臘的思想中，血液與元氣則有較明確的區分。對蘇格拉底之前的戴奧吉尼斯而言，氣與血的分別卽是構成快樂與痛苦之潛在原因[118]。在亞里斯多德的胚胎學當中，女性的血液爲身體提供了所需的物質，而男性精子的元氣則形成體格的分節[119]。雖然古代對於元氣的看法有過複雜的變化，而且血液與元氣在許多方面依然密不可分，但我們還是能夠看出一種逐漸邁向兩極化的趨勢，以致血液成爲身體消極、易於腐敗之物質性的象徵，而元氣則與靈魂的本質及活動有關[120]。中國醫生認爲生氣流轉於經脈的單一網絡中，而希臘醫學則將血液與元氣分置於不同的管道中：靜脈主要運送血液，並維繫了養分及成長之類的「靜態生長」功能；而充滿元氣的神經則運送感覺及意志[121]。由靜脈所運送的血液形成肉；從大腦出發而流經神經的元氣則將植物般的肉轉爲肌肉——成爲靈魂的工具（organon psychichon）[122]。

後來則又有動脈，而醫生從這第三種管道的運動中能夠推測出病患的過去、現在、及未來的生命狀況。經過先前對於紓解之看法的探討之後，我們現在便能夠以新的角度重新審視這種推測；另外也能夠重新審視爲何古希臘的診斷師並無法滿足於搏動與間歇——他們爲何需要深究動脈的收縮與舒張。

活人是溫熱的，屍體則是冰冷的。人類隨著年齡增長，體溫會跟著降低，並且較易受寒。至少，從柏拉圖的《提麥奧斯篇》一書問世以來，希臘人便認爲生命與溫度之間的關係具有特別的重要性[123]。要維繫生命，就必須保持某種內在的生理之火繼續燃燒，以維持亞里斯多德所謂的內在溫度。食物是最主要的燃料；沒有食物，火便會熄滅。不過，營養良好的人所面對的威脅卻剛好相反。在內在之火因年老而衰微之前，人必須保持低溫以免過度燃燒[124]。這就是爲什麼人要呼吸才能活。吸氣能夠使空氣充滿肺部，以冷卻、抑制體內之火。呼氣則能使發熱冒煙的餘燼隨之排出。

這種冷卻與排除的循環也定義了脈搏的用處。埃拉西斯特拉圖斯、埃斯克勒皮亞底斯（Asclepiades），以及蓋侖等幾位思想歧異的醫生，在這一點上都持相同意見：搏動的目的就是爲了控制內在溫度[125]。脈搏之所以會是人類生命敏銳的度量儀，部分原因就是因爲其本身在維護此一生命上也扮演重要角色。

脈搏的搏動類似於胸腔的運動。希臘醫生認爲動脈血管壁上有小孔，其作用就像是呼吸系統中的口、鼻。動脈舒張對應於胸腔的擴張：這兩種運動都吸取外在的空氣以冷卻體溫。另一方面，動脈的收縮與呼氣時胸腔的塌陷，則可將發熱冒煙的餘燼排除、擠壓出體外。因此，呼吸與脈搏搏動的唯一差別就在於：一、前者冷卻並淨化心臟，脈搏則冷卻並淨化全身；二、呼吸可由意志控制——舉例而言，我們至少可以憋氣一下子——動脈之搏動則完全不受意志控制個[126]。

身體活動以及發燒，會自然增加呼吸運動以及脈搏搏動的大小及頻率——這種變化能夠平衡溫度及餘燼的增加。蓋侖特別針對脈搏指出：大量進食後即上床睡覺的人「脈搏擴張很微弱，逐漸變小變慢；另一方面，脈搏的收縮則愈來愈快，並且愈來愈緊縮」[127]。

這是因爲消化作用將內在溫度導引向內，也是因爲食物經消化過後產生大量需要排出的剩餘物質。小孩體內的脈搏收縮也較爲明顯，「因爲他們正値成長期，所以體內體液的活動較爲激烈。另一方面，老人的脈搏收縮則緩慢且淺薄，其速度遲緩、消化功能微弱，而且難以激起體液活動，原因是根本沒必要」[128]。

蓋侖對於手指如何放置以及按壓動脈的指示，目的只有一個：就是明確地感知動脈的收縮[129]。我們現在知道爲什麼了。動脈的兩種運動各自具有不同的意義[130]。感覺不出脈搏的收縮，即等於對至少一半的脈搏訊息無所知悉。如此一來，即無法檢驗那一經衰減即會造成許多病痛的功能。如此一來，即無法判斷剩餘物質的排放程度。

六、風與自我

> 薩索斯島（Thasos）在秋分時節以及航行季節（season of the Pleiads）之際，雨量頗為豐沛。雨勢和緩而持續不斷，並吹著南風。冬季大都吹南風，北風極為少見；氣候則頗為乾燥。整體而言，冬季和春季相似；不過春季氣候寒冷，吹南風，極少下雨。夏季普遍為多雲的天氣，但不會下雨。地中海季風並不常見，出現時也僅是輕柔斷續的吹拂[1]。

以上爲希波克拉底的著作《流行病學第一冊》一書的開頭文字。看起來像是農家日記或是航海日誌裡的記載。若作爲小說開頭也並無不當。奇怪的是，這些文字感覺上最不適合擺在其原本的情境中——亦卽作爲疾病來臨之徵象的醫學論述。我們現在想到病痛很少會聯想到風。不論是南風，還是輕柔的地中海季風，都已不再屬於生命的基本力量了。

不過，風曾一度是備受關切的對象。風對於疾病種類、發生時刻，以及發作方式的影響，是《流行病學第一冊》當中極為突出的主題，而此一主題在許多希波克拉底著作中亦一再反覆出現——例如《流行病學第三冊》、《格言》(*Aphorisms*)、《空氣、水、空間》，以及〈論氣息〉(On Breaths)、〈論體液〉(On Humors)、〈論養生〉(On Regimen)、〈聖病〉等論文中[2]。

吹南風的潮濕冬季之後緊隨著吹北風的乾燥春季，會帶來流產、痢疾、乾眼症，以及黏膜炎。另一方面，「如果夏季乾燥、吹北風，而秋季潮濕、吹南風，則到了冬季時，頭痛與大腦壞疽將會盛行」。癲癇症常在「風向改變，尤其是變為南風」之時發作[3]。《空氣、水、空間》必定是以此種想法為根據，而指出醫生所必須精通的兩項知識為：「一年四季的影響」以及「暖風及寒風的影響，並區分為各國所共有者以及特定地域所獨有者」[4]。對風無所知悉的人不可能對身體有所了解。

這種觀點也並非古希臘人所獨有。在中國醫學典籍中，風會引起感冒及頭痛、嘔吐與痙攣、暈眩和麻木，以及口不能言。而這還只是開始而已。「傷風」會導致發高燒、「中風」則會使人完全失去意識。風會使人發瘋，甚至會致人於死。我們現在幾乎不認為風與病痛有關，但中國醫生在傳統上則認為風幾乎是一切病痛的罪魁禍首。《內經》指出：「風者，百病之長也。」另外又寫道：「風者，百病之始也。」[5]

在醫學歷史研究之中，幾乎見不到對於風之想像的蹤跡。較早期的大型研究報告——例如辛格（Singer）與安德伍（Underwood）、紐柏格（Neuberger）、蓋瑞森（Garrison）、卡斯提格里昂（Castiglione）、西格里斯、阿克涅特、巴斯（Bass），以及郭登（Gordon）等所著者——的索引中均列有假髮、冬青油、窗戶稅，以及王姓諺語編纂者等無關緊要的項目，但卻無一列出「風」（譯註：上述索引中所列的項目都與「風」wind 一樣，是字母 w 開始的）[6]。較爲近代的文化史學家雖然從事有多方面的研究，例如靈魂與身體的關係、食物與身體的關係、兩性身體的不同，以及身體政治學等，卻很少有人注意到身體與風之間的關係，而能夠思索其中意義者更是少之又少[7]。

但風與身體的關係在過去對許多人來說，其力量卻無比強大，而且意義深遠。風塑造身體的外形以及功能、影響欲望以及個性、充滿人的全身上下。《空氣、水、空間》一文記載道：受北風吹襲之地區的居民「體格結實瘦削，因腸胃難以運動而容易便祕，但胸腔運動無礙……這種人食量很大但喝水不多。……個性較爲凶猛」。反之，受東北及東南風吹拂之地區的居民，「聲音宏亮清晰，並且……比受北風吹襲的人具有較佳的脾氣以及較高的智慧」[8]。柏拉圖也一樣把風的不同視爲是「有些地區的居民素質較佳，有些地區則較差」的原因，以及爲何不同地區應該要有不同法律規定。因爲當地的風，以及當地的土壤與食物，「不但對人的身體有好與不好的影響，並且對靈魂也有相同的影響」[9]。

中文裡的「風俗」一詞也帶有相同的想法。根據《漢書》所載，「風俗」一詞之所以含有「風」這個字，是因爲人的本性會受到其所呼吸的空氣所影響：「凡民函五常之性。而其剛柔緩急，音聲不同，繫水土之風氣，故謂之風。」[10]

地理位置注定了人的命運，而風則是命運之神的執行者。在「風水」之學中，風水師藉由各地的空氣流動，找出適宜活人居住以及埋葬死者的位置。頗具意義的是，他們稱這種位置爲「穴」——這個名稱令人聯想到風與陸地上洞穴之間的關係[11]，而且針灸師爲了導引「氣」之流動所針刺的部位也稱爲「穴」。英語將圖二當中人像身上的穴道稱爲「點」。不過中文原本的「穴」一詞，則讓人聯想到風在皮膚上的重要孔洞之間出入流動，就像風在陸地上的洞穴中來往吹拂一樣。

以上的討論指出了身體與風的關係當中非常重要的一點：古中國人以及古希臘人都認爲，吹拂身體的風與維繫生命的內在氣息有關。平岡貞吉、赤塚忠，以及其他部分學者因此指出：關於「氣」的論述雖然興起於戰國時代，但更早之前有關風的想像才是其根源所在[12]。的確，即使到了漢代，「風」與「氣」仍然常可互相代換。王充寫道：「夫風者，氣也。」另一方面，《內經》則解釋道：「正氣者，正風也。」[13]在古希臘人看來，風與氣的緊密關係似乎更為明白：「pneuma」一詞即可指稱兩者。《安提戈涅》（*Antigone*）劇中的合唱隊對安提戈涅的描述：「然而同樣的風／這些靈魂之氣流制住她。」其實也同時描述了外在推動命運的風，以及內在情感的變化[14]。

就這樣，對於人生的思考以及對於風的思考一度是密不可分的。但我們現在通常會忘記這一點：遺忘成為現在與過去的一大鴻溝。也因此，古代對於風的細膩認知，在今天看來，有如一場奇異而遙遠的夢。我們已經無法感受該種說法所反映的生活經驗了。探究古人對於風的想像之後，我們只能夠確定這一點：身體的歷史其實就是人類在這世界上的生活方式的歷史。

一個身體受風的影響如此之大的世界，是怎麼樣的一個世界呢？而古希臘與古中國的醫生對於風的影響力所共同持有的看法，如何形成後來完全不同的兩種醫學傳統？這是本書最後一章所要探討的兩大問題。

風是什麼？

在有關於風的各種問題當中，「風是什麼」這個問題可能是最難解的了。我們聽說風會造成疾病發作、癱瘓、發瘋，我們得知風如何塑造身體及思想，於是我們不禁納悶：風是什麼？古代典籍當中所提及的風，聽起來通常和我們現在所知道的風不大相同。

「風會從東方吹來嗎？」「風會從西方吹來嗎？」「具有毀滅性的風是否會來襲？」「風是否會為明天帶來雨水？」這類問題在中國最早期的記載中不斷出現——早自西元前十三世紀，商代的占卜師即已提出。其中提到雨水，暗示了古人之所以對風感興趣的原因：風就是天氣，而天氣其實就是風。語言學家指出英文裡的「weather」（天氣）一詞源自於印歐語系的字根「we」——「吹」。風可能會為田野帶來滋養的雨水，也可能帶來嚴寒的冰霜，可能會形成風暴而使人無法出外打獵，或者也可能絲毫不吹而造成酷熱的旱災。雨水、冰霜、風暴、乾旱等天氣狀況會影響上百萬人的生計，即使到了今天仍然如此。在過去，人類生活極為依賴農耕、打獵、捕魚等易受氣候影響的生產活動時，風會令人產生敬畏之心，是非常自然的。

敬畏，一點也沒錯。商朝人心目中的風並不只是空氣的流動，而是神靈的化身。藉由獻祭能夠召喚祂們或請祂們離開。而且風向非常重要：主要風向指出具有特定力量的特定神靈之居所所在，而從這些地方所吹出來的風，則主導世界上的所有變化[15]。風向一變，原本數量繁多的獵物便數目銳減；風向再一變，原本節節敗退的軍隊便反敗為勝。

商朝的君主隨時都對風的動向保持高度警覺。占卜師問道：「皇上是否應從南方啟程？」、「皇上是否應該去東方打獵？」無論是御駕出巡四方或者是打獵，任何動向的命運都環繞於合宜的方向。「皇上應該從北面開始巡視嗎？」、「皇上今日出外打獵是否會遇上大風？」應該到東方打獵時卻到了西方去，最好的情形是一無所獲，最糟的情況則可能遭遇不測。另一方面，我們從記載當中得知有一位君主遵從卜辭之指示，於是：「今天皇上到東方打獵，的確捕獲了三隻豬」[16]。

後代比較不再提到神靈，但驚異之感依然存在。春風吹起，於是昆蟲開始出外活動，牛、馬則開始發情[17]。淮南子對於風能夠輕易造成範圍如此之大的影響甚感驚奇：

春風至則甘雨降，生育萬物……草木榮華，鳥獸卵胎，莫見其為者，而功既成矣。秋風下霜，倒生挫傷……草木注根，魚龜湊淵，莫見其為者，滅而無形[18]。

前一天我們歡慶於色彩繽紛、欣欣向榮的世界裡，後一天我們則必須面對灰暗貧瘠的世界。我們去年見到這位朋友時，他還非常快樂、充滿朝氣；現在我們所看到的他卻已不成人形，消瘦憔悴、瀕臨死亡邊緣。爲什麼會這樣？許多人認爲祕密就藏在風中。風預示了變化、示範了變化、造成變化，風就是變化。風預示了王者德之盛衰[19]，預警了即將來臨的戰爭與飢荒。漢代《春秋》權威何休的作品當中有一篇評論「風占」的文章[20]司馬遷則記載占候者魏鮮如何對新年第一天早晨的風加以詮釋：

> 風從南方來，大旱；西南，小旱；西方，有兵西北，戎菽為，小雨，趣兵；北方，為中歲；東北，為上歲；東方，大水；東南，民有疾疫，歲惡……[21]

因此，風便是豐收與飢荒、洪水與傳染病、戰亂與和平的關鍵。還不只如此：王充記述當時的人們如何記錄風向與起風時刻，以預測民心變化、甚至個人運勢[22]。

風的變化無常一直是人類對於風的關注焦點。在希臘悲劇中，風通常帶來運勢的變化，就像是神祇的氣息能夠改變人的命運一般。歐里庇得斯筆下的忒修斯（Theseus）呼籲道：「愚蠢的人們！從厄運中學習吧！」

掙扎構成我們的生活。好運降臨
在某些人身上較早，有些人則得多加等待；另外還有些人
現在已享有好運。命運之神對此恣意享受。
祂不僅受到不幸之人的尊崇
以期盼好日子的來臨，就連幸運的人
也讚揚祂，就為害怕失去了風[23]。

航行平順的人害怕失去順風，而較不幸運的人則希望能得到順風。對兩者而言，生命必須依賴氣流的特質，使得所有快樂的根基都是脆弱的，而所有和平也都並不穩固。隨時一陣「風的轉向」即可能使得好運變成厄運[24]。

忒修斯問道：兩個長期盟友之間為何會發生戰爭？伊底帕斯答道：

高貴的埃勾斯（Aegeus）之子！只有不朽的神祇才能免於年老與死亡！
其他一切事物都受強大的時間所侵擾。
土地會荒蕪；猜疑會產生。

> 風向在無形中改變
> 於一個人與他的朋友間，或是兩座城市之間。
> 對某些人很快，其他人則較晚，
> 他們失去快樂，或者愛又返回。[25]

「風向在無形中改變。」情侶一天早晨醒來，突然發現彼此的熱情無可理解地冷卻了；在自己都還來不及了解爲什麼之前，密友卽遭猜疑所扭曲；幾年來豐沛的雨水突然間乾涸了；一夕之間，愛好和平的人突然嗜血如命。古人思索這類變化的神祕源頭時，總是回歸到風轉向當中的祕密。

上述所謂的風向改變——介於同盟的城市、朋友、情侶之間——當然是比喻性的說法。不過，要眞正了解這種比喻的強烈意義，我們必須重回以前的世界，那時的人們將風視爲無所不在的力量、活生生的存在體。藉由送出微風、掀起暴風、或完全阻止風的流動，神祇們便能夠將航海人很快地送回家、或使其葬身海底、或使其四處漂流——就像《奧德賽》（*Odyssey*）所敘述的一樣。

奧德修斯（Odysseus）啟程返鄉時，風神埃歐勒斯（Aiolus）送他一個滿裝著暴風的袋子。

奧德修斯的船員懷疑袋中所裝的是金銀財寶，於是將袋子打開，以致放出了一道颶風而將他們遠遠吹離航道[26]。那些船員也許愚蠢，但他們並非全然錯誤：袋子裡的東西的確是寶物，而且是對船員最有價值的寶物——就是風，也就是命運。

商朝的占卜師問道：「風會從東方吹來嗎？」與「風會從西方吹來嗎？」《流行病學第一冊》指出，那個夏天的地中海季風次數很少，也很輕柔，而且是斷斷續續地吹著。將情感愛憎的變化比喻為風向之改變的詩人、生活隨著風的變化而改變的水手、相信風會影響運勢及健康的占卜師與醫生，這些人都具有類似的想法。

我們試圖探求為何醫學會如此重視風的影響，而在有關變化的說法中找到了可能的答案。一方面，研究疾病就是研究改變過後的狀態；另一方面，誠如中國人所說的：「風，化也」（風即是變化）。希羅多德指出，埃及人之所以健康是因為他們的季節沒有變化。「人最容易染上疾病的時候就是變化發生的時候；任何變化都是如此，季節變化尤然。」[27]風與身體之關係的歷史，就是變化與人類之關係的歷史。

風與氣息

統治者要如何領導民衆從良向善？民心是無法預測的。前一個禮拜他們激昂地要求革命，後一個禮拜則冥頑地抗拒任何革新。他們在這一年因爲老舊價值觀已然陳舊而予以揚棄，過了十年後，他們卻因爲老舊價值觀之陳舊而愛不釋手。任何統治者都必須設法解出這種變化之謎。

季康子問政於孔子，曰：「如殺無道以就有道，何如？」孔子對曰：「子為政，焉用殺！子欲善而民善矣！君子之德，風；小人之德，草。草上之風，必偃！」[28]

《淮南子》一書中，對於季節變化的輕鬆自然，以及風如何能夠毫不費力地讓大地充滿繽紛色彩或消沉灰暗，極表驚奇之意。孔子以善導政的看法反映出他認爲人心的變化、以及人是否會棄惡從善，與風的變化相似。原因不在於粗暴的力量或是恐懼。心的道理是比較微妙的、如氣息一般的。爲政不可強迫威脅，而要以柔和間接的方式予以潛移默化。

這種方式就像是音樂感動心靈的方式。中國最古老的詩歌總集《詩經》之第一部名爲〈國風〉。這是「風」這個字的另一個主要意義：「風」就是歌曲。禮祭之樂舞以八音及八風為指導。音樂則包含「五聲、六律、七音、八風、九歌」[29]。

統治者可由一個民族所唱的歌了解那個民族。吳公季札拜會孫穆子時，要求孫穆子的歌者演唱各國的歌曲。他認為鄭國的歌曲過於細膩，而預言鄭不久將亡國；他稱齊國的歌曲為「大風」，代表了齊國深厚的潛力[30]。季札大概是從各國的歌曲聽出該國人民的想法與個性。《呂氏春秋》指出：「聞其聲而知其風，察其風而知其志，觀其志而知其德。盛衰賢不肖，君子小人，皆形於樂，不可隱匿。」[31]

我們可以將上述的文字翻譯成：「聆聽一國的音樂便可得知其民情（風）。」歌曲、情緒、風俗都可表現出一個地方的精神。這一切都來自於當地的風。

歌曲也是「風」的一種意義，因為歌曲能夠影響及改變他人，因為歌曲能夠改變感受及舉止。又一次，關鍵在於婉轉間接：「上以風化下，下以風刺上；主文而譎諫，言之者無罪，聞之者足以戒，故曰風。」[32]

《詩經．大序》記載道：一開始之所以編纂〈國風〉，是由於「王道衰，禮義廢」[33]。編纂適切的歌曲是為了要重塑人民的思想態度、改變人民的舉止，並藉此以拯救國家。〈小序〉並補充道：「風之始也，所以風天下，而正夫婦也。」孔子認為，移風易俗的最佳工具就是音樂[34]。

描述風、音樂、感情，與人之間的相互關係最爲優美明確的文字，大概就是莊子在思索「天籟」之時所寫下的這段話了：

夫大塊噫氣，其名為風。是唯無作，作則萬竅怒號，而獨不聞之寥寥乎。山林之畏佳，大木百圍之竅穴，似鼻，似口，似耳，似枅，似圈，似臼，似洼者，似污者，激者，謞者，叱者，吸者，叫者，譹者，宎者，咬者。前者唱于，而隨者唱喁。泠風則小和，飄風則大和。厲風濟，則眾竅為虛。

莊子將風穿梭於孔竅之間所發出的聲響稱爲「地籟」。不過，「地籟」呼應於「天籟」——人心中無聲的音樂：

喜怒哀樂，慮嘆變慹，姚佚啟態。樂出虛，蒸成菌，日夜相代乎前，而莫知其所萌……非彼無我，非我無所取。是亦近矣，而不知其所為使[35]。

道德勸導的風、導正心靈的歌曲，以及喜與悲的天籟。這一切都表現出一個流動、幻化的世界裡的一種流動、幻化的存在體。生物只是「氣」的暫時聚集，死亡則是此聚集之「氣」的再次潰散[36]。莊子認爲自我的確存在。不過這個自我，並非禁錮於黑暗物質當中之奧費（Orphic）主義式的光輝靈魂，也並非對比於物質身體之非物質的心。這個自我並不奠基於理智或意志之上，也沒有本質，而是來源不可知的情緒與衝動的匯集之處，同時想法與感受也從此處自行發生，就像風吹過陸地上的孔竅一般。

希臘早期的作家也曾暗示氣息與存在之間密不可分的關係。在荷馬史詩中，充滿澎湃熱情與活力的英雄「呼吸著力量」（menos）[37]；在埃斯庫羅斯的劇作當中，戰場上的戰士們「呼吸著阿瑞斯」（Ares，希臘戰神）。

就某種程度上而言，這種說法表達了熟悉的日常經驗：我們知道人在使出渾身力氣時會氣喘如牛，被強烈的情緒所淹沒時則會痙攣般地喘息。不過，帕德爾（Ruth Padel）則精確地指出這些語詞中的矛盾性——「聽者通常無法知道情緒之氣息的流動方向，因此也無法得知其來源」。

埃斯庫羅斯描述一個人「呼吸著阿瑞斯」時，我們可以將其理解為「呼出征戰的怒氣」，並想像戰士在打仗時所呼出的氣息「就是」戰神。在同樣這部劇本較後面的地方，卡桑德拉（Cassandra）則看到房子呼吸著「phobon」（流血屠殺）。但在另一部劇本中，「阿瑞斯的氣息」則似乎從戰神身上流入人的體內、摧毀城市、鼓舞著進攻者。有人受到阿瑞斯的「entheos」（附身）。由於希臘文當中的「附身」一詞帶有神聖的氣息注入之意義，因此這暗示了阿瑞斯吹氣進入戰士體內[38]。

「pneuma」一詞在古典戲劇中，較常用來指稱風，而非氣息。埃斯庫羅斯的《乞援人》（*Suppliant Maidens*）一劇中的合唱隊吟唱道：「冬天乘著凜冽的風而來。」歐里庇得斯筆下的克瑞烏薩（Creusa）則說道：「風的路徑會改變。」[39]不過，以這種方式所提到的風，幾乎都脫離不了和人類生活、命運變化、思想改變、情感湧現等的關係。帕德爾指出：「他（歐里庇得斯）的合唱隊頌揚伊萊克特拉（Electra）態度轉向虔誠時，說道：『你的思想又再次隨風而變。』珀琉斯（Peleus）認爲梅內萊厄斯（Menelaus）應該對其妻海倫（Helen）的離去不予理會：『但你不要讓你的思想跟隨風的走向。』梅內萊厄斯是自己思想的掌舵者，但他外在卻有眞正的風。」[40]

這大概是早期對於風的論述中最爲醒目的特質了——現在看似確切的界限，那時卻並不明確；而外在變動與內在活力、或謂風與氣息的區分，也極爲模糊。

不過，寫下這些文字的畢竟是詩人及哲學家。我們猜想醫生應該會比較嚴謹。事實上，希波克拉底的〈論氣息〉一文也的確做出了區別：「pneuma」在體內稱爲「氣息」（physa）；在體外則稱爲「空氣」（aēr）；而空氣的流動則是「風」（anemos）。不過這篇文章的主要目的就是要確認外在與內在「pneuma」——風與氣息——的一體性，並指出其流動受阻卽爲所有疾病的成因。這篇文章不但描述病痛如何自禁錮於體內的氣息產生，同時也暢述「pneuma」如何充塞於天地之間，帶來冬夏之變化，甚至導引太陽與星辰的運轉[41]。

誠然，有些人認爲〈論氣息〉是篇詭辯式的著作，文字上的優美潤飾更勝於醫學上的見解；因此也許不是最好的證據[42]。不過，想想看希波克拉底最受人推崇的論文〈聖病〉。這篇文章揚棄超自然的因果關係，而以屍體解剖立論，卻和其他的希波克拉底作品一樣，達到神經裡充滿了「pneuma」這一有長遠影響的見解。這篇文章敍述道：從口、鼻所吸入的空氣先流到大腦而產生智慧；接著從大腦流經中空的靜脈，而節制四肢的運動。這就是爲什麼一旦黏液阻礙了空氣流經靜脈，人便會無法說話、或是抽搐[43]。一般認爲是受到聖靈附身所引起的痙攣，事實上是由於空氣流動受阻所產生。

這裡指稱受阻礙的氣息時，所使用的詞語並非「pneuma」，而是「aër」——這是個小細節，卻值得注意，因爲稱頌〈聖病〉爲希臘元氣論之先鋒的歷史學家經常抨擊外在氣流的概念，而〈聖病〉一文卽將外在氣流稱爲「pneumata」。這些歷史學家並未慮及這篇文章其實對於風的影響和對內在氣息的流動一樣重視。

受阻的空氣只會造成立卽可見的症狀。痙攣以及其他各種病痛的深層成因，其實是「進出於身體之間的東西，包含寒冷、陽光，以及變化無常的風」。病痛最常發生於：

吹南風的時候；吹北風的時候則較少發生，而風若來自其他各種方向時，病痛就更不常發生了。因為南風與北風是最強的風，而且它們的方向與影響力也是最為強烈對立的。

北風會沉澱空氣中的濕度，因此陰雨潮濕的要素被區分出來，於是天氣便晴朗明亮。北風對於其他來自海洋或形成各種水流的水氣也都有相同的作用，能夠濾出潮濕陰暗的要素。北風對人體也有同樣的作用，因此是最有益健康的風。

南風的效果剛好相反。由於南風一開始並不強烈，因此會先蒸發沉澱下來的濕氣。一段平靜的時期會出現，原因是風無法馬上吸收空氣中原先所沉澱的濕氣，而必須逐漸將其釋放出來。南風對於陸地、海洋、河流、水泉、水井以及其他所有會產生或含有濕氣的地方都具有相同的作用。事實上，一切物體多少都含有濕氣，因此所有物體都會受到南風的影響，以致變得陰暗而非明亮、溫暖而非寒冷、潮濕而非乾燥。屋子裡或地窖裡裝有酒或其他液體的瓶瓶罐罐，都會受到南風的影響而使外表產生變化。南風也會使日月星辰變得較為黯淡。

既然龐大有力的天體都無可幸免，而人體又原本就會受到風的影響，我們因此可知南風會使大腦及血管都變得鬆弛疲軟。另一方面，北風則會強化大腦的健康部分，而不健康的部分則被區隔開來，在外表形成液態表層[44]。

我之所以摘錄這整段文字，是因爲其中闡明了希臘醫生對風之認知的兩大特點。第一點就是對北風與南風的注重。在〈聖病〉、《流行病學》第一、三冊、以及《空氣、水、空間》當中絕大部分提到風的時候，都是有關北風或南風，我們很少看到有提及其他風向的風——不論是東風、西風，還是任何其他方向的風。上述的文字告訴我們，北風與南風的影響力最大，對立也最爲強烈。由於它們兩者之間的關係極爲緊密，以至於〈論體液〉一文主張能夠從目前所流行的疾病，預測北風與南風的來臨[45]。

這項特色又涉及希臘元氣分析的第二個特點，也就是該分析奠基於相對的特質之上[46]。北風涼爽乾燥，南風溫暖潮濕。荷馬早就稱北風爲「Aithrēgenetēs」——「製造晴朗的天空」：北風會把雲吹走[47]。相較之下，指稱南風的詞語「notos」則令人聯想到濕氣（notis）[48]。〈聖病〉一文的作者明確指出這些不同的特質所隱含的意義：北風有益健康，南風則帶來病痛[49]。

北風有益健康，因爲北風使得身體乾燥、清涼、堅實；南風則造成鬆垮。充滿濕氣的南風讓空氣變得霧氣濛濛，使日月星辰變得黯淡無光。南風甚至會使儲藏在瓶罐裡的液體變得混濁。難怪南風對身體也會有類似的影響，並且還不只影響身體，而是對思想也有所影響。還記得嗎，《空氣、水、空間》的作者認爲，承受寒冷不但使得歐洲人比女性化的野蠻人更爲強壯有力，也更爲聰明。

換句話說，北風與南風之間的對立，來自於下列這類事物間的相互關係：潮濕與軟弱，女性化、肥胖與愚蠢、模糊不清、過度、腐敗。溫暖潮濕的南風使得野蠻人軟弱多病；而且南風也會帶來瘟疫[50]。泰奧弗拉斯托斯則認爲，乾燥與潮濕的空氣也影響了人類與動物智力上的差異：「思維受純淨乾燥的空氣所引致；濕氣妨礙智力的發展；因此，思想在睡眠、酒醉、飲食過量時會萎縮。由於其他生物之智力低於人類，可知濕氣的確會抑制智力發展，原因是其他生物呼吸來自土壤的空氣，並吸收潮濕的養分。」[51]人類智力比較高，因爲人類的頭離潮濕的地面較遠，因爲人類呼吸的空氣比較乾燥。

因此，在希臘醫學中，風並非以其本身的特殊力量影響事物，而是藉著乾燥或濕潤、溫暖或寒冷。由於一切事物都受制於乾、濕、熱、冷的對立，因此北風與南風才會造成無可抗拒而且徹底的變化——對人如此，對陸地與海洋也是如此，並且不只對人體有影響，而是連日月星辰等「龐大有力的天體」都會受到影響。

到頭來，南風帶有溫度與濕氣只是次要問題：重點不在於風與身體相遇，而在於它們兩者各自的特質——例如說某種清涼乾燥的東西浸沒在溫暖潮濕的東西之中。南風模糊視覺、蒙蔽思想、造成四肢無力。這種效果並非由於南風直接侵襲眼睛或大腦，而是比較迂迴的：南風的濕潤溫暖造成血管與皮肉膨脹，於是潮濕的水氣便上升而充塞於頭部、並造成身體腫脹。風藉由升高或降低溫度、增加或減少濕度而造成傷害。溫暖潮濕的南風雖然具有驚人的影響力，卻也只是數種負面影響力的其中之一。

在希波克拉底之後，希臘人仍然以這種風與特質之間的關係看待生物在世界上的生存。舉例而言，他們以這種想法解釋黏膜炎在冬天盛行的原因——黏液從腦部向下流入鼻子、喉嚨、嘴巴。里維埃（Lazarus Rivière）指出：由於「寒冷壓縮腦部，因而使腦中的體液流出，就像用手擠壓海綿一樣。這種變化通常在冬天發生，尤其是空氣中有突然變化的時候：例如溫暖潮濕的南風突然間轉爲寒冷乾燥的北風」[52]。認爲不同區域的居民擁有不同體質的觀念，亦是源於這種想法。根據柏丁（Jean Bodin，一五三〇～一五九六）的說法，北方人較爲健壯的原因是「南方吹來的風溫暖而潮濕；北方吹來的風則寒冷而乾燥」。孟德斯鳩（Montesquieu，一六八九～一七五五）也認爲，北風與南風的差別造成了強壯勇猛的戰士以及軟弱淫逸兩種不同個性[53]。

風在中國醫學裡則扮演不同的角色。對中國的醫生來說，風就是疾病本身、就是外來侵略者，而非來自遠方、會影響身體均衡的疾病導因。風會直接侵入體內而造成傷害。風若侵襲皮膚，可能會造成感冒、頭痛、輕微發燒；而隨著風不斷深入侵襲，也會造成更加嚴重的病痛。而且，來自四方的風形成一組隱形的力量。在中國醫學裡，北風與南風和東風與西風都具有同樣大的力量，而來自任何一個方向的風都可能對身體有益或有害。雖然風有時會以寒冷、溫熱、或潮濕等次序依序來襲，不過風基本上是病痛的獨立來源。中國人從未以溫度或濕度將風加以分類。中國人所害怕的就是風本身。

但是，害怕風本身是什麼意思呢？風的威脅性若不在於其冷熱、乾濕，那又在於什麼呢？不斷出現的攻擊與侵略的意象，令人聯想起古代對於妖魔發怒以及冤魂附身之恐懼。古中國對於風之懼怕有部分原因卽在此；會傷害人體的氣流稱爲「邪風」。這不禁令人聯想到四處漫遊的邪惡力量。

不過，《內經》並未眞正將邪魔與風相提並論。後世的醫學典籍也從未這麼做過：巢元方深具影響力的疾病分類學著作《諸病源候論》（六一〇），一開頭卽對風的疾病做了廣博深入的探究。千年之後，《古今圖書集成》對於疾病導因的探討中，則以八卷的篇幅（在原始版本裡有七百多頁以上）論述由風所引起的疾病——這是所有關於病原體的討論當中篇幅最長的。從漢代以至清代，中國的典籍一直認爲風在人類苦難中扮演了主要而特殊的角色。但這並不是因爲風是神祇。不論民間或者潛意識裡是否有將風與神靈的世界扯上關係，正式的醫學典籍所注重的均是另一種危險性。

商代時候的人們認爲風神會讓人生病。這是商朝卜尹之所以必須要獻祭以安撫風神的原因之一[54]。不過這似乎不是主要動機：安撫風神之所以如此急迫，主要是因爲風對於農作物、狩獵活動，以及政治的影響。至於病痛，從商代遺留下來的記載中，絕大多數都將其視爲祖先發怒的報復行爲[55]。大部分的發燒、頭痛，以及其他病痛都來自於祖先的詛咒。「貞：疾齒，禦于父乙？」、「朕耳鳴，有禦于祖庚，羊百。」診斷是爲了找出發怒的是哪位祖先——

是父乙、祖庚，還是其他人；不論預防或治療都必須舉行祭典以撫平死者的不滿。

到了春秋時代，我們便開始看到其他的強調重點了。人爲什麼會生病？醫生醫和（西元前六世紀）揚棄邪魔之說，而歸咎於六個原因：陰、陽、風、雨、晦、明。他認爲這一切都是世界運作所必需的，但若過度則會造成傷害。陰淫導致寒疾、陽淫導致熱疾；風淫導致末疾、雨淫導致腹疾；晦淫導致惑疾、明淫則導致心疾[56]。因此，醫和雖然認爲風具有危險性，卻並未特別強調其威脅性。在疾病的導因中，風只是六種病因的其中之一[57]。

《內經》對於風的重視，並稱其爲「百病之始」，是歷史上的首例。當然，現存的商、周醫學文獻極爲稀少，因此就斷定當時的人對風並無特別重視，理由顯然不夠充分。不過，另外還有一個較有力的原因可證實《內經》對於風的重視是前所未有的。這原因就是對於風的危害的定義。

並非所有的風都會帶來傷害。《內經》與後世所有的醫學典籍當中，探討風的病源學時都著重於「正風」或「實風」與「邪風」或「虛風」之間的差異；也就是有益健康的風和有害健康的風之間的對立。正風不但爲人類健康所必需，對於更廣泛的宇宙秩序也是不可或缺的。的確，正風有時也會吹得太強而導致疾病，但並不因此而失其正。正風所引起的病痛總是小病，病患也能夠很快痊癒，有時甚至不需治療[58]。一切嚴重的身、心疾病都是由邪風所引起。

正邪之間的相對與空氣的本質無關——例如純淨的氣流與受過污染的氣流這類差異。正邪亦與方位無關；北風或南風並不因其風向卽爲實或虛。關鍵反而是在於時間上。

正風或實風是在正確的季節從正確的方位所吹來的風：春天的東風、夏天的南風、秋天的西風、冬天的北風。邪風或虛風則是違背上述原則的風，例如夏天吹北風，或冬天吹南風。這類風之所以邪惡是因爲它們背離了理想的規則。它們的吹襲卽是亂象的侵襲[59]。

因此，風的致病力量是受到宇宙秩序所規範的。風的威脅在於時間的錯亂。這就是證明《內經》稱風爲「百病之始」是一個新視角。「虛風」的觀念屬於一種新的世界觀。要知道時間是否錯亂，其實光是要擁有這種概念，就必須先對時間的適當進程有精確的定義，並對何時會發生何事有精準的估算。這種宇宙必須有規律[60]。而這種規律是有名稱的：「八風四時」。

戰國時代末期，學者開始以「八風」替代「四風」，並賦予該八種風特殊的名稱；到了秦代及西漢初期，這種命名法依然極爲盛行[61]。此一創新在傳統的四方之風之間更精密地區分了東北、東南、西南、西北等風向區。更重要的是，這種新觀念促成了一種不同的時間觀。

在商代的占卜當中，四方的風神聽命於反覆無常的「帝」。卜辭問道：「帝今天是否會派出風來？」、「我們是否應該獻祭三隻狗以求帝起風？」、「風是否會從東方吹來？」、「風是否會從西方吹來？」——風何時開始吹、風向如何改變、以及何時停止，都是無法預測、毫無章法的，就像是個喜怒無常的暴君隨興之所至的決定。

漢代占卜師趙達居住在一個極爲不同的世界。他頗爲鄙視那些必須在惡劣天候下到戶外觀察風勢的巫者，因爲他舒舒服服地坐在家中就能夠做出預測[62]。一九七七年的考古挖掘挖出了趙達的門派所使用的同類占盤，使我們對他的優越感有了進一步的了解：趙達的方法著重於數字推算，而非直接觀察[63]。他認爲風向的改變具有一套可預測的規則。

以將空間八等分的方式爲基礎，一年於是被分爲八個四十五天的段落，每個段落受一種風的控制。從帶來春天的東風開始，風向以順時針方向輪替——從東風到東南風、南風，然後依此類推到東北風，最後又回到東風。在漢代，八風四時發展成爲固定的公式，確立了八種風與四季——也就是風與時間——之間密不可分的關係。

漢代的占盤將風的規律變化與太一在「九宮」——八個方位以及中心點——之間的遷移相互關連。從太一所在的宮裡吹出的風就是實風；虛風則是從太一所不在的宮裡吹出來的。這就是爲什麼「正風」與「實風」同義，而「邪風」亦可稱爲「虛風」。

正如名稱上的相同所顯示出來的，醫學上的實風與虛風和這套占卜理論淵源甚深。《內經》裡對於風的病源學最有系統的分析，顯然是名爲「九宮八風」的那一篇[64]。因此，風的力量和古代一樣暗示有神靈的存在，不過這時多了可計算之節奏的觀念，認爲即使是神靈的活動也是有規律的。

如同我們在第四章所敍述的，中國醫學形成其傳統形式時，剛好是中國首次形成大一統的帝國之時。秦漢時代的統治者對天下萬物都主張有統治權，微觀宇宙與宏觀宇宙的相對應有效加強了政治現狀的穩固性。漢代的儒家思想以陰陽、五行、八風、四時、天人相應等說法，將社會秩序解釋爲自然秩序的反映。

占卜師堅持時間具有潛在的規律性，與政治上強調時間的影響力是相互對應的。「八政」對應於「八風」。東風吹起時，代表春天來臨，而罪行輕微之罪犯也應當受到釋放。吹東南風時，便應派遣使者攜帶絲布贈予諸侯[65]。吹不同風的時候，便要跟著穿著不同的衣服、吃不同的食物、舉行不同的祭典。

同時，個人養生之戒律也不知不覺地融入了政治準則之中。《素問》建議道：在春天時，「天地俱生，萬物以榮。夜臥早起，廣步於庭。被髮緩形，以使志生。生而勿殺，予而勿奪，賞而勿罰。此春氣之應。」[66]養生之道與管理社會的原則是相同的。

不過，人生和風以及季節變化相對應並非僅是刻意的選擇，而是伴隨了一種對於天地的歸屬感，而我們現在則試圖要了解這種歸屬感。正如樹葉掉了又長，動物甦醒又冬眠，因此人體也有其季節變化。春天肝升，夏天心升，秋天肺升，冬天腎升。希臘解剖學家所提倡的是形體分節的科學，而此處所見的則是受時間所分節的身體。東風起於春天，而帶來頸項的病痛；南風起於夏天，而帶來胸脅的病痛；西風起於秋天，而帶來肩背的病痛；北風起於冬天，而帶來腰股的病痛[67]。

這些都是感覺得到、觸摸得著的變化。要了解身體，就必須掌握其季節變化。隨著春天轉爲夏天，並轉爲秋天，再轉爲冬天，不同的臟腑便跟著有盈虛的變化，而脈也跟著有所浮沉：「春日浮，如魚之游在波。夏日在膚，泛泛乎萬物有餘。秋日下膚，蟄蟲將去。冬日在骨，蟄蟲周密。」[68]

因此，風的理論就是時間的理論。不是一種幾何學式的、清楚刻劃的時間，不是一條無限延伸的時間直線，也不是反覆循環的圓圈，而是一種眞正的存在，能夠在皮膚上感覺到、聞到、看到、聽到的具體變化。我們在冬天的時候走在路上，看見人們瑟縮在火堆旁；或是在春天的時候聽到魚在溪裡跳躍的水聲、看見昆蟲與動物從地底下鑽了出來；時間就是我們在這種時刻所感受到的氛圍。時間是種季節的特質，能夠改變周遭的植物與動物，以及內在生命的步伐與節奏。

不過，這只是前半段而已。

在中國醫學的核心，有種緊張對立的關係。它一方面稱頌微觀宇宙和宏觀宇宙之間的相互對應，另一方面又主張身體是獨立於風之外的。雖然人類根源於世界，雖然天地間的風與個人的靈魂有互動關係，但身體與周遭的世界卻是分立的。

當代對於中國醫學思想的論述普遍淡化這項模稜兩可的特色，也忽略其偏向於隔離的現象。然而，保存充實活力的衝動以及對於虛空與入侵的恐懼——我們從先前的討論中得知，這是中國人對於健康與病痛之思考的核心主題——意味著外在氣流與內在氣息的強烈區隔。人類生命由於獨立於變化無常的風之外，因而能夠有安全保障、有自主性。

人爲什麼應該生病呢？假如季節穩定循環、所有生物隨著季節特性而變化，則病痛根本就不該存在。但事實上，病痛卻是無所不在的。爲什麼？原因通常歸咎於變化無常的虛風。有時候季節也會失調；有時候則是時間本身出了問題。

將風視爲「百病之長」的觀念反映出一種對於亂象的新感度。勉勵人們和天地變化相調和的呼籲，意味了八風四時可測的規律性。而這種可預測性同時也提升了人對於風太早、太晚、或未按時來到的認知。

在這種意義之下，醫學上對於虛風的重視與天地調和的理論發展是同步並進的。虛風打破了人們的期待、違反了天地的常規。虛風代表了偶然與不可測，這種不確定性使得科學研究僅能求得近似值。由於虛風無法預料、毫無規律，也因爲虛風的變化迅速且突然，因此風才會與最劇烈、突發的疾病有關——例如中風、痙攣、發瘋。風的變化無常，正是其成爲「百病之始」的原因。

皮膚和毛孔則將人與風的變化無常隔離開來並加以保護。皮膚是風、雨、寒冷首先侵襲的對象，毛孔則是它們侵入身體的通道[69]。若與膚色一同觀察，則毛孔可令人了解內在的力量。膚色紅潤（此顏色與心有關）的人，毛孔細小表示心小，毛孔粗大則表示心大。膚色白皙（此顏色對應於肺）的人，毛孔細小表示肺小，毛孔粗大則表示肺大[70]。

《靈樞．本藏篇》更爲廣博地指出，衛氣若有所調和，則分肉柔軟、皮膚柔順、「腠理緻密」（毛孔緊密閉合）[71]。因此，《靈樞．論勇篇》補充道，薄皮弱肉者會受虛風之害，皮厚肉堅者則不會[72]。皮膚與毛孔展現了人內在的力量，並可保護他免於受到外在的危險。我們若想延年益壽並避免疾病纏身，則必定要讓氣血流動順暢、五味有所節制、骨正筋柔，並且——請特別注意——「腠理緻密」[73]。肉腠均緊閉時，則即使大風也無法造成傷害[74]。因此，人在大量運動之後，汗如泉湧、毛孔大開之際，必須避免受到風吹。許多突發的疾病便是由於風侵入洞開而毫無防禦的毛孔[75]。緊閉的毛孔可確保活力，也是活力的象徵，並可將自我保護隔離於周遭的亂象之外。

今天，我們提到「帶來變化的風」只是比喻式的說法。不過，古代醫生對於皮膚與毛孔的高度注意，則提醒了我們風的論述一度表達了空間與時間上的經驗，對當地氣氛、季節氛圍的感受，情緒轉變，意外變化。個人的氣息與天地間的氣息可能相互調和，大體上也可能同步一致，但意外的變化永遠不可能消失。這就是風的眞相——風隨時都有可能突然轉變方向，吹向不可知的那一端。

具體表現與變化

古希臘人對於風的看法也經過演變。不過，中國醫學裡的風威脅性愈來愈大，希臘醫學中的風則逐漸淡化爲周邊因素。

〈聖病〉與《空氣、水、空間》等作品中認爲風無所不在的觀念，到了希波克拉底之後就很少見了。就我們所知，希羅菲勒斯和埃拉西斯特拉圖斯都並沒有像《流行病學第一冊》的作者那般觀察記錄風的變化；而在蓋侖的衆多作品中，只有一篇文章——他評論〈論體液〉

的文章，而且也只占了其中一章——對風有所探討[76]。除此之外，在蓋侖多達二十多冊的作品集當中，提到風的部分寥寥可數[77]。

當然，以探討上的欠缺作爲立論基礎可能缺乏決定性，不過，我們還有其他證據。希波克拉底之後的醫生仍然持續提到「pneuma」。只不過他們賦予該詞的意義已有所不同。他們不再重視寒冷的北風以及溫暖的南風，卻對體內氣息、內在力量、或謂靈魂，發展出了更加細膩的分析方式。

這大概是醫學史學家爲何在研究中極少提及風的原因。此處的史學研究卽反映了歷史發展：在古代，風就開始從醫學思想中消失[78]。因此，關於「pneuma」的研究也就完全著重於內在的「風」，亦卽呼吸氣息。維畢克（G. Verbeke）的經典之作《元氣論之演變》（*L'Evolution de la doctrine du pneuma*）敍述了「元氣的靈魂」，記載艾克米昂（Alcmaeon）等醫生所認爲的具體氣息如何轉變爲基督教當中非物質的「靈魂」（spiritus）[79]。他並未提到「pneumata」是北風和南風。不過，若將早期認爲「pneuma」是風的這段歷史包含進去，則去物質化的過程看來就似乎是一項大趨勢——朝向「內在化」的趨勢——當中的一部分。醫生不再理會從外在影響人類生活的氣流，而愈來愈重視從內在形塑人類活動的氣息。蓋侖式的身體與希波克拉底式的不同之處，不只在於結構細節更加豐富——也就是說，不只是因爲解剖學這項新科學的發展

——也在於對「pneuma」的看法不同。

這兩者之間——解剖學的興起以及元氣論的觀念轉變之間——是否有關連呢？

相信氣息與存在之間具有關係並非新現象。埃斯庫羅斯筆下的英雄呼吸「力量」(menos)、〈聖病〉一文認爲意識來自於流動順暢的氣息。《重病之下的養生之道》(*Regimen in Acute Diseases*)一書的附錄補充道，氣息受阻礙可能引起顫抖、頭部沉重以及視覺模糊[80]。北風與南風不但影響人的性格與情緒，也會影響體型。

但我們之前已看過，在古典戲劇以及希波克拉底的作品中，風與氣息通常可相互代換，而無明確區隔。相較之下，亞里斯多德的先天元氣(symphyton pneuma)理論中的主要特色之一，即是假設了一種不受季節及區域氣流影響的內在氣息，而且此種內在力量對體型具有決定性的影響。先天元氣形成子宮裡的血液，形塑了胚胎並使其有分節——從身體內在加以影響，像是種往外擴展的強烈氣息，而非從外在形塑體格的風。一旦內在結構完整分節之後，先天元氣便會確保其穩固性；天地間的四種元素光靠本身並無法形成及保全身體結構[81]。

因此，古希臘的醫生均認爲「pneumata」會影響人的外貌、感受，以及行爲舉止。不過在《空氣、水、空間》、〈聖病〉、及《流行病學》第一、三冊等希波克拉底的著作中，「pneumata」是供給人類存在環境的風；而從亞里斯多德到蓋侖之間的學者則都將「pneuma」

視為內在的氣息。當然，蓋侖的精神上的「pneuma」根源於較早之前戴奧吉尼斯以及〈聖病〉中所提出的氣流說法，並且也是將外在的空氣吸納進來而成的；不過空氣一旦進入體內，便必須有基本上的改變——變得更為細膩、輕盈——才能夠流過大腦與神經而產生思想、感受，以及運動。對於奧利金（Origen）與奧古斯丁等基督徒來說，「spiritus」即是一種神聖的本質，也是人的內在核心[82]。

我們現在認為學醫理當從了解體內結構與功能、研究解剖學與生理學開始。不過從前曾經有一段時期，身體所代表的意義並非我們現在所認為的獨立自主的個體。在以前那段時期，對於身體的思考均離不開地點及方向、季節與風。在以前那段時期，人的存在是被嵌在世界的存在裡的。

這種認知的消退是段漫長複雜的故事。天體與人體之間的關係，使占星術成為中古世紀的醫學裡不可或缺的一部分。新希波克拉底學派這項頗具影響力的傳統，直到十九世紀依然定期對氣候與空氣的影響力有所強調[83]。而且，要完全了解這種氣象觀點之所以消退的前因後果，我們必須仔細觀察自從古代以來的許多發展——文藝復興時代的解剖文化、十九世紀的臨床觀察，以及現代的科技主導。

不過，「pneuma」的內化在古代依然代表了一項重大轉變——此一轉變使得解剖學成爲醫學知識的核心[84]。因爲解剖學重新定義了身體的本質。

希波克拉底的〈論古代醫學〉（On Ancient Medicine）一文告訴我們，必須區分受「力量」（forces）所引起的病痛以及受「形體」（forms）所引起的病痛：「我所謂的力量是指對身體運作會有影響的體液變化；而所謂的形體則是身體器官。」[85]查德維克（J. Chadwick）與曼恩（W.N. Mann）的譯文如此寫道。里特對該句話的後半段也做了類似的翻譯：「我稱形體爲身體內部器官的結構。」不過，原本希臘文所寫的並非器官。原文只提到「那些在人體內的〔東西〕」（hosa enestin en toi anthrōpoi）[86]。

查德維克與曼恩的譯文接著敍述「吸引濕氣的器官」、「堅實圓潤的器官」，以及「較爲開展的器官」。我們並且從中得知：

如脾臟、肺臟，以及女性乳房等鬆軟的器官容易從身體的鄰近部位吸取液體，並因而變得堅硬腫脹。這類器官並不像含有液體的中空器官那般會吸收液體後又予以釋放，而是會吸收液體將自身的空間及空隙填滿，因此變得堅硬緊繃。它們不會消化液體，也不會予以釋放，而這就是其解剖結構所帶來的自然結果[87]。

現代的希臘文中的確有「器官」（organon）一詞，但這個詞卻從未出現在〈論古代醫學〉一文中過。以上的譯文中所出現的「器官」以及「解剖結構」等詞都翻譯自希臘文中的「schēma」——本意爲形體或形狀。形狀顯然是上述這段文字的重點。器官的形狀自然決定了其所具有的特質——是否會吸收濕氣、會保存或是釋放液體。

器官組成身體的理論到了希波克拉底之後才成熟，而此一理論成熟後所指的絕非——這也是爲何用詞的差異非常重要——自然發生的過程，而是一種行動。蓋侖解釋道：「我說器官是動物身上的一部分，是指其爲一個完整行動的源頭；例如眼睛對視覺而言、舌頭對言語而言、雙腿對行走而言；因此，動脈、靜脈、與神經也都同時是器官，也是動物身上的一部分。」[88]

身體部位能夠以許多方式加以區分——藉由其大小或形狀、顏色、位置、或質感。不過，一個身體部位能否成爲「器官」，則取決於其在某種行動中所扮演的角色而定，例如是否促成觀看、言語、行走等行爲發生。「Organa」是工具——這是該詞的原始意義——也就是有特殊用途的器具。它們並且預先設定了「使用者」的存在。

目前一般著作通常將西方醫學對於解剖的強調解釋爲一種簡化論或是機械論的身體觀

念，並將此種機械論與中國醫術中所可能存在的「有機論」相互比較。不過這種看法是歷史觀模糊的結果。傳統解剖學上雖然認爲身體由器官所組成，卻也認爲必須要有一個活躍的靈魂；前述的看法顯然忘記了這一點。蓋侖指出：「一切器官的用處，都與靈魂有關。因爲身體是靈魂的工具，所以動物彼此不同是由於牠們擁有不同的靈魂。有些動物較爲勇猛，有些則較爲膽小；有些動物野性較強，有些則較爲溫馴……牠們每一者的身體都依其靈魂之特質與能力而有所不同。」[89]

第三章曾經提到形成古希臘解剖術的目的性行爲。要以解剖學的眼光看待身體，就必須把每個部位都視爲具有特定目的的結構。這時，器官的概念更爲加強了行動與解剖學之間的關係。原因是器官的概念暗示了行動目的不但主導了身體的形成，而且也驅動了身體部位的運動。

從解剖學興起以來，靈魂就與有機的身體緊密相關。首先提倡解剖爲求知方式的亞里斯多德也首創有機體的理論——也就是將身體視爲工具的觀念。他指出：「正如思想的運作有其目的，自然也是如此，而此目的即是其結果。靈魂對生物賦予此種目的……因爲所有生物都是靈魂的工具。」[90]

當然，到了十七世紀，這種看法便逐漸爲人所質疑。物理醫學派論者開始以純粹的機械觀點來分析身體的運作，而認爲思想純粹是反射——淡化靈魂對身體的影響——的笛卡兒式概念則促成了新的反射概念，也就是一種不受靈魂控制的身體動作。但對於器官、內在氣息的控制力，以及氣流式靈魂的信念，卻消退得頗爲緩慢。一六八六年時，鄧肯（Daniel Duncan）仍然表示：「靈魂是個技藝精湛的管風琴家，它在演奏之前便先創造自己的樂器。就無生命的管風琴而言，管風琴手與他所促成流動的空氣是不同的兩者，而就有生命的管風琴（器官）來說，管風琴手與造成發聲的空氣則是同一者。我的意思是說，靈魂與空氣或氣息是極端相似的。」（譯註：Organ 一字有「器官」與「管風琴」的意思。）[91]

中國人對於身體內部的看法主要圍繞在於五臟六腑上。五臟爲肝、心、脾、肺、腎；六腑則包含有膽囊、小腸、胃、大腸、膀胱[92]。若不加注意，我們會以爲這不過是一串器官名稱而已。

不過，一本現代的中醫教科書則告誡我們「不可單純地將西方醫學中的器官概念」套用到臟腑上；席文（Nathan Sivin）並補充道：「我們所知的中醫概念並非解剖學上的，而是生理與病理學上的……其所著重的並非內臟爲何，而是內臟在健康或生病時會有什麼現象。」[93]此一說法極爲精準。《內經》裡對於臟腑的論述主要與感應力量有關，而非解剖之下的可見結構。因此，「膽囊疾病」不但會引起膽囊本身的不適，也可能會引起頭暈或耳鳴等症狀。學者堅稱中國人所謂的內臟與西方所謂的器官不同時，所指的就是這一方面：臟腑並非奠基於解剖之上的概念。

臟腑與希臘醫學中的器官另有一項比較細膩的差異。臟腑並非某種控制中心的器具，不是靈魂的工具。就字面上而言，臟、腑皆是「儲藏室」的意思，而這也就是它們在體內的主要功能。它們儲藏生命所需的「氣」。

腑是中空的容器，例如胃、腸、膀胱等。腑能夠暫時儲藏較爲粗糙的濁氣，之後再將其排往他處。臟所指的則是實心的內臟，能夠「藏精氣而不瀉也」[94]。臟較爲重要，因爲其所儲藏的是較爲純淨的精氣，而且又保存了這些精氣；而在五臟當中，腎則是最重要的，因爲腎所儲藏的精氣最多。中國醫學思想中的身體結構之先後次序並非由統治關係所決定，而是取決於儲藏的必要性。

當代有關中國醫學的論述通常強調陰陽五行的理論——亦即一種將微觀宇宙嵌入於宏觀宇宙秩序中的天地架構。最早對《黃帝內經》做全本翻譯的學者維斯（Ilza Veith）解釋道：

最早以前的中國人對他們稱為「道」的天地恆常秩序極為敬畏……「道」藉

以運作的雙重力量就是陰和陽……他們認為陰和陽運行於十二條經絡上，而這十二條經絡則對應於一年當中的十二個月……就人而言，健康來自於陰陽的平衡，而所有的疾病則起於陰陽的不均[95]。

波克特（Manfred Porkert）廣受引用的專論：《中國醫學的理論基礎》（*The Theoretical Foundations of Chinese Medicine*）一書的副標題是頗具意味的「對應系統」（Systems of Correspondence），其第一章首先探討陰陽五行，第二章則探討天地變化的規律，第三章則探討宏觀宇宙的秩序反映在身體此一微觀宇宙中的現象。

當然，沒有人能夠否認，熟知陰陽五行對於理解中國醫學典籍是不可或缺的。但同時我們也必須知道，這些典籍也強調並加以細述其他某些因素的影響，而現今的論著對這些因素則只是略略一提，敷衍而過。我所謂這些因素就是溫熱與寒冷、濕氣、乾燥、尤其是風的威脅。在天地調和的說法之外，我們發現了一種相反的存在理想，也就是將身體視爲一種自給自足的實體，受自身的內在邏輯所管轄。

其中的矛盾所反映出來的卽是風的模稜兩可。漢代的宇宙論直接排除無法掌握的混亂，而宣揚規律，並積極將變化規制於陰陽五行、八風四時的律動中。然而，強加秩序的企圖本身，反倒確立了對於不可測之變化以及虛風之威脅的認知。

提倡宇宙秩序的權威性觀點，主張和諧與平衡，並倡導自我與天地的水乳交融；而對於混亂的懼怕，則促成了一種相反的衝動——追求永恆的隔離、獨立自主的自我，並且不受風的影響。因此，微觀宇宙與宏觀宇宙的融合所代表的只是中國人對於身體之期望的一個面向而已。醫生也一樣強烈地堅持內在與外在的區分，以及自我的獨立於天地之外。這就是爲什麼醫生如此重視自我與天地之間的區分何在。緊閉的毛孔可保護自我免於受到外來的侵犯。

不過，要眞正確保安全則必須有內在的滿實。五臟若能妥善保存體內的精氣，人便可抵禦無常變化所帶來的危險。虛風亦將無法造成傷害，因爲內在的滿實使其無以侵入。《靈樞》指出：虛邪之風只有遇上內虛的身體才能加以征服[96]。這是中國醫學對於疾病的看法最基本的原則。

抵禦外在的亂象並非內在滿實的唯一好處，滿實還能夠抗衡歲月的侵蝕。人只要小心儲藏精氣，避免欲望耗盡生命力，便可延遲體力的衰退以及死亡的到來，並可減緩歲月的流失。這就是爲什麼中國探討養生之道的典籍常將無病與長壽相提並論——也是爲什麼我們會看到老年人示範靜坐休養的動作（圖二十六）。健康和長壽、不受變化影響根本就是同義詞[97]。

從外在的氣流到內在的氣息；從命運之風不可測知的變化到由內在、自主的自我所造成的改變。希臘人與中國人對於身體的觀念都經歷過這種巨大轉變。但兩種傳統中對於自主性的定義，則有對於時間的不同看法。中國養生人像（圖二十二與二十三）的滿實來自於避免生命力因外流而損耗、抗拒精力與時間的流失。而肌肉人像的自主性則來自於自主行動的能力，以及由意志獨力造成、不受自然或機運影響的變化。

柏拉圖在《埃比諾米斯篇》（*Epinomis*）裡指稱：「所謂的醫學，除了一般的定義之外，同時也是一種防衛手段，使生物體免於受到由季節所帶來的不合時宜的冷熱等現象的侵害。」因此，醫生是我們的保衛者。

> 但他們的療法毫無智慧可言；他們迷失於幻想猜測的汪洋當中，而無法歸納出規則所在。我們也可以稱船長及船員為保衛者，但我可不會因為有人認為航海人有智慧而提高期望。沒有人能夠理解風的喜怒無常，而這就是每位航海人所亟求的知識[98]。

正如船長保衛船隻免於因風向改變而受到傷害，醫生也必須要保衛身體免於受到不合時宜之冷熱的影響。

此一比喻是經過精心設計的。柏拉圖在《政治家篇》(*Statesman*)裡再次將航海與醫學相提並論，稱前者爲對於航海技巧的研究，後者則是對於「風與溫度」的探討[99]。因此，對於和希波克拉底同時期的柏拉圖而言，醫生的主要關注對象是天氣——也就是變化無常的風。醫生與海員對於「風的喜怒無常」的依賴性，使得他們的專業知識都具有不可測知的變異性，以致醫學與航海都不可能成爲眞正的科學。因爲風是不可能眞正爲人所理解的。

柏拉圖對於醫學之不確定性的保留看法，後來則被蓋侖的觀點所取代。蓋侖認爲醫學是種不證自明的學問，是種建構於幾何方法上、奠基於不變眞理之上的科學，而非掌握機運的技術[100]。對蓋侖而言，學醫不再始於對風——從外在形塑人類的一種變化莫測的影響力——的研究，而必須奠基於從內在構成生命的工匠般的邏輯系統。《空氣、水、空間》探究了當地氣流對於體格的影響，而解剖者所讚嘆的解剖結構則反映了內在氣息對物體具有目的性的分節[101]。身體部位不再只是形狀（schēma），而成爲了器官、靈魂的工具；肌肉更是成爲有意識運動、由自我所掌控之行動的器官。曾經，「pneuma」受機運所決定，但肌肉的伸縮則表達了堅定的意志。

由於風無法爲肉眼所見，也由於幾世紀以來對於風的遺忘，因此本書所引用之圖片裡的風都是隱形的。但若是忽略了圖一與圖二之中所潛在的風，便會忽略掉這些圖片中非常重要的一部分意義。因爲在這兩個身體當中，一者的寬大容量與另一者的肌肉發達所代表的意義之一，就是對下列這個問題的不同答案：如何想像人處在這個變化不斷世界中的存在意義。

後記

是什麼造成了活人與死屍的不同？

生命的存在可由感官察知，但卻也一直無法爲我們所充分理解。我們可以清楚看見一個人在跑步、停下腳步、回頭、臉色轉白時之活力的變化；我們可以從明確的語彙、音調的暗示中聽出生命柔韌的力量；我們甚至可以用手指在手腕上感覺到生命力的律動或流動。但是，謎題依然存在。我們說活人擁有靈魂、或是精神、或是元氣，其實只是爲我們的無知冠上名稱罷了。

我們探究過去對於身體之陳述的差異時，最終卽必須探究此一謎題。我們所謂的身體若僅是指一種可以直接看得到、摸得著的東西，則在醫學史中，身體便不會是知識追求的目標，就如同紙上的文字不是閱讀的最終目標一樣。文字之所以引起讀者的興趣，是因爲文字是無形意義的有形承載者；同樣的，醫生測量脈搏或切脈、解剖肌肉或觀色時，所著重的是要理解身體所表達的意義。醫生試圖由看得見、聽得到、摸得著的身體表達，進而理解看不見、聽不到、摸不著的生物眞相——從外顯的徵象回推至其祕密的生命來源。

但事實是，並沒有一條特別存在的路線可供回推，而且也沒有固定而明顯的徵象。不論古今中外，在人類認知的狹隘貧乏以及生命現象的廣博豐富之間，一直都隔有一道巨大的鴻溝。一種文化背景之下的專家認為非常有啟發性的變化及特色，在另一種文化背景之下的專家眼中可能毫無意義，或者根本不存在。古希臘的脈搏測量者忽略了部位的差異，而中國醫生則認為其中意義豐富；另一方面，中國醫生則完全無視於肌肉解剖的存在。對身體之觀念的差異就是如此——不只各自賦予身體徵象不同的意義，而且對於哪些變化及特色才算是徵象也有不同看法。醫學知識發展上的差異不但影響人們的思想，並且也影響人們的感知與感受（一方面將身體認知為客體，另一方面則感受其為存在的體現）。

我在本書中以實際的例子闡明了古希臘與古中國醫學之間的這些差異，也指出了某些造成這些差異的因素。我一方面提出了觸摸方式與觀察方式之間的相互對應，另一方面也提出了言語和聆聽方式之間的相互對應；我強調了身體認知與個人認知之間密不可分的關係；也突顯了自我認知與時空經驗之間的相互影響。不過，除此之外，我也試圖要傳達一個更廣泛卻也更切身的教訓。我試圖提出以下這個建議：比較研究身體認知的歷史迫使我們不斷重新檢視我們認知與感受的習慣，並且加以想像不同的存在方式——以全新的方式體驗世界。這便是探究醫學知識發展史的巨大挑戰，同時也是其吸引人的前景所在。

註釋

前言

1 Paul Valéry, "Aesthetics," in his *Collected Works in English* (Princeton, NJ: Princeton University Press, 1964), vol. 13.

一、領會生命的語言

1 John Donne, *Devotions upon Emergent Occasions* (London: Simkin, Marshall, Hamilton, Kent Co., n.d.; originally published 1624), Meditation 1, 9-10.

2 *Plutarch's Lives*, trans. J. Langhorne and W. Langhorne, 8 vols., (London: J. Richardson and Co., 1821), vol. 7, 240.

3 司馬遷，《史記》，卷一〇五，頁2785-2820，特別是頁2798-99、2801、2804-5、2807。

4 Cao Xueqin, *The Story of the Stone*, trans. David Hawkes (New York: Penguin, 1973), vol. 1, 224-25.

5 Pierre Huard and C. Wong, "Bio-bibliographie de la mēdecine chinoise," *Bulletin de la Sociëté des Etudes Indochinoises* 31 (1956): 200.

6 轉引自Emmet Field Horine, "An Epitome of Ancient Pulse Lore," *Bulletin of the History of Medicine* 10 (1941): 227。

7 Benjamin Rush, "On the Pulse," *Medical and Suraical Reporter* (Philadelphia) 45 (1881): 311.

8 R. Vance, "The Doctrine of the Pulse: An Analysis of Its Character and Summary of Its Indications," *Cincinnati Lancet and Observer* 26 (1878): 360.

9 Julius Rucco, *Introduction to the Science of the Pulse* (London, 1827), ii.

10 Lu Gwei-djen and Joseph Needham, *Celestial Lancets: A History and Rationale of Acupuncture and Moxa* (Cambridge: Cambridge University Press, 1980), 37.

11 Jean Jacques Menuret de Chambaud, "Pouls," in *Encyclopédie, ou dictionnaire raisonnē des sciences, des arts ēt des mētiers* (Facsimile of edition of 1751-80) (Stattgart-Bad Cannstatt: Friedrich Frommann Verlag, 1966), vol. 13, 222.

12 轉引自 Boleslaw Szczesniak, "John Floyer and Chinese Medicine," *Osiris* 11 (1954): 154-55。

13 Menuret de Chambaud, "Pouls," 222.

14 John Floyer, *The Physician's Pulse Watch* (London: Samuel Smith and Benjamin Walford, 1707), 354-55.

15 Floyer, *Physician's Pulse Watch*, 228. 這段文字繼續寫道：「葡萄牙人薩美多（Samedo）稱讚他們的醫術高明，並說他們從不詢問病人任何問題，而是將病人的雙手放在枕上把脈；他們會觀察脈象很長一段時間，然後才說出病人患了什麼病。他還補充說，優秀且博學的醫師很少會診斷錯誤；他也指出……他們能從脈象中辨別出疾病的各種變化。」

16 Charles Ozanam, *La Circulation et le pouls: Histoire, physiologie, sémiotique, indications thérapeutiques* (Paris: Librairie J.B. Baillière et Fils, 1886), 84.

17 關於中國脈診在歐洲所引發的種種奇異現象，最出色的記述仍屬於 Mirko Grmek, "Les Reflets de la sphygmologie chinoise dans la médecine occidentale," *Biologie médicale* 51 (1962). 亦可參見 Rolf Winau, "Chinesische Pulsdiagnostik in 17. Jahrhundert in Europa," in *Medizinische Diannostik in Geschichte und Gegenwart*, eds. Christa Habrich et al. (Munich: Werner Fritsch, 1978), 61-70。

18 關於《希波克拉底文集》中哪些作品是眞正出自希波克拉底之手的爭論，可參見 G.E.R. Lloyd, "The Hippocratic Question," *Classical Quarterly* 25 (1975):171-92. 至於《希波克拉底文集》的形成過程，以及歷代有關希波克拉底的形象，可參考 Wesley Smith, *The Hippocratic Tradition* (Ithaca, NY: Cornell University Press, 1979). 對於研究蓋侖著作各版本的入門導引，可參考 Vivian Nutton, *Karl Gottlob Kühn and his Edition of the Works of Galen: A Bibliography* (Oxford: Oxford Microform Publications, 1976). 早期拉丁文版蓋侖著作彙編的評論，則可參見 Loren C. MacKinney 在 *Isis* 41 (1950): 199-201 的文章。最後，John Scarborough 在 The Galenic Question 一文中，對於蓋侖其人其書的相關傳統進行了批判性檢視，該文刊載於 *Sudhoffs Archiv* 65 (1981): 1-31。

19 Charles Daremberg and Charles Emile Ruelle, eds., *Oeuvres de Rufus d'Ephèse* (Amsterdam: Adolf M. Hakkert, 1963; reprint of the 1879 Paris edition), 219.

20 蓋侖在《論悸動》一書中數次提及 Aegimius，但對於究竟是哪一位 Aegimius，以及這部作品是否眞爲 Aegimius 所著，皆表現出不確定的態度。見 *Peri diaphoras sphygmōn* 1.2 (K.8.498); *ibid.*, 4.2 (K.8.716); *ibid.* 4.11 (K8.751-52)，亦可參見 Daremberg 在其對該開篇段落的註釋，Daremberg and Ruelle, 625-26。

21 *Peri diaphoras sphygmōn* 1.2 (K.8.498).

22 Daremberg and Ruelle, 615-18; C.R.S. Harris, *The Heart and the Vascular System in Ancient Greek Medicine* (Oxford: Clarendon Press, 1973), 185.

23 這裡值得一提的是蓋侖的分析。根據他的說法，古代醫師使用「sphyzein」一詞，僅限於指涉發炎或因發炎引起的搏動，從不用於健康部位的脈動。他推測，「sphygmos」這個詞並非指所有動脈的運動，而是專指那些劇烈且病人自身能感覺到的強烈搏動 (*Peri diaphoras sphygmōn* 4.2 [K.8.716]). 然而，這裡所稱的「古人」很可能不包括希波克拉底，因爲《希波克拉底文集》中有數處明確指出脈動是由醫師所感知，而非病人主觀感受到的現象。此外，蓋侖在兩處文獻中明確將希波克拉底與這些「古人」區分開來 (*Quod animi mores corporis temperamenta sequantur* 8 [K.4.804], *Hippocratis de humoribus liber et Galeni in eum commentarii* 1.24 [K.16.203])。

24 *Peri agmōn* 25 (L.3.500); *Peri helkōn* 1 (L.6.400); *Epidēmiōn* 4.20 (L.5.158)。這種將搏動與發炎或熱病狀態相關連的觀念，或許進一步延伸至《流行病學》（*Epidēmiōn*）第二冊中的一個案例：有名病患在肘部的血管（*phleps*）出現搏動，因而被診斷爲可能容易發狂，或是性情急躁 (*Epidēmiōn* 2.5 [L.5.131])。

25 *Epidēmiōn* 2.6 (L.5.134).

26 然而，心臟與血管持續運動的觀念並非完全不存在。例如，《論肉體》第六章（*Peri sarkōn* 6，L.8.592）中提到：「心臟與中空的血管（*koilai phlebes*）總是在運動。」又如《人體部位論》第三卷（*Peri topōn tōn kata anthrōpon* 3，L.6.280）也記錄道：太陽穴有血管會「持續搏動」（sphyzousin）。但此類記述相當罕見。而《論自然》第八章（*Peri physōn* 8，L.6.104）的作者，更將太陽穴的這種搏動視爲病理現象。此外，可參見 *Peri diaphoras sphygmōn* 4.2 (K.8.716); 4.3 (K.8.723-4); Daremberg and Ruelle, 220-21。

27 在這方面值得注意的是，在一些詳述醫師應該注意之症狀的篇章中，竟完全未提及脈搏的觀察（例如 *Epidēmiōn* 1.23, *Peri technēs* 13）。

28 *Gynaikeōn* 2.120 (L.8.262); *Epidēmiōn* 4.23 (L.5.164).

29 *Peri nousiōn* 2.4, 12,16(L.7.10, 22, 30).

30 *Kōakai prognōsies* 2.15 (L.5.648), 2.19 (L.5.660); *Epidēmiōn*.11 (L.5.210).

31 儘管如此，詞彙使用上仍可觀察到一些有趣的傾向。例如，在描述心臟或整個身體出現異常搏動（即類似「超自然」的悸動）時，常使用 palmos 一詞， 如 *Humors* 9 [L.5.490]）、*Prorrhētikos* 30 [L.5.518]）、*Kōakai prognōsies* 2.18 [L.5.656]）等文。相對地，用以描寫太陽穴脈動的動詞通常為 sphyzein，如 *Peri diaitēs okseōn (Notha)*（L.2.427），*Epidēmiōn* 7.3 and 25 [L.5.368, 370, 394]。

32 參見 Fritz Steckerl, *The Fragments of Praxagoras of Cos and His School* (Leiden: E.J. Brill, 1958)。

33 *Synopsis* 2 (Daremberg and Ruelle, 220); Galen, *Peri tromou kai palmou kai spasmou kai rigous* 1 (K.2.584).

34 *Peri palmōn*, edited by Hermann Diels in *Abhandlungen der Preussischen Akademie der Wissenschaften, Philologie-historische Klasse* 4 (1907). On palmomantics, 參見 "Palmoskopia" in *Paulys Real-Encyclopädie de classischen Alterumwissenschaft* (Waldsee: Alfred Druckenmüller, 1949), "Palatinus bis Parantenonta," 261-62。

35 *Peri diaphoras sphygmōn* 4.2 (K.8.716); 4.3 (K.8.723-24). 亦 見 Daremberg and Ruelle, 220-21。

36 *On Respiration* 480a.

37 *On Respiration* 479b.

38 Daremberg and Ruelle, 219-20.

39 *Peri hiērēs nosou* 6; *Peri physios anthrōpou* 11. 亦見 Aristotle, *History of Animals* 3.2, 511b。

40 關於希羅菲勒斯（Herophilus），可參見 Heinrich von Staden, *Herophilus: The Art of Medicine in Early Alexandria* (Cambridge: Cambridge University Press, 1989). 較早期的研究包括：J.F Dobson, "Herophilus of Alexandria," *Proceedings of the Royal Society of Medicine* 18 (1925), 19ff; Peter Fraser, *Ptolemaic Alexandria* (Oxford: Clarendon Press, 1984) vol. 1, 348-

64; F. Kudlien, “Herophilos und der Beginn der medizinischen Skepsis,” in H. Flashar, *Antike Medizin* (Darmstadt: Wissenschaftliches Buches, 1971), 280-95。

41 Werner Jaeger, *Hermes* 48 and 62. 然而，帕撒格拉斯的優先地位並非毫無爭議。參見 Steckerl, *Praxagoras of Cos*, 17 n. 1。

42 Steckerl, *Praxagoras*, 18.

43 Daremberg and Ruelle, 220; 亦見 *Peri tromou* 1 (K.7.584) and 5 (K.7.598)。

44 *Peri diaphoras sphygmōn* 4.3 (K.8.723).

45 Daremberg and Ruelle, 221; 亦見 *Peri diaphoras sphygmōn* 4.2 (K.8.724)。

46 Rufus, *Synopsis* 2 (trans. von Staden, *Herophilus*, 327).

47 *Peri diaphoras sphygmōn* 4.6 (K.8.732).

48 *Peri diaphoras sphygmōn* 4.10 (K.8.743); 亦 見 Hermann Schöne, “Markellinos' Pulslehre,” *Festschrift zur 49 Versammlung deutscher Philologen und Schulmänner* (Basel, 1907), 457。

49 *Peri diaphoras sphygmōn* 4.7 (K.8.734).

50 *Peri diagnōseōs sphygmōn* 1.2 (K.8.776-77); 亦見 *Peri diaphoras sphygmōn* 4.5 (K.8.729)。

51 *Peri diaphoras sphygmōn* 4.4-5 (K.8.725-27).

52 *Peri diaphoras sphygmōn* 4.4-5 (K.8.726-32).

53 *Peri diaphoras sphygmōn* 4.2 (K.8.706).

54 *Peri diaphoras sphygmōn* 4.2 (K.8.710). 關於動脈搏動在體型瘦削者身上較爲明顯的觀察，並非蓋侖首創，早在他之前，阿爾吉尼斯就已指出此一現象 (*Peri diagnōseōs sphygmōn* 1.2 [K.8.779])。

55 *Peri diagnōseōs sphygmōn* 1.2 (K.8.786-87); Harris, *Heart and Vascular System*, 255.

56 Galen, *Horoi iatrikoi* 205 and 206 (K.19.402-3).

57 *Peri diagnōseōs sphygmōn* 1.1 (K.8.789). 關於蓋侖描述其「觸覺啟蒙」(haptic enlightenment) 與柏拉圖筆下哲學家對「善」(good) 之體悟之間的相似性，請參見 Karl Deichgräher, “Galen als Erforscher des menschlichen pulses,” *Sitzungberichtge der deutschen Akademie der Wissenschaften zu Berlin ;Kjasse für Sprachen, Literatur und Kunst* (1956), 22-23。

58 *Peri diagnōseōs sphygmōn* 1.1 (K.8.770).

59 *Peri diagnōseōs sphygmōn* 1.3 (K.8.500).

60 *Peri diagnōseōs sphygmōn* 3.2 (K.8.895).

61 Floyer, *Physician's Pulse Watch*, 355.

62 Johann Ludwig Formey, *Versuch einer Wurdigung des Pulses* (Berlin: Rucker, 1823),4-5.

63 轉引自全漢昇，〈清末西洋醫學傳入時國人所持之態度〉，《食貨》3.12 (1936): 50。

64 同上，頁 53。

65 這部彙集不同醫學傳統的文本，最早編纂的時代很可能是漢代（西元前二二一年～西元二二〇年）。然而，原始文本已不復存在，今日所見《內經》的組織架構及部分內容，乃後世多次整理編修的結果。除了《素問》和《靈樞》之外，另有《甲乙經》和《太素》兩部文獻，也保留了《內經》原始內容的部分篇章。《內經》複雜的編纂與傳抄歷史，至今仍是學界持續研究的課題。對英語讀者而言，目前最佳的入門讀物可能是：David Keegan, "The Forms of a Tradition: The Structure and History of the *Huang-ti nei-ching*" (Ph.D. diss., University of California, Berkeley, 1986) 以及 Yamada Keiji, "The Formation of the Huang-ti Nei-ching," *Acta Asiatica* 36 (1979): 67-89. 後者首次以日文發表〈黃帝内経の成立〉，《思想》662（1979），頁 94-108，必須搭配閱讀山田慶兒，〈九宮八風說と少師派の立場〉，《東方学報》52（1980），頁 199-242. 關於山田後期對於《內經》系譜學的研究，參見《中国医学の思想的風土》（東京：潮出版社，1995）。

66 關於中國切診的發展演變，可參見以下研究：丸山昌朗，《鍼灸医学と古典の研究》，第四部〈脈診の研究〉（東京：創元社，1977），頁 191-236；藤木俊郎，〈素問、霊枢、難経における尺寸進步の変遷〉，《鍼灸医学源流考》（東京：績文堂，1979），頁 114-24；廖育群：〈〈素問〉與〈靈樞〉中的脈法〉，收錄於山田慶兒、田中淡編，《中國古代科學史論續篇》（京都：京都大學人文科學研究所，1991），頁 493-511; 任應秋，《中醫脈學十講》（香港：太平書局，1962）。Paul Unschuld 翻譯的《難經》(Berkeley: University of California Press, 1986) 提供了這部重要中醫典籍及其註解的英譯版本，是研究中國醫學脈診的重要原始資料之一。要了解西方語言中關於中國脈診的入門性介紹，請參見 Shang Ch'i-tung, "L'Histoire du developpement de l'art de prendre Ie pouls,"

Chinese Journal of History of Medicine 7 (1955): 95-99; P. Huard and M. Durand, "Lan-Ōng et la médecine sino-viêtnamienne," *Bulletin de la Société Indochinoise* 28 (1953); K. Chimin Wong, "The Pulse Lore of Cathay," *China Medical* Journal 42 (1948): 884-97; and Mirko Grmek, "Les Reflets de la sphygmologie chinoise."

67《靈樞》，9/293-94；《素問》，9/33。

68《素問》，20/64-65。

69《素問》，17/53。

70 然而，有些醫師則將其分別視爲脈搏的橈側（外側）與尺側（內側）部分。參見儲泳，〈祛疑說〉，《辨脈》（YBQS 2107）。

71《脈位辨正》（東京，1721）。

72 李杲，《十書》，〈三部所主臟腑病論〉（YBQS 2124）。

73 *Peri tōn sphygmōn tois eisagomenois* 1 (K.8.454).

74 多數註釋者將「外」與「內」分別對應爲「浮」與「沉」的脈位。關於脈動在各部位是否一致的討論，可參見 Galen, *De pulsuum dignotione* 2.3 (K.8.862-63)。不過，在中世紀的脈診圖像中（如圖八），有時會描繪醫者也在上臂部位把脈，目前我尚未能確定此診法的具體意涵。到了十八世紀，由於中國醫學思想的聲望與影響，一些醫師開始更認眞看待脈象在不同部位的變化。例如 Menuret de Chambaud, "Pouls," 208-10. 我目前找到的最早、也是唯一一個提及用不同手指位置診斷不同臟器的例子，是 Mercurius, *De pulsibus* (J.L. Ideler, *Physiciet medici graeci minores*, vol. 2 [Berlin, 1842], 254-55)。

75《左傳．僖公十五年》。有趣的是，希臘雕塑中最早描繪血管的作品，出現在馬的浮雕上。事實上，血管在人體形象中出現之前，似乎僅見於馬匹身上。參見 Guy P.R. Métraux, *Sculptors and Physicians in Fifth-Century Athens* (Montreal: McGill-Queen's University Press, 1995), 26。

76 關於這些文獻及馬王堆醫學資料的綜合研究，可參見馬繼興，《馬王堆帛醫書考釋》（長沙：湖南科學技術出版社，1992）；周一謀等，《馬王堆醫學文化》（上海：文匯出版社，1994）。如需參考文本、註解與日文翻譯，可見：山田慶兒編，《新發現中國科學史資料の研究．譯註篇》（京都：京都大學人文科學研究所，1985），頁 87-125。赤堀昭，〈「陰陽十一脈灸經」の研究〉，《東方學報》第 53 期（1981）：頁 299-339，特別聚焦於《陰陽十一脈灸經》。至於關於「脈」的文獻解讀，現今尚需參照在張家山漢墓出土的更完整文本做補充，見高大倫編，《張家山漢簡〈脈書〉校釋》（成都：成都出版社，1992）。

77 山田慶兒編，《新發現中國科學史資料の研究・釋文篇》，頁 87。

78 馬繼興，《馬王堆古醫書考釋》，頁 87-104 以及馬繼興，《馬王堆漢書研究》（長沙：湖南人民出版社，1981）；周一謀等，《馬王堆醫學文化》，頁 15-22、27-35。山田慶兒，〈鍼灸と湯液の起源——古代医学形成の二つの位相〉，收錄於山田慶兒編，《新發現中國醫學史資料之研究・論考篇》（京都：京都大學人文科學研究所，1985），頁 3-122。

79 何志國，〈西漢人體經脈漆雕考〉，《大自然探索》14 卷 3 期（1993）：頁 116-121；梁芳榮等，〈從西漢人體經脈漆雕看早期經絡學說〉，《中國針灸》（1996 年第 4 期）：頁 49-52；馬繼興，〈雙包山漢墓出土的針灸經脈漆木人形〉，《文物》（1996 年第 4 期）：頁 55-65。

80 周一謀等，《馬王堆醫學文化》，頁 18-21，該書對於腧穴與經脈之爭論提供了一份論證清晰的綜述。

81 山田慶兒，〈鍼灸と湯液の起源〉。

82 Lu and Needham, *Celestial Lancets*, 25.

83《靈樞》，4/278；張仲景，《傷寒論》（臺北：中華書局，1987），卷一〈辯脈法〉與〈平脈法〉。相關討論可參見以下研究：丸山昌朗，〈鍼灸医学と古典の研究〉，頁 194-196 及 200-208。

84 有趣的是，所有的寸口都屬於肺經，這或許並非巧合。中國古代醫書在論及推動血液流動的動力時，所指多爲肺與氣，而非心。宋代醫家崔子虛卽曾如此說明：「脈不自行，隨氣而至。氣動脈應……氣如橐籥，血如波瀾。」（《四言舉要》，YBQS 2102 與 2216）另可參見陶九成的說法：「脈者，血也。脈非自動，氣實使之。」（《輟耕錄》，YBQS 2122）。

85 李杲，《內外傷辨惑論・辯脈》，收入《金元四大醫學家名著集成》（北京：中國中醫藥出版社，1995），頁 395。

86 李中梓，《醫宗必讀》（三餘堂刻本，1774），〈腎爲先天本，脾爲後天本論〉，卷二，第 6a 頁。

87《靈樞》，30/357。

88《素問》，17/50。

89 高大倫編，《張家山漢簡〈脈書〉校釋》，頁 104。周一謀等，《馬王堆醫學文化》，頁 24。

90《素問》，5/23。

91《素問》，10/36；《難經》，4。

92《素問》，18/54。

93《靈樞》，38/277。

94《素問》，18/55。

95《素問》，17/53。

96 王叔和，《脈經》（香港：太平書局，1961），頁 2。

97 同上，頁 3。

98《脈訣》，〈八里脈〉（YBQS 2079）。

99 關於此字的分析，可參見藤堂明保編，《漢和大字典》（東京：學習研究社，1978），頁 1062。東漢時期的字書《釋名》則釋該字右部爲「水之邪流也」。

100 後來的《通釋》則將「脈」釋爲「（五臟六腑之）氣血分流於四體也」（陶九成，《輟耕錄》，YBQS 2122）。《素問》，卷 3 第 14 章亦曰：「因不盛其陽，則脈流薄疾，病乃狂。」

101《管子》，第 39 篇〈水地〉，卷十四，頁 1a。

102《靈樞》，12/312. 同樣地，在《太素》第五篇中記載：「經脈十二者，外合於十二經水，而內屬於五臟。」又曰：「人亦有四海十二經水，十二經水者，皆注於海。」見 Unno Kazutaka, "The Geographical Thought of the Chinese People: With Special Reference to Ideas of Terrestial Features," *Memoirs of the Tōyo Bunko* 41 (1983): 90-95。

103《論衡》，卷四〈書虛〉，黃暉校釋，《論衡校釋》第一冊（臺北：商務印書館，1983），頁 174。

104 在當代西方的針灸實踐中，經穴通常依據其所在的經脈名稱加上序號來標示，例如「大腸 11 穴」，然而，在古代中國的命名系統中，這個穴位被稱爲「曲池」，意指「彎處的池塘」。更普遍地說，傳統上所有穴位都有具體的名稱，而這些名稱最引人注目的特點是：它們往往借用了地形地貌的意象。因而我們可以看到如「谿」、「谷」、「山」、「丘」等字，以及一系列與水域相關的用語，如「澤」、「泉」、「池」、「海」。此外，經脈也常被描述爲「出」、「經」、「入」等動態過程。整體而言，這些描述共同構築出一幅經水流動所統攝的多樣地形圖景，彷彿人體是由溪流穿梭貫通的山川大地。

105 這一點同樣適用於所謂的「經脈」，這個詞常與「脈」同義。例如《素問》第 39 篇第 111 條就說道：「經脈流行不止，環周不休。」意思是脈氣沿著經脈流動，從不停歇，周而復始地循環。

106 Ozanam, *Circulation*, 483.

107《素問》28/86；《靈樞》，38/372. 關於治水意象在中國醫學中的重要性，可參見以下出色研究：加納喜光，〈醫書に見える氣論——中國傳統醫學における病氣觀〉，收入小野澤精一等著，《氣の思想——中國における自然觀と人間觀の展開》（東京：東京大學出版會，1978），頁 281–313（特別是頁 289-294）。 亦見 Lu and Needham, *Celestial Lancets*, 22-23; Joseph Needham, *Clerks and Craftsmen in China and in the West* (Cambridge: Cambridge University Press, 1970), 291。

108《靈樞》，74/454。

109《靈樞》，4/276，亦可參見《難經》，8/13。

110《素問》，28/86。

111《素問》，18/54。

112《素問》，18/56。

113《靈樞》，73/451。

114《素問》，28/86。

115 Kenneth J. DeWoskin, trans., *Doctors, Diviners, and Magicians of Ancient China: Biographies of Fang-shih* (New York: Columbia University Press, 1983), 75.

二、文字的表現性

1 Jean Jacques Menuret de Chambaud, "Pouls," in *Encyclopédie, ou dictionnaire raisonné des sciences, des arts et des métiers* (Facsimile of edition of 1751-80. Stattgard-Bad Canstatt: Friedrich Fromann Verlag, 1966), vol. 13, 222.

2 *Ibid.*, 227.

3 *Ibid.*, 222.

4 *Ibid.*

5 Floyer, *The Physician's Pulse Watch* (London: Samuel Smith and Benjamin Walford, 1707), 232.

6 *Ibid.*

7 *Ibid.*, 355.

8 Stanley Joel Reiser, *Medicine and the Rise of Technology* (Cambridge: Cambridge University Press, 1978), esp. 95-114.

9 Henri Fouquet, *Essai sur Ie pouls* (Montpellier: Jean Martel, 1767), i.

10 Théophile de Bordeu, *Inquiries Concerning the Varieties of the Pulse, and the Particular Crisis Each More Especially Indicates* (London: T. Lewis and G. Kearsley, 1764), x.

11 James Nihell, *New and Extraordinary Observations Concerning the Prediction of Various Crises by the Pulse*, 2d. ed. (London: John Whiston, Lockyer Davis, John Ward, 1750), iv-vi.

12 Duchemin de l'Etang, "Lettre sur la doctrine du pouls," *Journal de médecine, de chirurgie, et de pharmacie* 29 (1768): 436-39.

13 Milo L. North, "The Proper Influence of the Pulse in Its Applications to the Diagnosis and Prognosis of Diseases," *New England Journal of Medicine and Surgery* 15 (1826): 338-39.

14 Richard Burke, "What are the Practical Indications of the Pulse in Disease?" *London Medical Gazette* 20 (1837), 48-9.

15 Vivian Nutton, *Galen on Prognosis* (Berlin: Akademie-Verlag, 1979), 221; C.R.S. Harris, *Heart and Vascular System* (Oxford: Clarendon Press, 1973), 253.

16 Galen, *Peri diaphoras sphygmōn* 2.1 (K.8.567):「他們彼此爭論術語，對事實本身毫不

關心，並以傲慢的姿態挑戰我們，若我們不用他們的術語，他們便嘲笑我們。」這種語言上的競逐，在其他領域中也可見得。有位埃及的赫密斯派作家便指出，他的文本「一旦被希臘人從我們的語言翻譯成他們的語言，意義將變得完全晦澀不明，產生全面的扭曲與模糊。然而，若用原始語言來表達，這段論述便能保有語詞意義的清晰。事實上，埃及語的音質特徵與正確語調本身，就能保存話語所欲表達事物的力量。」(轉引自 Pierre Grimal, ed., *Hellenism and the Rise of Rome*, vol. 6 [New York: Delacorte Press, 1968], 217.)。

17 G. W. Bowerstock, *Greek Sophists in the Roman Empire* (Oxford: Clarendon Press, 1969), chap. 5, "The Prestige of Galen." 蓋侖自己也表示，他是在不得已的情況下才參與這些爭論。他懇求讀者理解：他並不願意陷入冗長乏味的術語之爭，他爲此感到抱歉，但他的同時代人卻不給他選擇的餘地。古人說話直接，目的只是傳達思想；而如今的修辭家們卻對每個音節斤斤計較，沉迷於膚淺的機巧爭論之中。蓋侖對於自己無法忽視這種風氣深感挫折，因此一再強調：他之所以辯論定義，只是逼不得已（*Peri diaphoras sphygmōn* K.4.707, 717, 719-20）。

18 轉引自 Oswei Temkin, *Galenism: The Rise and Decline of a Medical Philosophy* (Ithaca, NY, and London: Cornell University Press, 1973), 181.

19 Bordeu, *Inquiries Concerning the Varieties of the Pulse*, xii-xiii.

20 William Heberden, "Remarks on the Pulse," *Medical Transactions of the Royal College of Physicians* 5 (1772): 18-20.

21 R. Vance, "The Doctrine of the Pulse–an analysis of its character, and summary of its indications," *Cincinnati Lancet and Observer* 26 (1878): 363.

22 例如，齊德之的《外科精義》增列了「長」與「短」兩種脈象，使脈象總數達到二十六種（YBQS 2132-2135）；李時珍（1518–1591）又補上「牢」脈，使總數增爲二十七種（《瀕湖脈學》，YBQS 2140-2146）；李中梓（1588–1655）再增「疾」脈（《診家正眼》，YBQS 2146–2164），最終形成二十八種脈象的體系，並成爲後世通行的標準。廣東中醫學院於 1972 年編纂的《中醫診斷學》教科書，亦將這二十八種脈象列爲現代中醫診斷的基本分類。有些清代醫家甚至增加了更多脈象。見林之瀚，《四診抉微》（香港：萬葉出版社，年代不詳）。

23 作者序，轉引自多紀元胤，《中國醫籍考》（臺北：大信書局，1975），第一冊，頁 269。李時珍和孫光裕類似的論述亦可見於頁 279 與 287。

24 王叔和，《脈經》（香港：太平書局，1961），頁 1。

25 李中梓，《醫宗必讀》（三餘堂刻本，1774），〈脈有不可言傳之說〉，卷二，頁 17a-b。

26 同上。

27 見《莊子・齊物論》。

28 正如荀子對其時代情況的觀察：「名守慢，奇辭起，名實亂，是非之形不明，則雖守法之吏、誦數之儒，亦皆亂也。」（《荀子・正名第二十二》；Burton Watson, *Basic Writings of Mo Tzu, Hsün Tzu, and Han Fei Tzu* [New York: Columbia University Press, 1964], 141）。

29《禮記》，卷十三，〈王制〉，冊一，頁 259。

30 關於形塑古代希臘與中國知識競爭與傳承的社會脈絡，最為審慎而公允的討論可見 G.E.R. Lloyd, *Adversaries and Authorities: Investigations into Ancient Greek and Chinese Science* (Cambridge: Cambridge University Press, 1996)。若聚焦於醫學，亦可參考以下兩篇論文 G.E.R. Lloyd, "Epistemological Arguments in Early Greek Medicine in Comparativist Perspective,"與 Nathan Sivin, "Text and Experience in Classical Chinese Medicine," in Don Bates, ed., *Knowledge and the Scholarly Medical Traditions* (Cambridge: Cambridge University Press, 1995), 25-40; 177-204 以及 Bates 所寫的導論。另可參見 Nakayama Shigeru, *Academic and Scientific Traditions in China, Japan, and the West, trans. Jerry Dusenbury* (Tokyo: Tokyo University Press, 1984), 3-16，其中亦提出頗具啟發性的比較觀察。

31 Heinrich von Staden, "Science as Text, Science as History," in Ph.J. van der Eijk et al.eds., *Ancient Medicine in its Socio-Cultural Context*, vol. 2 (Amsterdam and Atlanta:Rodopi~ 1995), 511.

32 *Peri diaphoras sphygmōn* 3.7 (K.8.692).

33 M. Ryan, "On the Science of the Pulse," *London Medical and Surgical Journal* 50 (1832): 780.

34 *Peri diaphoras sphygmōn* 3.1 (K.8.638).

35 *Peri diaphoras sphygmōn* 3.1-2 (K.8.644-47).

36 *Peri diaphoras sphygmōn* 2.3 (K.8.574-75).

37 *Peri diaphoras sphygmōn* 1.1 (K.8.496-97); 2.3 (K.8.569); 2.5 (K.8.588); 3.1 (K.8.637ff).

38 *Peri diaphoras sphygmōn* 3.4 (K.8.667); 3.6 (K.8.682); 4.1 (K.8.697).

39 Thēophile de Bordeu, *Recherches sur Ie pouls par rapport aux crises* (Paris, 1754), in *Oeuvres completes de Bordeu*, with preface by M. le Chevalier Richerand (Paris: Caille et Ravier, 1818), 261.

40 Tēmkin, *Galenism*, 181.

41 Fransçois Nicolas Marquet, *Nouvelle Méthode facile et curieuse pour connoître Ie pouls par les notes de la musique* (Amsterdam, 1769). 這些只是龐大文獻中幾部重要的代表性著作而已。若欲深入探討「脈搏與音樂」這一主題，特別是在中世紀與文藝復興時期，可參閱以下優秀研究：Werner Friedrich Kümmel, *Musik und Medizin: Ihre Wechselbeziehungen in Theorie und Praxis von 800 bis 1800* (Freiburg and Munich: Karl Alber, 1977), chap. 1, "Puls und Musik," 23-62。

42 轉引自 Ibn Jumay, *Treatise to Salāh ad-Dīn on the Revival of the Art of Medicine*, ed. and trans. Harmut Fähndrich (Wiesbaden: Deutsche Morgenländische Gesellschaft, 1983), 23。

43 On rhythm, 參見 *Peri diaphoras sphygmōn* 1.8 (K.8.515), on musical training, *Synopsis peri sphygmōn* 12 (K.9.463)。

44 Charles Daremberg and Charles Emile Ruelle, eds., *Oeuvres de Rufus d'Ephèse* (Amsterdam: Adolf M. Hakkert, 1963; reprint of the 1879 Paris edition), 224-25.

45 Pliny, *Natural history* 29.4. 蓋侖在《論脈動之差異》（*Peri diaphoras sphygmon*，K.8.871）中爲希羅菲勒斯辯護，否認這項指控，但他本人也對希羅菲勒斯的後學提出過類似批評。Menuret de Chambaud 在〈脈搏〉（"Pouls"）第 220–221 頁中，對馬可的研究給予相當篇幅的評論。他雖承認脈搏與音樂之間確有某種不可否認的關連，但也斷言馬可的具體詮釋「幾乎毫無根據，亦無實益」。儘管如此，佛米在其著作中仍指出，馬可的觀點「確實獲得了不少追隨者」(*Versuch einer Wurdigung des Pulses* [Berlin: Rucker, 1823], 3)。

46 Pedro Lain Entralgo, *The Therapy of the Word in Classical Antiquity* (New Haven and London: Yale University Press, 1970), 78. 若欲了解近年人類學研究中關於音樂在療癒過程中所扮演角色的深入評論，請參閱以下專文：Arthur Kleinman, *Writing at the Margin: Discourse Between Anthropology and Medicine* (Berkeley: University of California Press, 1995), 215-22。

47 Edward A. Lippman, *Musical Thought in Ancient Greece* (New York and London: Columbia University Press, 1964), 90.

48 Philebus 17c-e; trans. from Lippman, *Musical Thought*,100.

49 All the references to R. Hackforth's translations are from his *Plato's Examination of Pleasure: A Translation of the Philebus* (Cambridge and New York: Cambridge University Press, 1945).

50 Philebus 16c-d (Hackforth's translation found in Edith Hamilton and Huntington Cairns, eds., *The Collected Dialogues of Plato* [Princeton, NJ: Princeton University Press, 1973], 1092).

51 *Laws* 665a:「運動中的秩序稱爲節奏（rhythm）；聲音中的秩序——高音與低音的調和——稱爲和聲（harmony）。而二者的結合則稱爲舞藝（choreia）。亦見 *Laws* 669d, 672e; *Symposium* 187c,d; *Gorgias* 502c; *Republic* 397b. Aristotle, *Poetics* 1：「舞者所模仿的媒介僅是節奏，不依賴音樂，因爲他們正是透過安排動作的節奏來再現人的性格、情感與行動。」

52 Lippman, *Musical Thought*, 53; Thrasybulos Georgiades, *Greek Music, Verse, and Dance* (New York: Merlin Press 1956).

53 在以下的討論中，我深受 J.J. Pollitt 關於 *rhythmos* 一詞詞源與早期用法之出色且簡潔的論述所啟發，見其所著 *Ancient View ef Greek Art* [student edition] (New Haven: Yale University Press, 1974), 135-142。

54 *Histories* 5.58.

55 *Metaphysics* 985h16. 這一定義在 1042b14 也重複出現。

56 Diodorus Siculus, *Library of History*, 1.97; Diogenes Laertius, *Lives and Opinions of Eminent Philosophers* 8.47.

57 Pollitt, *Ancient View*, 136-43.

58 Pollitt, *Ancient View*, 138-39. Petersen's original article, "Rhythmus," appeared in *Abhandlungen der Königlich Gesellschlift der Wissenschaften zu Göttingen, Philologisch-historische Klasse*. N.F. 16 (1917): 1-104.

59 Werner Jaeger, *Paideia: The Ideals oj Greek Culture*, trans. Gilbert Highet, 2d ed., vol. 1 (Oxford: Oxford University Press, 1965), 126.

60 亞里士多塞諾斯將韻步（foot）內部的劃分稱爲「記號」（semeia）。(Louis Laloy, *Aristoxène de Tarente, Disciple d'Aristote, et de la Musique de l'Antiquite* [Paris: Société française d'Imprimerie et de librairie, 1904], 292 fr. 19). Laloy (298) 解釋說，這是因爲

合唱指導會在每個節點上指出舞者所需執行的動作或姿勢。而事實上，亞里士多塞諾斯本人也使用 semeion 來表達「形式」或「動作圖式」的意涵 (Aristoxēne, 278 fr. 9)。

61 Galen, *Synopsis* 12 (K.9.463f; translation from Harris, *Heart and Vascular System*, 187).

62 *Peri prognōseōs sphygmōn* 2.3 (K.9.278); *Peri diaphoras sphygmōn* 1.25 (K.8.500).

63 *Peri diaphoras sphygmōn* 1.8 (K.8.516).

64 R. Westphal, *Aristoxenus von Tarent: Melik und Rhythmik des classischen Hellentums* (Hildesheim: Georg Olms Verlagsbuchhandlung, 1965), Fragment 6. Laloy, *Aristoxène*, 292.

65 Kümrnel, *Muzik und Medizin*, chap. l.

66《脈經》，頁 2-3。

67《脈經》，頁 4。

68《論語》，2.5-7.（英譯見 Wing-Tsit Chan, *Source Book in Chinese Philosophy* [Princeton, NJ: Princeton University Press, 1963], 23）。

69 李杲，《十書》，〈辯脈浮所主病不同〉（YBQS 2128）；李中梓，《醫宗必讀》，〈四言脈訣〉，卷二，頁 5b；李時珍，《瀕湖脈學》，〈浮脈〉（YBQS 2140）。

70《素問》，18/57。

71 Floyer, *Physician's Pulse Watch*, 345.

72 華佗，《中藏經》卷十（臺北：自由出版社，1986），頁 10。

73《素問》，17/50。

74《論語》，16.7。

75 從華佗的針灸技術中，我們可以看到對氣的主觀感知在治療中的重要性。《三國志》記載道：「下針言：『當引某許，若至，語人。』病者言：『已到』，應便拔針，病亦行差。」。(Kenneth J. DeWoskin, trans., *Doctors, Diviners, and Magicians oj Ancient China: Biographies oj Fang-shih* [New York: Columbia University Press, 1983], 141)。

76《論語》，8.4。

77《孟子》，2A.2（英譯見 James Legge, *The Works of Mencius* [New York: Dover, 1970], 191.）。

78 滑壽，《診家樞要》，〈脈貴有神〉(YBQS 2117)。

三、肌肉與自我認知

1 轉引自A. Hyatt Mayor, *Artists and Anatomists* (New York: Artists Limited Edition, 1984), 10。

2 Mayor, *Artists*, 50.

3 Mayor, *Artists*, 10.

4 Mayor, *Artists*, 46. 另可參見達文西所言：「你將明確每一塊肌肉的規律與量度，並說明其各自的功能——它們如何運作、由何者驅動等等。首先繪製脊椎，再逐步為其覆上每一層肌肉，層層堆疊，並為每塊肌肉配上神經、動脈與靜脈。此外，還需註明它們分別附著於哪一節椎骨，對應哪些腸臟器官，鄰近哪些骨骼與其他器官構造……」(Charles D. O'Malley and J.B. de C.M. Saunders, *Leonardo da Vinci on the Human Body* [New York: Greenwich House, 1982], 70.)。

5 G.E.R. Lloyd, Magic, *Reason and Experience: Studies in the Origins and Development of Greek Science* (Cambridge: Cambridge University Press, 1979), 163.

6 關於 Diocles參見 Werner Jaeger, *Diokles von Karystos* (Berlin: Walter de Gruyter, 1938), and Fridolf Kudlien, "Problem urn Diokles von Karystos," *Sudhoffs Archiv* 47 (1963): 456-64。

7 Ludwig Edelstein, "The History of Anatomy in Antiquity," in *Ancient Medicine*, eds. Owsei and C. Lilian Temkin (Baltimore: Johns Hopkins University Press, 1967), 292.

8 關於古希臘解剖學發展的主要論點，可參見Edelstein, "The Development of Greek Anatomy," *Bulletin of the History of Medicine* 3(1935): 235-48. 對於 Edelstein 分析的深化，可參考 Fridolf Kudlien, "Antike Anatomie und menschlicher Leichnam," *Hermes* 97 (1967): 78-94. James Longrigg 則對該問題做了較近期的回顧，見 "Anatomy in Alexandria in the Third Century B.C.," *British Journal for the History of Science* 21 (1988): 455-88. 在衆多聚焦於人體解剖的研究中，一項顯著的例外是G.E.R. Lloyd, "Alcmaeon and the Early History of Dissection," *Sudhoffs Archiv* 59 (1975): 113-47。

9 關於皮膚及其「越界」（transgression）所涉及的文化信念，最具啟發性的分析之一，見於Heinrich von Staden, "The Discovery of the Body: Human Dissection and Its Cultural Contexts in Ancient Greece," *Yale Journal of Biology and Medicine* 65 (1992): 223-41。

10 關於荷馬時期的醫學，可見 Charles Daremberg, "La Médecine dans Homère," *Revue Archéologique* n.s. 12 (1865): 95-111; 249-65; 338-55. 關於希波克拉底學派是否具備解剖學體系，請參見以下研究：Edelstein, "The Development of Greek Anatomy," 251-56 與 Lloyd, *Magie, Reason and Experience*, 146ff。

11 Erwin Ackerknecht, *A Short History of Medicine*, rev. ed. (Baltimore: Johns Hopkins University Press, 1982), 14. 伊凡斯｜普理查德（Evans-Pritchard）引述一位阿占德人（Azande）受訪者的話說：「阿占德人認爲巫術存在於人體之內。從前他們若殺了一個人，會剖開他的腹部，在裡面尋找巫術物質。如果在腹中發現了這種東西，就會說這個人是巫師。阿占德人相信，巫術物質是一種圓形的東西，位於小腸之中。」(*Witchcraft, Oracles and Magic among the Azande* [Oxford: Clarendon Press, 1937], 41.)。

12 Ackerknecht, *Short History*, 31.

13 Auguste Bouchē-Leclerc, *Histoire de la divination dans l'antiquité*, vol. 1 (Paris: Ernest Leroux, 1879), 166-74; William Reginald Halliday, *Greek Divination* (London: Macmillan, 1913), 186-204.

14 Plato, *Timaeus* 71 a-e. 阿卡德人將解剖與預言緊密相連，甚至使用同一個詞 omen 來表示「肉體」與「徵兆」。他們相信，如果羊的內臟形似洪巴巴（Humbaba）的面容，就預示著將有篡位者奪取國王權力。洪巴巴是一位棲息於遙遠森林深處的惡魔，其所處之地充滿陡峭的山路與封閉的險徑，彷彿迷宮中的彌諾陶洛斯（Minotaur）一般。參見 François Lenormant, *La Divination et la science des présages chez les Chaldéens* (Paris: Maisonneuve, 1875), 59-60。

15 Bouchē-Leclerc, *Histoire*, 170-73.

16 參見如 Xenophon, *Anabasis* 6.4.16, 19; 7.6.44; Plutarch, *Lives* 18 ("Cimon") and 73 ("Alexander")。

17 因此，Lloyd 指出：「爲了研究目的而進行的解剖，十分罕見，格外引人注意，因爲在另一個領域——透過檢視內臟進行的占卜（即臟卜術）中，動物經常被剖開並觀察其內部器官。」他並推論：「占卜與解剖學在目的與情境上的強烈對比，無疑足以成爲交流的屏障。」(*Magic, Reason and Experience*,

157 n. 165) 然而，對於有志於研究解剖學的人來說，獻祭提供的觀察機會仍然可資利用。見 Aristotle, *History of Animals* 496b24ff and *Parts of Animals* 667b1ff。

18 我在此以希臘的臟卜爲例，但並不意圖將其與其他形式的屍體解剖劃爲一類，例如阿占德人尋找巫術物質的作法，或甚至巴比倫的臟卜術。事實上，我認爲所謂的「驗屍」有許多不同的形式，它們彼此之間的差異，正如它們與我們今日所理解的「解剖學」之間的差異一樣明顯。對每一種驗屍形式進行個別研究，都是極有價值的工作。然而，我此處的關注重點，僅僅是指出：若要理解「解剖學」這一特定形式的驗屍實踐，就必須意識到它的獨特性與語境。

19 關於以動物而非人類屍體爲基礎的占卜所被視爲更優越的觀念，請參見以下研究：Philostratus, *The Life of Apollonius oj Tyana* 8.7 (Loeb ed., vol. 2 [Cambridge, MA: Harvard University Press, 1989] 344-47)。

20 轉引自 Erwin Ackerknecht, "Primitive Autopsies and the History of Anatomy," *Bulletin of the History of Medicine* 13 (1943): 339n。

21 Ackerknecht, "Primitive Autopsies," 338.

22 Bruno Snell, *The Discovery of the Mind in Greek Philosophy and Literature*, trans. T.G. Rosenmeyer (New York: Dover, 1982), 13.

23 Paul Friedlander, *Plato: An Introduction*, trans. Hans Meyerhof (Princeton, NJ: Princeton University Press, 1969), 13.

24 Kurt von Fritz, *Philosophie und sprachlicher Ausdruck bei Democrit, Plato, und Aristoteles* (New York: G.E. Stechert, 1939), 41-52. C.M. Gillespie 回顧了這些術語在早期醫學文獻中的使用情況，見其 "The Use of Eidos and Idea in Hippocrates," *Classical Quarterly* 6 (1912): 179-203。

25 Plato, *Republic* 517b-c: 如果你將那段從洞穴到上面世界的旅程與對上界事物的凝視，理解爲靈魂向可知世界（intelligible realm）上升的歷程，那麼你就會明白我想表達的意思，因爲你對此特別渴望了解。至於這是否爲眞，唯有神知道。但我所推測的是：在可知的世界中，「善之理念」（Form of the Good）是最晚被看見的，而且極難見到；一旦被見到，就應當認爲它是所有正義與美好之事的根源，它在可見世界中產生了光與光之源泉；而在可知世界中，它則是產生眞理與理智的本體與統御者。任何想要在公領域或私生活中明智行事的人，都必須得見「善之理念」。

26 Celsus, *De medicina*, "Prooemium," paras. 23ff. (Loeb ed. vol. 1 [Cambridge, MA: Harvard University Press, 1971], 12-14).

27 Celsus, *De medicina*, "Prooemium," paras. 27ff; Karl Deichgraber, *Die griechische Empirikerschule*, 2d. ed. (Berlin: Weidmannsche Verlagsbuchhandlung, 1965), 130-32 and 281ff.

28 Rufus of Ephesus, *De corporis humani partium appellationibus* 9 (Daremberg and Ruelle, 134).

29 *History of Animals* 1.16, 494b21f.

30 Charles Singer, trans., *Galen on Anatomical Procedures* (London: Oxford University Press, 1956), 34.

31 Singer, *Anatomical Procedures*, 34-35.

32 Singer, *Anatomical Procedures*, 33-34.

33 Galen, *Peri chreias tōn moriōn* Book 10.12 (K.3.812-13).

34 Preface to *De humanis corporis fabrica*, translated in the appendix to C.D. O'Malley's *Andreas Vesalius oj Brussels, 1514-1564* (Berkeley: University of California Press, 1964), 323.

35 Jaeger, *Diokles*, 165. On Erasistratus, 參見 Galen, *Peri dynameōn physikōn* 2.2 (K.2.78). 有個很好的例子可說明目的論思維如何塑造亞里斯多德的解剖學，見 Simon Byl, "Note sur la place et la valorisationde la ΜΕΣΟΤΗΣ: dans la biologie d'Aristote," *L'Antiquité Classique* 37 (1968): 467-76。

36 G.E.R. Lloyd, *Hippocratic Writings* (Reading: Penguin, 1978), 349. 然而，關於此文本的年代，目前尚未有共識。許多學者主張它應晚於亞里斯多德，見 I.M. Lonie, "The Paradoxical Text on the Heart," *Medical History* 17 (1973): 2。

37 對於目的論的經典研究，參見 Willy Theiler, *Zur Geschichte der teleologischen Naturbetrachtung bis auf Aristoteles* (Zurich and Leipzig: Orell Fiissli, 1925). Friedrich Solmsen 討論了這一工匠形象，見 "Nature as Craftsman," *Journal of the History of Ideas* 24 (1963): 473-96。

38 *Phaedo* 97c.

39 Xenophon, *Memorabilia* 1.4.

40 *Gorgias* 503e.

41 *Republic* 10.596b.

42 *Timaeus* 29a.

43 *Phaedo* 99d-e.

44 *Phaedo* 79c-d. 關於柏拉圖筆下無數感官與理智對立的其他例證，可參見 *Timaeus* 27d ff, and *Philebus* 59c。

45 Plato, *Republic* 7.533d. 參見 Friedlander, *Plato*, 13. 關於柏拉圖文獻中更多類似的表述　見 Theodor Gomperz, *Apologie der Heilkunst: Eine griechische Sophistenrede des fünften vorchristlichen Jahrhunderts*, Zweite Auflage (Leipzig: Verlag von Veit, 1910), 155。

46 值得注意的是，在希波克拉底文獻《論古代醫學》（*Peri archaiēs iatrikēs*）第二十二至二十三章中，作者特別強調研究人體內部結構（schēmata）的重要性，並以其形狀（eidea）與功能之間的關連作為論證依據。例如，他指出，一個寬大而中空、末端逐漸變細的構造，最適合用來吸引體液。

47 Solmsen, "Nature as Craftsman," 490.

48 *Metaphysics* 7.8. 當然，即使在這種亞里斯多德式的詮釋中，「形式」（Form）的意涵也遠超過我們今天的理解。形式與功能是不可分的，而這種關係並不一定是我們所想像的機械式因果關係，而是作為「形式」本身即具有功能。例如在《動物史》（History of Animals）1.7 中，亞里斯多德關於額頭形狀的描述指出：「額頭大的人遲鈍，額頭小的人善變，額頭寬的人容易激動，額頭凸出的人脾氣暴躁。」

49 見 *Physics* 193a and 198b. 關於「形式」（form）與「功能」（function）以及「技藝」（technē）之間的關係，請參見 *Generation of Animals* 734b34ff and 740b25ff。

50 *Parts of Animals* 645a.

51 *Parts oj Animals* 644b.

52 Singer, *Anatomical Procedures*, 5 and 77.

53 *Peri chreias tōn moriōn* 3.3 (translation from Arthur J. Brock, *Greek Medicine* [London: J.M. Dent & Sons, 1929; New York: AMS Press, 1979], 155).

54 正如愛德蒙・狄更生（Edmund Dickinson）所言：「一位熟練解剖學家的手術

刀與講解，當他見到生物驚人的構造，當他思索那些最微小之處與最大型動物體內部分所展現的精巧、變化與智慧設計時，也無疑是在傳講宗教眞理，即使面對的是最頑固的無神論者……」（Preface to John Browne, *Myographia nova, or a Graphical Description of All the Muscles in Humane Body as They Arise in Dissection* [London, 1697]）。

55 西塞羅（Cicero）在《雄辯家》（*Orator*）中也對藝術的美感認知提出相似觀察：「但我確信，世上無論哪一類事物，即便它已極致地美麗，其原型本身也必定更爲美麗——如同肖像不會比眞實面孔更加美麗。我們無法以眼、耳或其他感官感知這種美，而只能用心靈與思想去領會。正因如此，我們可以想像出比菲迪亞斯（Phidias）雕塑更爲美麗的事物，即使他的作品已是我們所見此類藝術中最美的了……實際上，這位藝術家在創作宙斯或雅典娜像時，並非對著一個現實中可模仿的人物，而是在他心中懷有一個崇高的美的理念；他凝視這一理念，專注於此，並依其形象來引導自己的藝術與雙手。」（轉引自 Erwin Panofsky, *Idea: A Concept in Art Theory*, trans. Joseph J.S. Peake [New York: Icon Editions, 1968], 12.）。

56 Singer, *Anatomical Procedures*, 149.

57 *Peri aomōn* 2 and 4 (L.3.422, 428). 亦可參見 Aristotle, *Parts of Animals* 2.8。

58 *Peri kardiēs* 4 (L.9.82).

59 *Peri kardiēs* 6 (L.9.84).

60 *Peri trophēs* 51 (L.9.118). 該段文字確實接著指出，那些經過鍛鍊的部位（ta gegymnasmena）——注意這裡使用的是被動語態——對變化更具抵抗力；但它並未暗示肌肉在運動中比骨骼更積極參與。

61 Galen, *Peri myōn anatomēs* (K.18.926). 呂庫斯（Lycus）所著的《論肌肉》（Peri myōn）應是第一部專門探討肌肉的專著。

62 Galen, *On the Doctrines of Hippocrates and Plato*, ed., trans., and commentary by Phillip de Lacy, pt. 1, bks. 1-4 (Berlin: Akademie Verlag, 1981 [2d ed.]),99.

63 *Physiognomics* 810a15-31.

64 Sophocles, *Women of Trachis* 1103.

65 Euripides, *Orestes* 228.

66 *Generation of Animals* 732a26-27; 亦可參見 774b13-14。

67 *Peri gonēs* 18 (L.7.504).

68 Sophocles, *Oedipus the King* 718. 亦可參見 *Women of Trachis* 779.

69 *Oedipus the King* 1270. 後來亞里斯多德解釋了爲什麼眼睛是身體最後成形的部位。*Generation of Animals* 744b10-12。

70 Oribasius, *Collectiones medicae* 8.38 (Ioanes Raeder, ed., *Oribasii collectionum medicarum reliqiae*, vol. 1 [Leipzig: B.G. Teubner, 1928], 289).

71 參見像是 Aristotle, *Generation of Animals* 748b25-26 and *History of Animals* 504b22-23. 亦見 Herodotus 3.87 and 4.2。

72 Aristotle, *Rhetoric to Alexander* 1435a35; 亦可參見 *Poetics* 1457a6。

73 *History of Animals* 535a30-31.

74 *History of Animals* 536al-3.

75 Strabo, *Geography* 14.2.28.

76 *Diodorus* 3.17 (Trans. C.H. Oldfather, *Diodorus of Sicily*; Loeb Classical Library [Cambridge, MA: Harvard University Press, 1935]).

77 Diodorus, 3.18.3.

78 *Diodorus*, 3.18.5-6.

79 *Parts of Animals* 667a9-10.

80 *Peri aerōn, hydatōn, topōn* 19 (L.3.70-72; trans., slightly modified, from W.H.S. Jones, *Hippocrates*, vol. 1; Loeb Classical Library [Cambridge, MA: Harvard University Press, 1972], 123). 關於錫西厄人體質及其環境的濕潤特性，請參見 Aristotle, *Generation of Animals* 5.3。

81 *Peri aerōn, hydatōn, topōn* 20 (L.2.74; trans. Jones, *Hippocrates*, 123-25).

82 當代頂尖健美運動員的日常訓練包括每天八小時的重量訓練，以及攝取九磅肉類（更不用說其他食物、蛋白質補充品與藥品）。參見 Charles Gaines, *Pumping Iron: The Art and Sport of Bodybuilding* (New York: Simon and Schuster, 1974)。

83 *Aphorismoi* 1.3 (L.4.460).

84 *Republic* 3.404a.

85 *Republic* 3.410c-d.

86 *Republic* 3.411 a-b.

87 *Republic* 3.411e-412a.

88 Herodotus, *Histories* 9.121. Trans. Aubrey de Selincourt, *Herodotus: The Histories* (Harmondsworth: Penguin, 1976), 624.

89 *Peri aerōn, hydatōn, topōn* 24 (L.2.86-88; trans. Jones, Hippocrates, 137).

90 *Peri aerōn, hydatōn, topōn* 23 (L.2.82-86; trans. Jones, Hippocrates, 133). 在這裡，氣候的影響又因政體的不同而更爲顯著。亞洲人受君主統治，「靈魂被奴役，不輕易冒險」；相較之下，獨立的歐洲人「樂於也渴望投身危險之中，因爲勝利的果實將由他們自己享有」。

91 Peri gonēs 18 (L.7.504).

92 Peri diaitēs 8 (L.6.484-5).

93 *Physionnomics* 810a15-31.

94 *Peri aerōn, hydatōn, topōn* 22 (L.2.80-82).

95 *Peri aerōn, hydatōn, topōn* 21 (L.2.74-76).

96 *Problems* 894b20-21.

97 Galen, *Peri myōn kinēseōs* 1.1 (K.4.367). 這一定義是全文的開始。

98 *Peri myōn kinēseōs* 2.4 (K.4.435ff).

99 *Peri myōn kinēseōs* 2.5 (K.4.440ff).

100 *Peri myōn kinēseōs* 1.8 (K.4.404-6).

101 Jean-PierreVemant, "Dim Body, Dazzling Body," *Zone 3: Franments For a History of the Human Body*, eds. Michel Feher, Ramona Naddaff, and Nadia Tazi (New York: Zone Books, 1989), 29.

102 Albrecht Dihle 指出，荷馬時代的詞語 menos「確實非常接近現代所說的『意志』概念」，但他同時強調，根據荷馬靈魂學說，menos 並不屬於人天生具備的正常能力，而是「來自諸神附加的贈與，僅在特定情境中才會出現，並不會成爲個人持久的特質。」(*The Theory of Will in Classical Antiquity* [Berkeley: University of California Press, 1982], 34)。

與此相關，我們也可回想荷馬筆下的阿伽門農如何將自己的悲劇歸咎於 *atē*——一種明顯非個人的、使人心智混亂的力量，而非任何個人意志或決策。E.R. Dodds 並不將此視爲自我開脫的藉口，而是認爲這反映出荷馬時期的希臘人尚未具備「統一人格」的概念 (*The Greeks and the Irrational* [Berkeley: University of California Press, 1951], 15-16). Dodds 引用的布魯諾·斯內爾更進一步主張，荷馬時期的希臘人甚至「尚未擁有現代意義上的『身體』概念」，他們所認知的「身體」只是「肢體的總和」，而不是以「作爲身體本身」(qua body) 來理解。(*The Discovery ofthe Mind in Greek Philosophy and Literature* [New York: Dover, 1982; German edition, 1948], 6-8). 關於對斯內爾觀點的批評，可參見 Bernard Knox, *The Oldest Dead White European Males* (New York: W.W. Norton, 1993), 37-41。

103 Daremberg and Ruelle, *Rufus*, 184.

104 *Movement of Animals* 11 and 7.

105 Galen, *Doctrines l'Hippocrates and Plato*, 99.

106 *History of Animals* 536b5-7. (Trans. A.L. Peck, Aristotle, *History of Animals Books IV- VI*; Loeb Classical Library [Cambridge, MA: Harvard University Press, 1970], 81-83).

107 *Generation of Animals* 744a33-744b9.

108 關於這一問題的討論，參見以下書目中的論文 Mary Louise Gill and James G. Lennox, eds., *Self-motion: From Aristotle to Newton* (Princeton, NJ: Princeton University Press, 1994); and Martha Craven Nussbaum, *Aristotle's De motu animalium* (Princeton, NJ: Princeton University Press, 1978)。

109 Georges Canguilhem, *La Formation du concept de réflexe aux XVIIe et XVIIle siēcles* (Paris: Librairie Philosophique J. Vrin, 1977), 16.

110 *Peri myōn kinēseōs* 1.3 (K.4.377); *Peri anatomikōn encheirēseōn* 7.8 (K.2.610). 的確，他否認心臟具有肌肉性質的理由，並不完全是因爲功能。在同一段落中，他指出，肌肉的質地比心臟更柔軟、色澤更紅，而且心臟的味道與肌肉不同，尤其在煮熟之後。

現代將心臟視爲肌肉的觀點，其實直到 1664 年才出現，當時丹麥解剖學家尼古拉斯·斯滕諾 (Nicholas Steno) 在《肌肉與腺體觀察初探》(*De musculis et glandulis observationum specimen*）一書中，首次將「肌肉」的概念從「隨意運動」的主題中分離出來。他在該書中提出著名的命題「心臟確實是肌肉」（cor vere musculus est），並主張：「心臟中不缺肌肉中的任何成分，亦無任何超出肌肉所具有的結構。」見 E. Bastholm, *The History of Muscle Physiology: From the Natural Philosophers to Albrecht von Haller* (Copenhagen: Ejnar Munksgaard, 1950), 145。

111 關於希羅菲勒斯對「類神經構造」（nervelike parts）具有自主特性的看法，可參見 Galen, *Peri tromou kai palmou kai spasmou kai rigous* 5 (K.7.605-6); 至於脈搏運動的非隨意性，則可參見 Rufus, *Synopsis peri sphygmōn* 2 (Daremberg and Ruelle, 220-21), and von Staden, Herophilus, 255-56. 蓋倫在《論肌肉運動》（*Peri myōn kinēseōs*）1.1（K.4.372）中亦有類似論述：「動脈與靜脈的運動是自然的（physikai），不依賴意志；而肌肉的運動則是靈魂的（psychikai），由意志所導引。」（*Peri myōn kinēseōs* 1.1 [K.4.372]）。

112 Galen, *Doctrines of Hippocrates and Plato*, 81.

113 Galen, *Doctrines of Hippocrates and Plato*, 123.

114 Galen, *Doctrines of Hippocrates and Plato*, 99.

四、顏色的表現性

1《難經》，61。

2《靈樞》，4/275。

3《傷寒論》，卷一，頁19a。

4《史記》，卷一〇五，第六冊，頁2785。關於扁鵲相關文獻的分析，請參見山田慶兒，〈扁鵲傳說〉，《東方學報》第60期（1988），頁73–158。

5 參見像是 Stephen A. Tyler, "The Vision Quest in the West, or What the Mind's Eye Sees," *Journal of Anthropological Research* 40 (1984): 23-40。

6 關於中國解剖記載的回顧，請參見渡辺幸三，〈現存する中国近世までの五臓六腑図の概説〉，收入《本草書の研究》（大阪：武田科学振興財団，1987），頁341-452。A. Hyatt Mayor觀察到，「即便在十九世紀初，一些中國人已經開始進行現代解剖，大多數中國人對解剖學的概念仍然模糊。因爲當時俞理初（俞正燮）說，如果傳教士有點理智，他們就會放棄並回國，因爲他們永遠無法感化像中國人這樣心臟長在右邊的民族。唯一能被基督教化的中國人，是那些心臟像野蠻人一樣長在左邊的少數怪人。」(*Artists and Anatomists* [New York: Artists Limited Edition, 1984], 3.)。

7《靈樞》中的那段文字確實在《太素》第三卷中再次出現，但這主要是由於兩者之間在文本來源上的緊密關連，並不能眞正算作第三處獨立的記載。我要指出的是，王莽列傳中的那段文字，是所有正史中唯一提及解剖的記載，儘管這些正史卷帙浩繁。不過，醫學文獻則清楚顯示，後世確實曾進行過人體解剖。

8《漢書》，69b，冊五，頁4145-46。本章節所引這段文字及其他相關段落的英文翻譯，均出自Yamada Keiji, "Anatometrics in Ancient China," *Chinese Science* 10 (1991): 39-52。山田在其日文論文中所提出的更爲詳盡的論點，〈伯高派の計量解剖学と人体計測の思想〉，山田慶兒及田中淡編，《中国古代科学史論（続編）》（京都：京都大学人文科学研究所，1991）427-92。儘管這兩篇文章的核心重點在於《黃帝內經》成書過程的歷史，但它們同時也是對中國解剖學史的重要貢獻。

9 三上義夫，〈王莽時代の人体解剖〉，《日本医史学雑誌》，1943，頁1-28。

10《史記》卷三（第一冊，頁 108）。

11《靈樞》，12/311。

12 關於這些數據與從漢墓中出土屍體所提供的考古證據之間的一致，請參見山田慶兒「伯高派の計量解剖学」。

13《靈樞》，14/319-20。

14《靈樞》，31 與 32/359-62；《難經》，42 與 43。要深入了解古典中國的「人體測量學」（anatometrics），並參考多段相關文獻的翻譯與分析，可參見 Yamada, "Anatometrics."。

15 Yamada, "Anatometrics," 52。

16《靈樞》，14/319。

17 另一種剖開身體並加以觀察的方式，可由美索不達米亞的臟卜術作爲例證。參見 Jean Bottēro, "Symptōmes, signes, écritures, en Mésopotamie ancienne," in Jean-Pierre Vernant et al., *Divination et rationalité* (Paris: Editions du Seuil, 1974), 70-193。

18 Max Simon, *Sieben Bücher Galeni* (Berlin, 1906) vol. 2, vii.

19《難經》，1。

20《素問》，8/28。

21《素問》，23/76。

22《史記》卷一〇五（第六冊，頁 2793）。同一事件的一個變體版本見於《韓非子》第二十一，〈喻老〉，卷七，頁 2b–3a。

23《素問》，5/23。

24《素問》，5/23。

25《靈樞》，59/417。

26《素問》，18/55。

27 由於《難經》是作爲對《內經》疑難問題的註解，因此使用不同力道把脈的這一技術，不太可能是《難經》的創新。相同的技術也出現在被歸於王叔和所做的《傷寒論》之部分篇章中（〈平人脈法〉，卷一，頁 21 b），該處以「經曰」的樣貌出現。然而，這一方法並未出現在現存的《難經》各版本。

28《素問》，39/113;《靈樞》，49/401. 有時，黑色被認爲與綠色代表不同的含義。見《素問》，56/151 and《靈樞》，74/455。

29《素問》，32/94。

30 五色和五行的對應如下：行——木 火 土 金 水；色——青 赤 黃 白 黑。

31 例如，可以將整張臉的膚色與眼白的色澤進行比較。見《素問》，10/36。

32《史記》卷四（第一冊，頁 120）。

33《史記》卷六（第一冊，頁 237–238）。

34《史記》卷六十（第四冊，頁 2115）。另可參見《書經》〈禹貢〉的註釋（卷六，第 6b 頁）。

35《素問》，13/41-42。

36《素問》，10/36。

37 因此，在《三國志・華陀傳》中，這位偉大的醫者最常藉由切脈來做出診斷，書中寫道：「其治病手脈之候，其驗如神。」見 Kenneth J. DeWoskin, *Doctors, Diviners, and Magicians of Ancient China: Biographies of Fang-shih* [New York: Columbia University Press, 1983], 140-53, 147）。然而，傳記中也顯示出，也有可能僅憑面相即可診斷。例如記載道：「鹽瀆嚴昕與數人共候佗，適至，佗謂昕曰：『君身中佳否？』昕曰：『自如常。』佗曰：『君有急病見於面，莫多飲酒。』」(DeWoskin, 142）。

38《素問》，13/42。

39《難經》，13。

40《素問》，5/23。

41 如前所述，淳于意的傳記強調脈診的重要性。然而，對「色」的觀察仍是他診療的一部分。他的師傅傳授的書籍中，排在首位的是一本關於「脈」的著作；但排在第二位的，則是一部關於「色診」的書。參見《史記》卷一〇五，第六冊，頁 2794、2796、2807）。

42《孟子》，7B.24。（譯文見 D.C. Lau, *Mencius* [Harmondsworth: Penguin, 1970], 198.）。

43 參見如《莊子》第十二篇（卷五，第 11a 頁）。

44 這些文獻包括《書經》（《周書・洪範》）、《左傳》（昭公二十年與二十五年）以及《莊子》（第 8、9、12 篇）。然而，所有這些文獻的現存版本皆包含後來的增補，因此，僅僅某個術語的出現，並不能保證該詞在原始成書時即已使用。關於五行分析演變的相關研究文獻極為豐富。參見徐復觀，《中國人性論史・先秦篇》（臺中：東海大學，1963）；A.C. Graham, *Yin-Jang and the Nature of Correlative Thinking* (Singapore: Institute of East Asian Philosophies, 1986）。

45 *On the Soul* 2.7.

46《禮記》卷六〈檀弓上〉，第一冊，頁 113。

47 中嶋洋典，《五色と五行：古代中国点描》（東京：世界聖典刊行協会，1986），頁 89。

48《論語》16.6（英譯見 D.C. Lau, Confucius: The Analects [Harmondsworth: Penguin, 1979], 140）。

49《論語》，10.3。

50《孟子》，1A.4; 3B.9。

51《孟子》，1B.1.

52《莊子．至樂第十八》（卷六，頁 18b）；山木第二十（卷七，頁 9a）。

53 參見藤堂明保編，《漢和大字典》（東京：學習研究社，1978），頁 619。藤堂亦指出，「慕」（意爲思念不在身邊者）與「募」（意爲招募以填補空缺）兩詞語源相關。

54《莊子．盜跖第二十九》卷九，頁 21a、24a。

55《論語》，9.18；15.13。

56《孟子》，4A.4。

57《列子．說符第八》，卷八，頁 3：「色盛者驕。」《戰國策》，卷十四，〈楚策一〉，第二冊，頁 719。

58《書經》〈周書．泰誓上〉（卷十一，頁 2b）；《孟子》公孫丑下第五章；《禮記》卷五十一〈坊記〉（第二冊，頁 870–871）：「故君子遠色以爲民紀。」

59《書經》，《周書．冏命》，卷十九，頁 8b。

60《論語》，1.3；17.17. 亦可參見 5.25。

61《論語》，12.20；17.10。

62《書經》，《虞書．皋陶謨》，卷四，頁 10b。

63《論衡．知實第七十九》，卷二，頁 1089-91。

64 同上，頁 1091-92。

65 有關「望氣」與軍事關係之間的密切聯繫，詳見坂出祥伸，《中國古代の占法》（東京：研文出版，1991），頁 128–183，第四與第五章。

66 小野澤精一、福永光司、山井湧編，《氣の思想》（東京：東京大學出版會，1978），頁 154–156、183–184、230。

67「梓愼望氛曰：今茲宋有亂，國幾亡，三年而後弭，蔡有大喪。」《左傳．昭公二十年》（卷二十五，第三冊，頁 1209）。

68《史記》卷二十七，〈天官書〉，第三冊，頁 1336–1337。

69《後漢書》，〈明帝紀〉。

70《靈樞》，4/275。《易通卦驗》指出：「鵲，陽鳥也。先物而動，先事而應。」有趣的是，這個「鵲」字，正是扁鵲姓名中的「鵲」字。

71《靈樞》，49/401。在《史記》卷七〈項羽本紀〉（第一冊，頁 311）中，一位占者觀察劉邦之氣，見其氣中有虎與龍，五色光輝，斷定是真天子之氣。參見坂出祥伸，頁 156–157。

72《孟子》，7A.38。

73《論語》，12.20 (trans. Lau, Confucius, 116)。

74《孟子》，2A.2 (trans. James Legge, *The Works of Mencius* [New York: Dover, 1970], 191).

75 勃然變色：見《孟子》5B.9；另見 1B.1；勃然作色，見《莊子》第 12 篇（卷五，10a）。亦可參見《論語》10.3。憤然作色，見《莊子》第 12 篇（卷五，7a）。怫然作色，見《莊子》第 12 篇（卷五，10a）。

76《莊子》，第三篇，卷五，7b。英譯見 Burton Watson, trans., *The Complete Works of Chuang Tzu* (New York: Columbia University Press, 1968), 135。

77《論語》，8.4（英譯見 Lau, Confucius, 92）。

78《論語》，2.8（英譯見 Lau, Confucius, 64）。

79《論語》，8.2。

80《莊子》第十九篇（卷七，第 3b 頁）；亦可參見第六篇（卷三，第 7a 頁）。

81《三國志》〈華佗傳〉。見 DeWoskin, *Doctors, Diviners, and Magicians*, 140 and 150。

82 Iliad 13, lines 278-84; 19, lines 38-39; 21, lines 567-68; 24, lines 413-14.

83 Galen, *Peri ton symptōmatōn diaphoras* 1.1 (K.7.44).

84 Elizabeth C. Evans, *Physioanomics in the Ancient World*, in *Transactions of the American Philosophical Society*, new series, vol. 59 (Philadelphia: American Philosophical Society, 1969), 14.

85《靈樞》，10/305。

86《書經》，《周書．畢命》（卷十九，4a）；《春秋公羊傳》桓公二年。

87《素問》，17/50、81/254、10/34。

88《靈樞》，10/305。

89《靈樞》，4/275。

90《難經》，8。這說明了爲什麼一個脈象看似健康的人也可能突然死亡。這就如同植物一樣：當根部突然被切斷時，從花葉來看，起初可能仍顯得完好無損。

91《傷寒論》，卷一，頁10b。

92 這一觀點在中古以後的醫學中仍然十分根深柢固。例如，孫思邈指出：「諸浮脈無根之脈，皆死；以上五臟六腑爲根也。」(《千金方》〈診五臟六腑七訣症候〉[YBQS 2441]) 金代醫家劉完素則認爲，唯有聲色相應，診者方能判斷「臟腑之榮枯」(《六書》，〈察色論〉[YBQS 2441])。朱震亨也說，「五色者，氣之華，應五行，合四時，以彰於面」(《心法》，〈能合色脈可以萬全〉” [YBQS 2444])。

93《素問》，10/34，亦可參見《素問》，17/50。

94《戰國策》卷十四〈楚策一〉，第二冊，頁719；《史記》〈呂不韋列傳〉(第五冊，頁2507–2508)。

95 John Ruskin, *Queen of the Air: Being a Study of the Greek Myths of Cloud and Storm* (New York: Hurst and Company, n.d.; preface dated 1869), 96-7.

96 Galen, *Peri dynameōn physikōn* 1.1 (K.2.1).

97「但隨著時間推移，當所有臟器變得更加乾枯時，不僅其功能減弱，其生命力也變得更加微弱。隨著進一步乾癟，生物體不僅變得消瘦，還會皺縮，四肢動作無力且不穩。這種狀態被稱爲老年，就如同植物的枯萎；因爲植物的老年同樣是由於過度乾燥而產生。因此，這正是每一個生命與生俱來、注定要走向毀滅的命運。」(Robert Montraville Green, trans., *Galen's Hyaiene* [Springfield, MA: Charles C. Thomas, 1951], 7.)。

98《孟子》，2A.2。(英譯見 D.C. Lau, Mencius [London: Penguin, 1970], 78) 關於植物類比的其他重要應用，亦可參見《孟子》，6A.8.9。

99《素問》，81/254。

100《國語》卷十一〈晉語〉。關於花卽色，見《漢書》卷二十七〈五行志〉，第三冊，頁 1442；《孟子》7A. 21。

101 Derk Bodde, *Chinese Thought, Society and Science: The Intellectual and Social Background of Science and Technology in Pre-modem China* (Honolulu: University of Hawaii Press, 1991), 311. Ho's remarks appear in his *The Cradle of the East: An Inquiry into the Indigenous Origins of Techniques and Ideas of Neolithic and Early Historic China, 5000-1000 B.C.* (Hong Kong: Chinese University of Hong Kong, and Chicago: University of Chicago Press, 1975), 113-14.

五、血與生命

1 Galen, *Peri phlebotomias therapeutikon* 10 (K.11.281).

2 Galen, *Peri phlebotomias pros Erasistraton* 1 (K.l1.147-48).

3「在中世紀，定期放血作爲保健措施，或作爲病人緊急治療的一種手段，無疑是最常見的醫療介入方式。」(Peter Murray Jones, *Medieval Medical Miniatures* [London: The British Library, 1984], 119)。

4 轉引自Lynn Thorndike, *A History of Magic and Experimental Science During the First Thirteen Centuries of our Era* (New York: Columbia University Press, 1923), vol. 1, 728。

5 例如，從他致一位博學醫師的信中，我們得知克呂尼修道院院長（1156年逝世）定期接受每兩個月一次的放血治療，當因各種原因無法按時接受治療時，他感到極度憂慮。參見Nancy Siraisi, *Medieval and Early Renaissance Medicine: An Introduction to Knowledge and Practice* (Chicago: University of Chicago Press, 1990), 115-16。

6 轉引自Peter Niebyl, "Galen, van Helmont and Blood Letting," in A.G. Debus, ed., *Science, Medicine and Society in the Renaissance*, vol. 2 (New York: Science History Publications, 1972), 18。

7 Lorenz Heister, *A General System of Surgery in Three Parts*, 7th ed. (London, 1759), 273.

8 Marshall Hall, *Principle of the Theory and Practice of Medicine* (Boston: Charles C. Little and James Brown, 1839), 203. 轉引自Leon S. Bryan, "Bloodletting in American Medicine, 1830-1892," *Bulletin of the History of Medicine* 38 (1964): 518。

9 Charles Waterton, *Natural History: Essays* (London: Frederick Warne, 1871), 42-43.

10 當然，對放血療法的熱中從未放諸四海皆準，或是毫無保留意見。卽使在古代，也有懷疑者存在：例如，克尼底的克呂西普斯（Chrysippus the Cnidian）便避免使用此法，他著名的弟子埃拉西斯特拉圖斯亦然 (K.11.151)。

11 該段文字由 Peter Brain 引述並翻譯。見 *Galen on Bloodletting: A Study of the Origins, Development and Validity of His Opinions, with a translation of the three works* (Cambridge: Cambridge University Press, 1986), 112。

12 Brain, *Galen on Bloodletting*, 118-19. 里特並非唯一這樣理解希波克拉底放血觀點的人。哈塞爾（Haeser）在其《醫學史》（Geschichte der Medizin，1845）中主張，希波克拉底在所有熱病中均使用放血療法，尤其針對年輕且體質強健者（見 Bauer, *Geschichte der Aderlass*, 17 n. 4. 不過在註釋中，鮑爾批評哈塞爾論點毫無根據）。

13 Celsus, *De medicina* 2.10.1.

14 山田慶兒，〈鍼灸と湯液の起源〉，頁 3-122。

15 丸山昌朗，《鍼灸医学と古典の研究》，頁 60-61。

16 D.C. Epler, "Bloodletting in Early Chinese Medicine and Its Relation to the Origin of Acupuncture," *Bulletin oj the History of Medicine* 54 (1980): 337-67.

17《太平廣記》，卷 218。

18 高武，《針灸聚英》（臺北：紅葉書局，1974），卷二〈東垣針法〉及〈癘風〉，頁 160-163 及 178。

19 關於放血與麻風病，見鈴木則子，《日本近世社会と病—癩医学の展開をめぐって》,（総合研究大学院大学文化科学研究科博士論文，1997）。關於痧病中的放血療法，見郭志邃，《痧症玉衡》（1675）。

20 Giinther Lorenz's *Antike Krankenbehandlung in historischvergleichender Sicht* (Heidelberg: Carl Winter Universitätsverlag, 1990) 也從比較的角度對古代放血療法進行了詳盡探討。然而，由於洛倫茲對希臘放血的分析主要集中於希波克拉底，其著作未涉及本章所討論的核心問題。他關於中國放血的討論則多依賴於艾普勒的研究。

21 Aeschylus, *Eumenides* 251ff; Leviticus 17.14.

22 Niebyl, "Galen, van Helmont and Blood Letting," 14-15. 然而，哈維雖然承認血液與生命的密切關聯，卻批評放血療法被全面否定。他說：「當我主張生命原理主要存在於血液中時，並非因此認爲所有放血療法都是危險且有害的，或者像一般俗人那樣相信，失去多少血液就減少多少生命，因爲聖經說，生命在於血中。」（轉引自 Niebyl, 18）。

23《素問》，10/35。

24《論語》，16.7。

25《素問》，62/168. 此段經文接著討論血過多時的治療方法，即放血。

26 *Iliad* 18, line 110; G.S. Kirk and J.E. Raven, *The Presocratic Philosophers* (Cambridge: Cambridge University Press, 1964), 344. 亞里斯多德在《論靈魂》中指出，自然哲學家將心臟周圍血液與熱量的激湧，與憤怒情緒聯繫在一起（*On the Soul* 403a-b）。

27 *Peri hiērēs nousou* 11.

28 *Pros Erasistraton* 5 (K.l1.165-66).

29《素問》，62/167。

30 血液不僅能決定一個人的特質，還能彰顯其身分與出身。《伊利亞特》中，格勞科斯（Glaukos）驕傲地宣稱：「我乃出身於這血脈與世系。」(6, line 211; 亦可參見 20, line 241)。

31 Galen, *Peri phlebotomias pros Erasistrateious tous en Romē* 4 (K.11.212).

32 Galen, *Tōn pros Glaukōna therapeutikōn* 1.15 (K.11.53). 亦 見 *Pros Erasistrateious tous en Romē* 4 (K.11.218-20) and *Phlebotomias therapeutikōn* 1(K.11. 251)。

33 *Phlebotomias therapeutikōn* 1 (K.11.251).

34 *Aphorismoi* 6.36.

35 *Peri tōn entos pathōn* 28 and 32 (L.7.242, 251).

36 *Peri physios anthrōpou* 10.

37 *Peri hiērēs nousou* 6; *Peri physios anthrōpou* 2; *Peri osteōn physios* 9; *Peri topōn tōn kata anthrōpon* 3; *History of Animals* 3.2.511b. Marie-Paule Duminil 對於脈管（phlebes）的各種描述及其相互關係進行了詳細的回顧與分析。見 *Le Sang, les vaisseaux, Ie coeur dans la collection Hippocratique* (Paris: Sociētē d'Édition "Les Belles Lettres," 1983), 15-131。

38 Peter Brain, for instance, approvingly cites J. Mewalt's disparaging comment on Hippocrates'

"strange account of vasculature" (*wunderliche Aderbeschreibuna*) (Brain, *Galen on Bloodletting*, 114). Mewalt's article is "Galenos bei echte und unechte Hippocratica," *Hermes* 44 (1905): 111-34.

39 關於中醫的循環觀，見 Lu Gwei-djen and Joseph Needham, *Celestial Lancets: A History and Rationale of Acupuncture and Moxa* (Cambridge: Cambridge University Press, 1980), 24-39。

40《素問》，63/173。

41《素問》，41/117。

42 艾普勒的文章對此一論題進行辯護，見"Bloodletting in Early Chinese Medicine"。

43 *Peri aerōn, hydatōn topōn* 10.

44 也有一些例外。例如，布倫在《蓋侖與放血療法》（*Galen on Bloodletting*，頁 158-172）中，謹慎且帶有多項但書地提出，放血可能具有某些益處。他引用了關於血液化學變化與感染易感性相關的研究，指出大量放血能降低血液中的鐵含量，而這可能抑制某些細菌的繁殖能力。關於放血治療發熱的可能療效，請參見 Norman W. Kasting, "A Rationale for Centuries of Therapeutic Bloodletting: Antipyretic Therapy for Febrile Diseases," *Perspectives in Biology and Medicine* 33.4 (1990): 509-15。

45 查爾斯・羅森伯格（Charles Rosenberg）強調了最後這一因素，指出像放血這類療法的專業價值在於它能產生相當明顯且可預測的效果，從而讓病人確信醫師的治療「有效果」。參見"The Therapeutic Revolution," in Morris J. Vogel and Charles E. Rosenberg, eds., *The Therapeutic Revolution: Essays in the Social History of American Medicine* (Philadelphia: University of Pennsylvania Press, 1979), 8。

46 *Medieval Medical Miniatures*, 121.

47 *Pros Erasistrateious tous en Romē* 4 (K.11.212; 218-20); *Phlebotomias therapeutikōn* 1 (K.11.251).

48 他指出：「單純主張對有多血症風險的病人放血，尚不足以代表希波克拉底的醫學思想。」他更希望有人能向他解釋放血的具體方法、適用時機與放血程度。他認為，確定何時應切開額頭靜脈、何時切開眼角靜脈、舌下靜脈、所謂的肩靜脈、腋下靜脈、大腿後側靜脈或腳踝旁靜脈，這些都是希波克拉底所教導的內容，而這正是醫師應該深入研究的領域。(*Pros*

Erasistrateious tous en Romē 6 [K.11.168-69] = Brain, *Galen on Bloodletting* 28). 亦可參見 *Phlebotomias therapeutikōn* 11 [K.11.283-84]; 15 [K.11.295-96])。

49 在中世紀，局部放血獲得重視，因爲特定放血部位與占星有關。參見 Loren McKinney, *Medical Illustrations in Medieval Manuscripts* (London: Wellcome Historical Medieval Library, 1965), 55-56. 關於中世紀從身體哪一側放血意義的辯論，請參考 Pedro Gil-Sotres, "Derivation and Revulsion: The Theory and Practice of Medieval Phlebotomy," in Luis García-Ballester et al., eds., *Practical Medicine from Salerno to the Black Death* (Cambridge: Cambridge University Press, 1994)。

50 例如參見 book 2 of his *Therapeutics of Acute Diseases* (Francis Adams, trans. and ed., *The Extant Works of Aretaeus the Cappadocian* [London: Sydenham Society, 1856], 422-23)。

51 因此，儘管蓋侖讚揚《論人體自然》（*Peri physios anthropou*）中所闡述的體液學說，卻否認其中關於血管的描述，認爲那是後來加入的文句；因其在解剖學上明顯錯誤，無法反映希波克拉底的偉大學理 (*Peri tōn Hippokratous kai Platōnos dogmatōn* 6.3 [K.5.529].)。

52 參見像是 Pros *Erasistrateious tous en Romē* 4 (K.11.218-19 = Brain, *Galen on Bloodletting*, 53): 如《致羅馬埃拉西斯特拉圖斯書》第四章中所述：「有人認爲切割哪條血管並無差別，因爲身體各處均可通過任何一條血管同等排出；但另有不同看法，認爲差別極大，因爲某些血管能迅速排出患處，而另一些則需要較長時間。」

53 桑德斯（John B. de C. M. Saunders）與歐馬利（Charles Donald O'Malley）對 1539 年維薩里烏斯（Andreas Vesalius）《放血書信》的背景評論提醒我們，影響並非僅由解剖學傳至放血術：蓋侖的生理學及其衍生觀念引發了對靜脈系統的異常關注。隨著《放血書信》的發表及維薩里烏斯後續研究，這種關注愈加強烈。只要檢視十六世紀中葉以後出版的解剖學著作，即可見靜脈系統相較動脈系統獲得過度強調——這與現代教科書中的比例完全相反——足見當時醫師對靜脈細節的極度關注……從現代視角，我們容易忘記放血曾是主要的實用療法……其有效運用依賴於對靜脈系統的深刻認識……(John B. de C.M. Saunders and Charles Donald O'Malley, *Andreas Vesalius Bruxellensis: The Bloodlettina letter* of 1539 [New York: Henry Schuman, 1947], 19)。桑德斯與歐馬利在該書中進一步描述了關於放血術與解剖結構關係的爭議如何促進了解剖學的發展。

54 *Pros Erasistraton* 6 (K.11.169 = Brain, *Galen on Bloodletiing* 28).

55 *Ibid.*, 168.

56 以下關於希波克拉底資料的討論，極爲感謝以下優秀論文的啟發與貢獻：Peter Niebyl, *Venesection and the Concept of a Foreign Body: A Historical Study in the Therapeutic Consequences of Humoral and Traumatic Concepts ofDisease* (Ph.D. diss., Yale University, 1969)。

57 *Epidēmiōn* 1. The translation is from W.H.S. Jones, trans., Hippocrates, vol. 1, Loeb Classical Library (Cambridge, MA: Harvard University Press, 1972), 171.

58 *Ibid.*, 167. 符合希波克拉底醫師的空間位置意識，鼻出血的記錄通常會詳細註明出血發生於左鼻孔、右鼻孔，或是雙側鼻孔。

59 *Epidēmiōn* 6.3.23 (L.5.304).

60 *Kōakai prognōsies* 2.15 (L.5.649).

61 *Kōakai prognōsies* 6.31 (L.5.702). 關於希波克拉底著作中有關月經與女性身體觀念的討論，請參見 Leslie Dean-Jones, *Women's Bodies in Classical Greek Science* (Oxford: Clarendon Press, 1994), 86-109。

62 *Epidēmiōn* 4.58 (L.5.196).

63 *Peri helkōn* 2 (L.6.402-4).

64 *Peri nousōn* 4.38 (L.5.554-57). 食物與血液的等同觀念在古代一直相當穩定。亞里斯多德以其一貫的簡潔總結說：「很明顯，血液是有血動物食物的最終形態……這也解釋了爲何在不進食時血量會減少，而進食時則會增加；以及爲何食物良好時血液健康，食物不良時血液則貧瘠。」(*Parts of Animals* 2.3.650a-b)。

65 *Peri topōn tōn kata anthrōpon* 43 (L.6.336-37).

66 *Phlebotomias therapeutikon* 8 (K.11.276).

67 *Phlebotomias therapeutikon* 8 (K.11.27 3); *Therapeutikēs methodou* 8.4 (K.10.564-67).

68 *Therapeutikēs methodou* 4.6 (K.10,287ff); *Hippokratous peri diaitēs okseōn nosematōn biblion kai Galēnou hypomnēma* 4.17 (K.15,766); *Hippokratous to peri arthrōn biblion kai Galēnou eis auto hypomnēmata* 3.64 (K.18A,575-6).

69 *Phlebotomias therapeutikon* 8 (K.11.273).

70 *Pros Erasistrateious tous en Romē* 8 (K.11.237).

71 部分和蓋侖同時代的人顯然相信埃拉西斯特拉圖斯曾施行放血術。蓋侖在《論對抗羅馬埃拉西斯特拉圖斯派的放血》中對此信念進行了詳盡的駁斥。

72 *Pros Erasistrateious tous en Romē* 8 (K.11.236). 關於埃拉西斯特拉圖斯派多血造成炎症的理論，請參見 J.T. Vallance, *The Lost Theory of Asclepiades of Bithynia* (Oxford: Clarendon Press, 1990), 126-30。

73《論對抗埃拉西斯特拉圖斯的放血術》的大部分內容正是圍繞這一論點展開的。特別見 *Pros Erasistraton* 4 (K.11.156-57) and 8-9 (K.l1.172-86)。

74 蓋侖經常將放血視爲一種「排泄」形式，並將其與排便及排尿聯繫起來。例如，他在強調排除過多血液的必要性後，接著說道：「究竟，營養的吸收不過是形成一種過剩（plethos）；而排便不就是將過度負荷的腸道排空？排尿不也是治療膀胱充盈的手段嗎？」(*Pros Erasistraton* 6 [K.11.167] = Brain, *Galen on Bloodletting*, 27-28)。

75 *Phlebotomias therapeutikon* 3 (K.11.257-58).

76 *Peri kriseōn* 2.12 (K.9.693).

77 即使在 19 世紀後半葉，查爾斯·瓦特頓仍堅稱：「我認爲炎症是一切疾病的根源與起因。抑制其初期發展一直是我不變的努力。」這也是他定期接受放血的原因——預防發炎。

78 L.J. Rather, *The Genesis of Cancer: A Study in the History of Ideas* (Baltimore: Johns Hopkins University Press, 1978), 13.

79 Rather, *Genesis*, 11.

80 Robert Montraville Green, trans., *Galen's Hygiene* (Springfield: Charles C. Thomas, 1951), pt. 6, chap. 6, 251.

81 *Peri diaphoras pyretōn* 1.6(K.7.290-91).

82 關於古代及其後有關病因概念的討論，請參見 Vivian Nutton, "The Seeds of Disease: An Explanation of Contagion and Infection from the Greeks to the Renaissance," *Medical History* 27 (1983): 1-34。

83 *Peri diaphoras pyretōn* 2.15 (K.7.384-87).

84 *Therapeutikēs methodou* 6.2 (K.10.386-87).

85 *Peri plēthous* 1 (K.7.515-16).

86 *Phaedrus* 248c.

87 *Phaedo* 81c.

88 Rudolph Arbesmann, "Fasting and Prophecy in Pagan and Christian Antiquity," *Traditio* 7 (1949-51): 3.

89 Philostratus, *Life of Apollonius* 8.5; 8.7; cf. 2.37.

90 轉引自 Herbert Musurillo, "The Problem of Ascetical Fasting in the Greek Patristic Writers," *Traditio* 12 (1956): 13. 關於食物與精神性的關係，請參見一項出色研究 Caroline Bynum, *Holy Feast and Holy Fast: The Religious Significance of Food to Medieval Women* (Berkeley: University of California Press, 1987)。

91 周一謀、蕭佐桃編，《馬王堆帛書考注》（臺北：樂群文化事業有限公司，1989），頁 228。

92 司馬遷，《史記》卷五十五（第四冊，頁 2048）。

93《靈樞》，81/480; 66/438。

94《靈樞》，60/419。

95《莊子·天道第十三〉，卷五，頁 12a。

96《素問》，5/22。這呼應莊子：「人能虛己以遊世，其孰能害之？」

97《素問》，5/22。

98《素問》，1/7，我對翻譯稍作了修改，原文出自 Nathan Sivin, *Traditional Medicine in Contemporary China* (Ann Arbor, MI: Center for Chinese Studies, University of Michigan, 1987), 98。

99《素問》，28/86。

100 值得注意的是，任何近似於醫學用法的「虛實」對立最早出現在軍事戰略中。在孫子著名的兵法論著中，「虛」與「實」闡述了該書最著名的原則之一。在名爲《虛實篇》（第六章）中，孫子說明應「避實而擊虛」。第五章進一步解釋「虛」與「實」，「兵之所加，加以瑕投卵者，虛實是也。」然而，很明顯此處的「實」用法與醫學中的意義仍有差異。

101《素問》，53/145。

102《老子》，77。

103 關於針灸中補法與瀉法的技術及哲學背景，請參見村上嘉實〈黃帝内経太素の医学思想〉，收錄於山田慶兒編《中国古代科学史論》（京都：人文科学研究所，1989），頁 3–53。

104《靈樞》，1/264。

105《素問》更具體地解釋說，「夫上古聖人之教下也，皆謂之虛邪賊風，避之有時，恬惔虛无，眞氣從之，精神內守，病安從來。」（《素問》，1/8）。

106《靈樞》，66/437. Sivin's translation (Traditional Medicine, 100-101), slightly modified。

107《莊子，知北遊第二十二》卷七，頁 23a。

108《淮南子》（臺北：中華書局，1976）卷七，頁 2b–3a。

109《韓非子．解老第二十》（陳奇猷，《韓非子集釋》，北京：中華書局，1958，第一冊，頁 326）。

110 Green, *Galen's Hygiene*, 53-54.

111 *Pros Erasistraton* 5 (K.11.164).

112 泰米森（Themison）及其他方法派醫師認爲月經僅有助於生育。但他們反對另一派認爲月經也有助於健康的人。據蘇拉努斯（Soranus）記載，後者認爲：「大自然對人類有所安排。她知道男性透過運動排除多餘物質，而女性因爲過著家居與久坐的生活而積累了相當多的多餘物。爲了讓她們不至於陷入危險，自然提供了月經來排出這些多餘物。」(Owsei Temkin, trans., *Soranus' Gynecolooy* [Baltimore: Johns Hopkins University Press, 1956], 23)。

113 *Generation of Animals* 4.6.775a-b.

114《素問》，40/114. 因此，後來中國關於月經不調的文獻，往往強調補血活血的藥物，以對抗血虛。參見 Charlotte Furth, "Blood, Body and Gender: Medical Images of the Female Condition in China," *Chinese Science* 7 (1986), 54-56。蓋侖實際上區分了兩種「充盈」(plethos)：一種是由於血液過多造成血管脹大，稱爲充盈之充血（plethos by filling），純粹主義者將「多血症」(plethora) 一詞限制於此類狀況；另一種是動態性充盈（dynamic plethos），指排泄功能衰弱導致的積聚。後者視過多爲先前虛弱的結果，與中國醫學中「實」依賴於「虛」的觀念相呼應。但須注意兩者對「虛弱」的理解有所不同：中醫的「虛」是指無法維持生命力；而導致動態性充盈的虛弱，則是排除廢物的功能失敗。

115 Galen, *Peri tōn peponthotōn topōn* 6.5 (K.8.416-19). Translation from Rudolph Siegel, *Galen on the Affected Parts* (Basel: S. Karger, 1976), 183-85，關於持續流失精液所導致的虛弱，以及節制所帶來的強健，請參見 Aretaeus, *On the Causes and Symptoms of Chronic Diseases* 2 (Adams, Extant Works of Aretaeus, 346-47) 對「淋病」的討論。

116 Donald Harper 討論了馬王堆醫書中關於房中術的討論，見 "The Sexual Arts of Ancient China as Described in a Manuscript of the Second Century B.C.," *Harvard Journal of Asian Studies* 47 (1987): 539-93. 關於包括房中術在內的修身術技法的經典論述，請參見 Henri Maspēro, "Les Procēdēs de 'nourrir Ie principe vital' dans la religion taoiste ancienne," *Journal Asiatique* 229 (1937): 177-252. 至於中國房中術的整體概況，見 R.H. van Gulik, *Sexual Life in Ancient China* (Leiden: E.J. Brill, 1961)。

117 Sivin, *Traditional Medicine*, 51-52, 147-164.

118 泰奧弗拉斯托斯 (De sensu 39ff) 如此記述戴奧吉尼斯的理論：「快樂與痛苦的產生如下：當空氣適量混入血液並使其變稀，且符合自然，並滲透全身時，便產生快樂；但當空氣違背自然且未與血液混合時，血液凝結，變得較弱且濃稠，痛苦便隨之而來……」

119 *Generation of Animals* 2.6.741b.

120 關於古代氣（pneuma）觀念的「精神化」(spiritualization) 過程，請參見 Gērard Verbeke, *L'Evolution de la doctrine du pneuma: Du stoicisme a Saint Augustin* (Paris: Desclēe De Brouwer, 1945)。

121 值得注意的是，希波克拉底關於 phlebes 的觀念——類似中國的脈——跨越了血管與神經的分界。phlebes 負責輸送血液，這也是它們成爲放血對象的原因；同時，它們也傳達感覺並控制肢體運動：阻塞 phlebes 可能導致異常感覺、癱瘓或痙攣。血管與神經的明確分離是逐漸發展的過程；例如，帕撒格拉斯仍認爲神經只是較粗動脈的末端分支。

122 Galen, *Peri myōn kinēseōs* 1 (K.4.372).

123 Friedrich Solmsen, "The Vital Heat, the Inborn Pneuma, and the Aether," *Journal of Hellenistic Studies* 77 (1957): 119-23; Everett Mendelsohn, *Heat and Life: The Development oj the Theory oj Animal Heat* (Cambridge, MA: Harvard University Press, 1964).

124 *Timaeus* 70c-d; Aristotle, *On Youth, Old Age, Life and Death, and Respiration* 469b21f; Mendelsohn, *Heat and Life*, 8-26.

125 *Peri diaphoras sphyomōn* 4.2 (K.8.714); *Peri chreias sphygmōn* 3 (K.5.161; Furley and Wilkie, 206).

126 Galen, *Peri chreias sphygmōn* 3 (Furley and Wilkie, 206; K.5.161); Doctrines of Hippocrates and Plato 2, 4-5.

127 *Peri chreias sphygmōn* 7.3 (Furley and Wilkie, 221; K.5.173-74).

128 *Peri chreias sphygmōn* 7.4 (Furley and Wilkie, 223; K.5.174-75).

129 Peri diagnōseōs sphygmōn 1.3-7 (K.8.786-806).

130 *Peri prognosōsēo sphygmōn* 2.2 (K.9.276)，蓋侖總結了脈搏大小、頻率、熱度與殘留物之間的關係，內容如下：

關於外部間歇	增加熱度	舒張期較長	頻繁
	增加殘留	收縮期較早	頻繁
	減少熱度	舒張期較短	罕見
	減少殘留	收縮期較慢	罕見
關於內部間歇	增加殘留	收縮期較長	頻繁
	增加熱度	舒張期較早	頻繁
	減少殘留	收縮期較短	罕見
	減少熱度	舒張期較慢	罕見

六、風與自我

1 *Epidēmiōn* 1.1 (L.2.598).

2《論養生》（*Peri diaitēs*）中關於風的作用，請參見Carl Fredrich, "Die vier Bucher

Peri diaitēs," in his *Hippokratische Untersuchungen* (Berlin, 1899; reprint, New York: Arno Press, 1976), esp. 159-67。

3 *Aphorismoi* 3.12 (L.4.490); *Peri aerōn, hydatōn, topōn* 10 (L.2.42-50); *Peri hiērēs nousou* 13 (L.6.384-86).

4 *Peri aerōn, hydatōn, topōn* 1 (L.2.12).

5《素問》，42/120；《靈樞》，49/400；《素問》，3/13。

6 Erwin Ackerknecht, *A Short History of Medicine*, rev. ed. (Baltimore: Johns Hopkins University Press, 1982); Charles Singer and E. Ashworth Underwood, *A Short History of Medicine*, 2d ed. (New York: Oxford University Press, 1962); Henry E. Sigerist, *A History of Medicine*, 2 vol. (Oxford University Press, 1951 [vol. 1] and 1961 [vol. 2]); Arturo Castiglioni, *A History of Medicine*, 2d ed. (New York: Alfred A. Knopf, 1947); Max Neuburger, *History of Medicine* (London, 1910); Fielding Garrison, *Introduction to the History of Medicine*, 4th ed. (Philadelphia: WB. Saunders, 1929); Benjamin Lee Gordon, *Medicine Throughout Antiquity* (Philadelphia: EA. Davis, 1949); John Hermann Bass, *Outlines of the History of Medicine and the Medical Profession*, trans. H.E. Handerson (New York: J.H. Vail, 1889).

7 然而，中醫學者對《內經》中的風邪病理問題已有探討。值得注意的有石田秀實，〈風の病因論と中国伝統医学思想の形成〉，與Paul Unschuld, "Der Wind als Ursache des Krankseins," *T'oung Pao* 68 (1982): 91-131. 山田慶兒，〈九宮八風說と少師派の立場〉一文聚焦於《黃帝內經》的形成，但其中也廣泛討論了中國古典的風論。

8 *Peri aerōn, hydatōn, topōn* 4 and 5.

9 Plato, *Laws* 5.747d.

10《漢書》卷二十八下（第二冊，頁 1640）。相關地，《風俗通義》序言指出：「風者，天氣有寒暖，地形有險易，水泉有美惡，草木有剛柔也。」另見《素問》討論地理環境對健康的影響。《素問》，12/39-40。

11 參見先前引用《莊子》關於「地籟」的論述，另見《韓非子》卷六及張華《博物志》卷八。

12 平岡禎吉，《淮南子に現われた気の研究》（東京：理想社，1968），頁 48；赤塚忠，《中国古代の宗教と文化》（東京：角川書店，1977），頁 442。

13《論衡》，卷五，〈感虛篇〉（《論衡校釋》，頁 220）；《靈樞》，75/462。亦可參見《淮南子》，卷七，頁 2a：「血氣者，風雨也」。

14 *Antigone* 929-30; Ruth Padel, *In and Out of the Mind: Greek Images of the Tragic Self* (Princeton, NJ: Princeton University Press, 1992), 91.

15 最初注意到古代中國風名及主宰四方風神的是胡厚宣（〈甲骨文四方風名考〉，收錄於其著作《甲骨學商史論叢初集》第二冊［成都：齊魯大學，1944］，頁 1-6)。此後，關於商代風的觀念性質，可見嚴一萍，〈中國醫學之起源考略〉，第一部分，《大陸雜誌》第二卷第八期（1951），頁 20-22，第二部分，《大陸雜誌》第二卷第九期（1951），頁 14-17；丁山，〈四方之神與風神〉，收錄於《中國古代宗教與神話考》（上海：上海文藝出版社，1988），頁 78-95；貝塚茂樹，〈風神の発見〉，收錄於《中國の神話》（東京：筑摩書房，1971），頁 76-109；以及赤塚忠，〈風と巫〉，頁 415-442。

16 關於銘文中對風與狩獵的記載，請參見赤塚忠，〈風と巫〉，頁 425-27。

17《左傳》僖公四年。漢代《說文》指出，風字中的「虫」部首源於風起時昆蟲蠢動之象。

18《淮南子》卷一，頁 5b-6a。關於古典與中世紀歐洲將風視爲多產因素的信仰，請參見 Conrad Zirkle, "Animals Impregnated by Wind," *Isis* 25 (1936): 95-129。

19《淮南子》，卷十三，頁 9b。

20 坂出祥伸，〈風の観念と風占い〉，收錄於《中国古代の占法：技術と呪術の周辺》（東京：研文出版，1991），頁 102–103。

21《史記》卷二十七，〈天官書〉（第三冊，頁 1340）。

22 王充，《論衡》（第一冊，頁 650–652）。

23 The Suppliant Women 549-554. 亦可參見 Lucretius, *De rerum natura* 5.1226。

24 Aeschylus, *Seven Aaainst Thebes* 707-708.

25 Sophocles, *Oedipus at Colonus* 607-615 (trans. Robert Fitzgerald, in David Grene and Richard Lattimore, eds., *Sophocles I* [Chicago and London: University of Chicago Press, 1954], 107)

26 *Odyssey* 10.1ff.

27 Herodotus, *Histories* 2.77.3. 亦可參見 Hippocrates, *On Humors* 16.

28《論語》，12.19。

29《左傳》：昭公二十年；隱公五年。另見襄公二十九年：「五音和，八風平。」關於利用音樂診斷風雨變化的可能性，請參見《淮南子》（卷八，4a）。在《論衡》十五篇（《論衡校釋》，頁 673）中，「風」在「歌唱」的意義上似乎像是帶來雨水的讚歌。

30 在《左傳》較早的記載中（襄公十八年；卷十七，第 2 冊，頁 878）：「驟歌北風，又歌南風。南風不競，多死聲，楚必無功。」

31《呂覽》，第六卷，第三篇。

32《詩經．大序》，譯文出自 Translation modified from James Legge, *The Chinese Classics*, vol. 4, *The She King* (Taipei: Southern Materials Center, 1985), pt. 1, p. 35. 風、政治與諷諫的關聯也見於前述《論語》十二章十九節。

33 約翰．戴維斯爵士（Sir John Davis）將《國風》譯為「諸國風俗」（Manners of the different states ("The Poetry of the Chinese," *Transactions oj the Royal Asiatic Society*, May 1829; 轉引自 Legge, *The She King*, pt. 1, p. 2, n. 1). 在該文中，戴維斯引用了《旁觀者》（*Spectator*，No. 502）中的一段話：「我聽說伊麗莎白女王時代的一位國務大臣，會收集各種書籍與歌謠，並密切關注它們在民間的流行程度；藉此，他能很好地判斷當時民眾的心態，並根據自己的目的，找到最恰當的管理策略。」（Legge, "Prolegomena," 23.）。

34 轉引自《漢書》卷二十八下，第二冊，頁 1640。同理，不道德的音樂可能導致不道德的行為。因此孔子反對鄭國的淫歌（鄭聲淫），並擔憂其對他地人民的影響（《論語》15.10）。James Legge 在其《詩經》譯本中引用了 Andrew Fletcher of Saltoun：「如果一個人被允許創作一國所有的民謠，那麼制定法律的人將不再重要。」《風俗通義》（卷二，頁 1a）同樣引述孔子教導，說聖人舜「始治六律，和均五音，以通八風，而天下服。」

35 Burton Watson, *The Complete Works of Chuang Tzu* (New York: Columbia University Press, 1968), 36-37.

36《莊子．至北遊第二十二》卷七，頁 23a。

37 lliad 2.536. Richard Broxton Onians, *The Origins of European Thought About the Body, the Mind, the Soul, the ·World, Time, and Fate* (Cambridge: Cambridge University Press, 1954),49-56.

38 Padel, *In and Out*, 90.

39 *Aeschylus Suppliant Maidens* 166-67; Euripides, *Ion* 1501-9:

命運曾狠狠逼迫我們，
現在又再次壓迫我們。
沒有平靜的港灣，
能避開那無常的歡娛與絕望的波浪。
風向偏移了，
停歇吧。我們已經忍受
夠多的悲傷。哦，我兒啊，
祈求一陣有利的風，
拯救我們脫離困厄。

然而，「pneuma」用來表示「氣息」的用法並非罕見。例如，埃斯庫羅斯提及「母馬的鼻息」，而歐里庇得斯則描寫「孩童的甜美氣息」。參見 *Seven against Thebes* 463 and *Medea* 1074。

40 Padel, *In and Out*, 93-94. 參見 *Electra* 1202; *Andromacha* 610.

41 *Peri physōn* 3 (L.VI, 94).

42 重視此文本及風／氣理論的希臘醫學詮釋，可見 Jean Filliozat, *La Doctrine classique de la médecine indienne: Ses origines et ses parallèles grecs* (Paris: Imprimerie Nationale, 1949)。

43 *Peri hiērēs nousou* 7 (L.6.372-74).

44 *Peri hiērēs nousou* 16 (trans. G.E.R. Lloyd, *Hippocratic Hlritinss*, 247-48).

45 *Peri chymōn* 17 (L.5.498).

46 Volker Langholf, *Medical Theories in Hippocrates* (Berlin: W. de Gruyter, 1990), 170-77.

47 參見 *Odyssey* 5.296; *Iliad* 5.524-26。

48 H. Frisk, *Griechisches etymolosisches Wörterbuch* 3 Bde (Heidelberg: C. Winter, 1960-70).

49 偽亞里斯多德著作《風之狀況與名稱》（*The Situation and Names of Winds*，973b）實際上將「notos」（南風）源自「nosos」（疾病）。

50 Virgil, *Georgics* 1.443-44 提到「南風（sinistra）對樹木、農作物與畜群皆不利」。

51 Theophrastus, *De sensu* 39（DK 64A 19）. 阿里斯托芬（Aristophanes）在《雲》（*Clouds*）第 227 行評論了不同空氣對智力的影響。另見 Stobaeus, *Antholosion* 3.5.7：「醉酒的人靈魂濕潤，宛如由一個尚未成熟的少年引導，跌跌撞撞，不知去向」；3.5.8：「乾燥的靈魂最爲睿智與優秀（auē psychē sophōtatē kai aristē）」。

52 Lazarus Riviere, *The Practice of Physick* (London: George Sawbridge, 1678), 51.

53 Jean Bodin, *Method for the Easy Comprehension of History*, trans. Beatrice Reynolds (New York: Octogon Books, 1966), chap.5, "The Correct Evalution of Histories"；Montesquieu, The Spirit ofthe Laws, bk. 14, "Of Laws in Relation to the Nature of the Climate." 關於環境與人類關係觀念的綜覽，請參見 Clarence J. Glacken, *Traces on the Rhodian Shore: Nature and Culture in Western Thought from Ancient Times to the End of the Eighteenth Century* (Berkeley: University of California Press, 1967)。

54 嚴一萍，〈中國醫學之起源考略〉（第二部分），頁 15。

55 宮下三郎，〈中国古代の疾病観と療法〉，《東方学報》第 30 號（1959），頁 227-252。

56《左傳．昭公元年》。

57 有關風與疾病的記載另見於《孟子》2B.2，文中提及國王以患感冒（寒疾）爲由推辭訪問孟子，表示因此不能冒風。馬王堆簡短著作《卻穀食氣》則建議夏季早晨應飲用晨霧，避免吸入午後炎熱之風。參見山田慶兒編，《新發現中國科學史資料の研究．譯註篇》（京都：京都大学人文科学研究所，1985），頁 291-296。

58《靈樞》，66/437；《素問》，26/82。

59 關於九宮八風理論在醫學中的應用詳情，請參見石田秀實，〈風の病因論と中国伝統医学思想の形成〉，《思想》第 799 號（東京，1991.01），頁 105-124。

60 關於早期將八方位與一年八節氣相對應的嘗試，請參見《淮南子》卷三與卷四。

61 John Major, "Notes on the Nomenclature of Winds and Directions," *T'oung pao* 65 (1979): 66-80.「八風」一詞早已出現在《左傳》中，但其所指並非八種風，而是八音。

62 山田慶兒，〈九宮八風說と少師派の立場〉，頁 206

63 嚴敦杰，〈關於西漢初期出土的式盤和占盤〉，《考古》（1978）：頁 334-337；殷滌非，〈西漢汝陰侯墓出土的占盤和天文儀器〉，《考古》（1978），頁 338-343。

64《靈樞》，77/467-69. 關於九宮八風理論，請參見石田秀實，〈風の病因論と中国伝統医学思想の形成〉；山田慶兒，〈九宮八風說と少師派の立場〉；白杉悅雄，〈九宮八風図の成立と河図．洛書伝承——漢代学術世界の中の医学〉，《日本中国学会報》第 46 號（1994），頁 16-30。

65《淮南子》卷三。

66《素問》，2/10。

67《素問》，4/16。

68《素問》，17/52。

69《素問》，56/152：「是故百病之始生也，必先於皮毛，邪中之則腠理開，開則入客於絡脈，留而不去，傳入於經……」亦可參見《素問》，63/172 與《靈樞》，66/437-38。

70《靈樞》，47/393-93。

71《靈樞》，47/390。

72《靈樞》，50/403。

73《素問》，3/15。

74《素問》，3/13。

75《素問》，35/102。

76 *Galēnou tōn eis to peri chymōn Hippocratous hypomnēmatōn* 3 (K.16,395411; 438-44).

77 *Peri philosophou historias* 20 (K.l9,292); *Hippokratous epidēmiōn A kai Galēnou eis auto hypomnēma* 2.4 (K.17A,90); *Peri euporistōn* 3 (K.l4,557); *Peri diagnōseōs sphygmōn* 4.1 (K.8,925); *To Hippokratous kat' iētreion biblion kai Galēnou eis auto hypomnēma* 1.11 (K.18B,684); *Pros Pisōna peri tēs thēriakēs* 11 (K.XIV, 251).

78 當然，其實在西方，關於風的思想也沒有完全消失，後來《空氣、水、空間》一書仍有相當影響力。見註53。

79 Gérard Verbeke, *L'Evolution de la doctrine du pneuma: Du stoicism à saint Augustin* (Paris: Desclée De Brouwer, 1945). 其他重要的研究包括 Max Wellmann, *Die pneumatische Schule bis auf Archigenes in ihrer Entwicklung dargestellt* (Berlin: Weidmannsche Buchhandlung, 1895); Werner Jaeger, "Das Pneuma im Lykeion," *Hermes* 1913: 29-74; and most recently, Armelle Debru, *Le Corps respirant* (Leiden: E.J. Brill, 1996)。

80 *Peri diaitēs okseōn* 5 (L.2.406).

81 Gad Freudenthal, *Aristotle's Theory of Material Substance: Heat and Pneuma, Form and Soul* (Oxford: Clarendon Press, 1995).

82 John 4.24.

83 Frederick Sargent's *The Hippocratic Heritage* (Elmsford, NY: Pergamon Press, 1982) 一書對西方氣象醫學的歷史進行了很好的概述。

84 Jean-Marie Annoni et Vincent Barras, "La Découpe du corps humain et ses justifications dans l'antiquité," *Canadian Bulletin of Medical History* 10 (1993): 206.

85 *Peri archaiēs iatrikēs* 22 (L.1, 626-27) (Lloyd, Hippocratic Medicine, 84).

86 *Ibid.*

87 *Ibid.*

88 Galen, *Therapeutikēs methodou* 1.6 (K.lO.47).

89 Galen, *Peri chreias tōn moriōn* 1.2 (K.2,2; trans. Margaret Tallmadge May, *Galen on the Usefulness of the Parts oj the Body* [Ithaca, NY: Cornell University Press, 1968], vol. 1, 67-68).

90 Aristotle, *On the Soul* 415b.

91 轉引自 François Delaporte, ed., *A Vital Rationalist: Selected Writings from Georges Canguilhem*, trans. Arthur Goldhammer (New York: Zone Books, 1994),81. 伊麗莎白．伊文斯（Elizabeth C. Evans）也提及古代醫師洛克蘇斯（Loxus）在其人相學論著中說明：「由身體外貌看靈魂的品質可能改變，就如同吹入管子、笛子或號角的氣流是一致的，但管子、笛子或號角所發出的聲音卻各不相同。」(Elizabeth C. Evans, *Physiognomics in the Ancient World*, Transactions of the American Philosophical Society, new series vol. 59 [Philadelphia: American Philosoph-ical Society, 1969], 11)。

92 第六腑是備受爭議的「三焦」，即有名無實的臟腑。

93 Sivin, *Traditional Medicine*, 120-21.

94《素問》，11/37。

95 Ilza Veith, "Acupuncture Therapy - Past and Present," *Journal of the American Medical Association* 180 (1962): 478-79.

96《靈樞》，66/437。

97 在對歐洲關於延壽觀念文獻的廣泛回顧中，傑拉爾德．格魯曼（Gerald Gruman）總結道：「延壽思想演變中最發人深省的特點之一，是中國與西方之間鮮明的對比。」他指出，延長生命的重視在古代及中世紀的中國居於核心地位，而在西方，「主導的思想潮流大量滲透著辯護論（apologism），認爲延壽既不可能也不可取。」格魯曼繼續說明：「這並非說古代西方文明完全沒有延壽傾向……但在西方，這些傾向始終零散存在；而在中國，則被豐富地闡述，甚至成爲整部論著的主題。在西方，延壽思想被推至知識界的邊緣，甚至被迫轉入地下；而在中國，它則占據中心位置，吸引著著名學者、具有影響力的政治家，有時甚至包括皇帝本人。」（Gerald J. Gruman, *A History of Ideas about the Prolongation of Life: The Evolution of Prolongevity Hypotheses to 1800* [Philadelphia: American Philosophical Society, 1966], 28.）。

98 Plato, *Epinomis* 976a-b (trans. Edith Hamilton and Huntington Cairns, eds., *The Collected Dialogues of Plato* [Princeton: Princeton University Press, 1973],1519).

99 *Statesman* 299b.

100 Temkin, *Galenism*, 28-29.

101 關於「氣」（pneuma）作爲自然工具的探討，請參見 Aristotle, *Generation of Animals* 789b9f。

引註書籍版本

· 除非另有說明，《希波克拉底文集》及蓋倫著作的引用卷冊與頁碼，分別依據以下版本：

Emile Littré, ed., *Oeuvres complètes d'Hippocrate*, 10 vols. (Amsterdam: Adolf M. Hakkert, 1962; reprint of Paris, 1851 edition).

K. G. Kuhn, ed., *Galenus; opera omnia*, 22 vols. (Hildesheim: G. Olms, 1964-65).

·《素問》與《靈樞》的引用依據《黃帝內經章句索引》（臺北：啟業書局，1987年），標示標準篇號及該版本頁碼。例如「素問17/50」表示素問第十七，第50頁。「YBQS」爲《醫部全書》（臺北：藝文印書館，1977年）之簡稱，頁碼指該套書第3卷。

· 以下爲各引用版本資料：

1《國語》:《國語・戰國策》，長沙：岳麓書社，1988。

2《韓非子》，臺北：中華書局，1982。

3《漢書》，臺北：鼎文書局，1981。

4《列子》，北京：文學古籍刊行社，1956。

5《禮記》:《禮記正義》，上海：古籍出版社，1990。

《論衡》：黃暉，《論衡校釋》，臺北：商務印書館，無年份。

6《傷寒論》，臺北：中華書局，1987。

7《史記》，香港：中華書局，1969。

8《書經》:《尚書正義》，臺北：中華書局，1979。

9《戰國策》:《戰國策集注會考》，江蘇古籍出版社，1985。

10《左傳》:《春秋左傳今注今釋》，臺北：商務印書館，1987。

Salus —— 001

身體的語言——從中西文化看身體之謎

The Expressiveness of the Body and the Divergence of Greek and Chinese Medicine

作者	栗山茂久（Shigehisa Kuriyama）
譯者	陳信宏
責任編輯	梁雯晶
社長暨總編輯	涂豐恩
內頁排版	林婕瀅
校對	呂佳眞
封面設計	廖韡
出版	有理文化有限公司
發行	遠足文化事業股份有限公司（讀書共和國出版集團）
地址	新北市新店區民權路 108 之 4 號 5 樓
電話	02-2218-1417
客服專線	0800-221-029
信箱	service@bookrepclub.com.tw
法律顧問	華洋法律事務所 蘇文生律師
印刷	博客斯彩藝有限公司
初版一刷	2025 年 7 月
定價	450 元
ISBN	978-626-99858-2-1

國家圖書館出版品預行編目 (CIP) 資料

身體的語言：從中西文化看身體之謎 / 栗山茂久著；陳信宏譯. -- 初版. -- 新北市：有理文化有限公司出版：遠足文化事業股份有限公司發行, 2025.07

面；公分. -- (Salus ; 1)

譯自：The expressiveness of the body and the divergence of Greek and Chinese medicine.

ISBN 978-626-99858-2-1(平裝)

1.CST: 醫學史 2.CST: 醫學社會學 3.CST: 文化差距 4.CST: 比較研究

410.9　　114008878